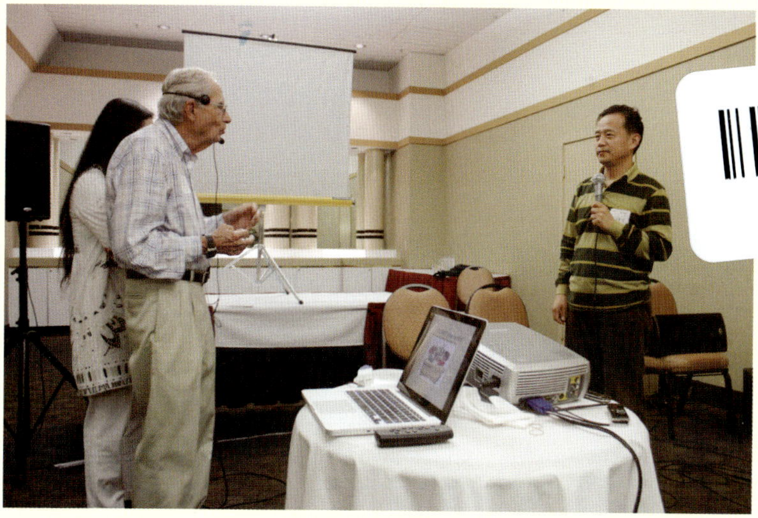

时，导师戴维·丹尼尔斯（David Daniels）与作者进行互动

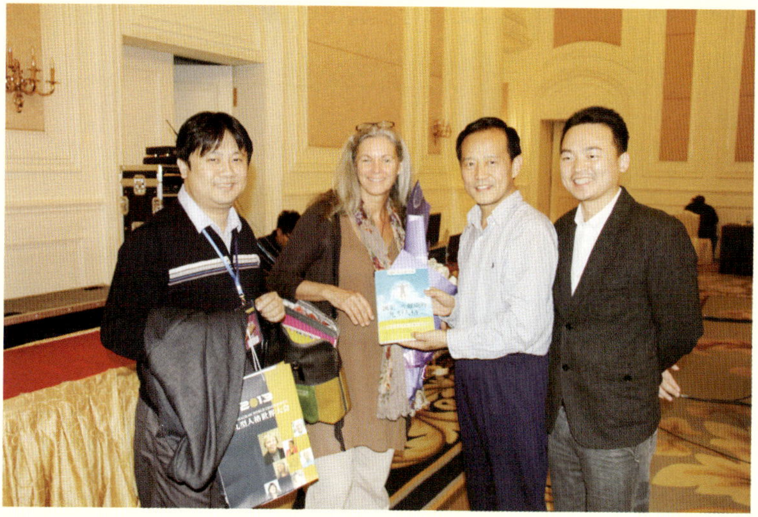

2013年在广州九型人格世界大会上与美国身体治疗师玛丽恩·吉尔伯（中）、亚洲EPTP认证导师林士群（左一）、九型人格导师黄俊杰（右一）合影

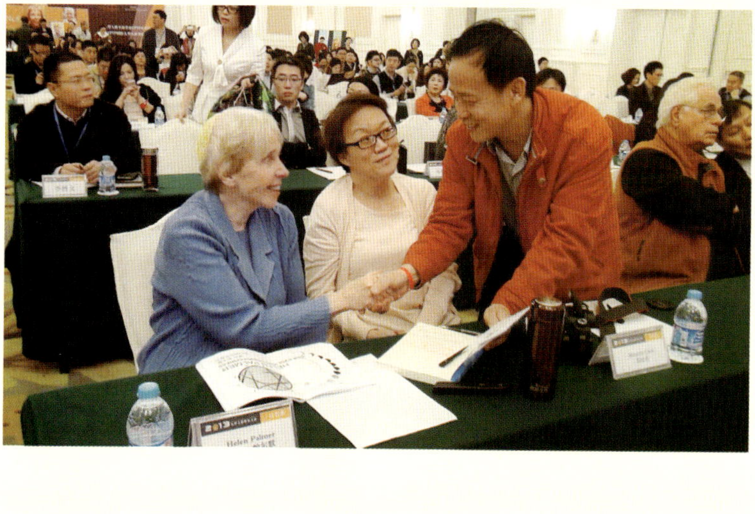

2013年在广州参加九型人格世界大会与九型人格大师海伦·帕尔默（Helen Palmer）（左）、九型人格导师蔡敏莉（中）交流，并赠送《决定一生健康的九型人格》

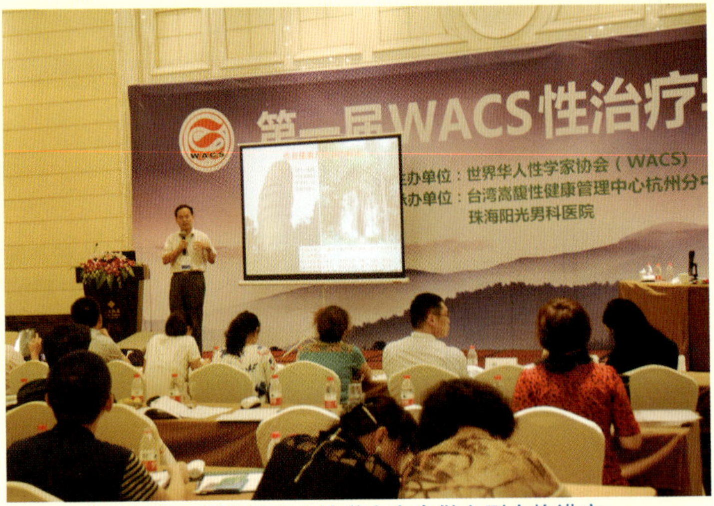

2014年在杭州第一届世界华人性学家大会做九型人格讲座

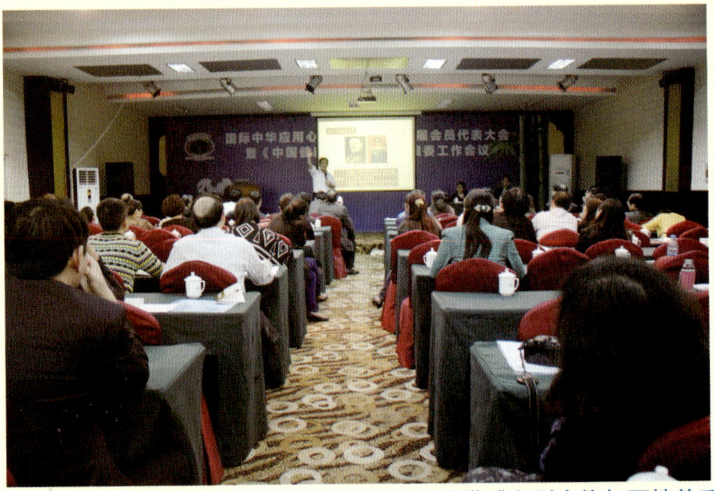

2014年在敦煌国际中华应用心理学研究会演讲《九型人格与两性关系》

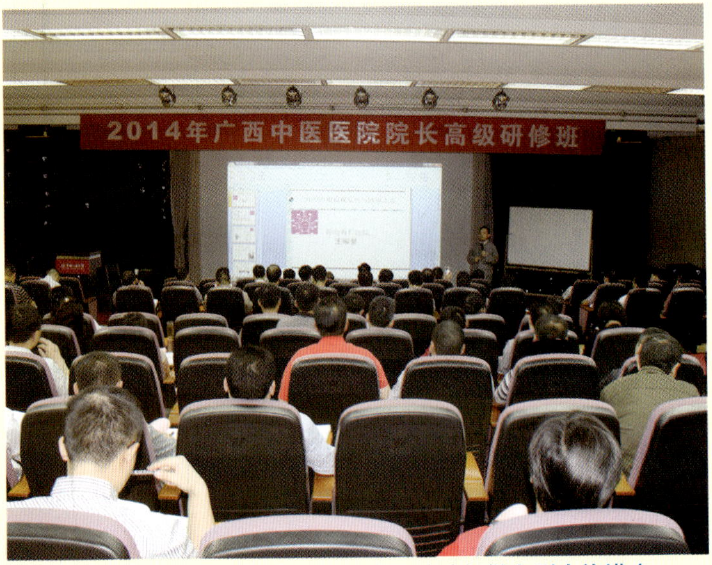

2014年在中国人民大学为广西各地中医院院长做九型人格讲座

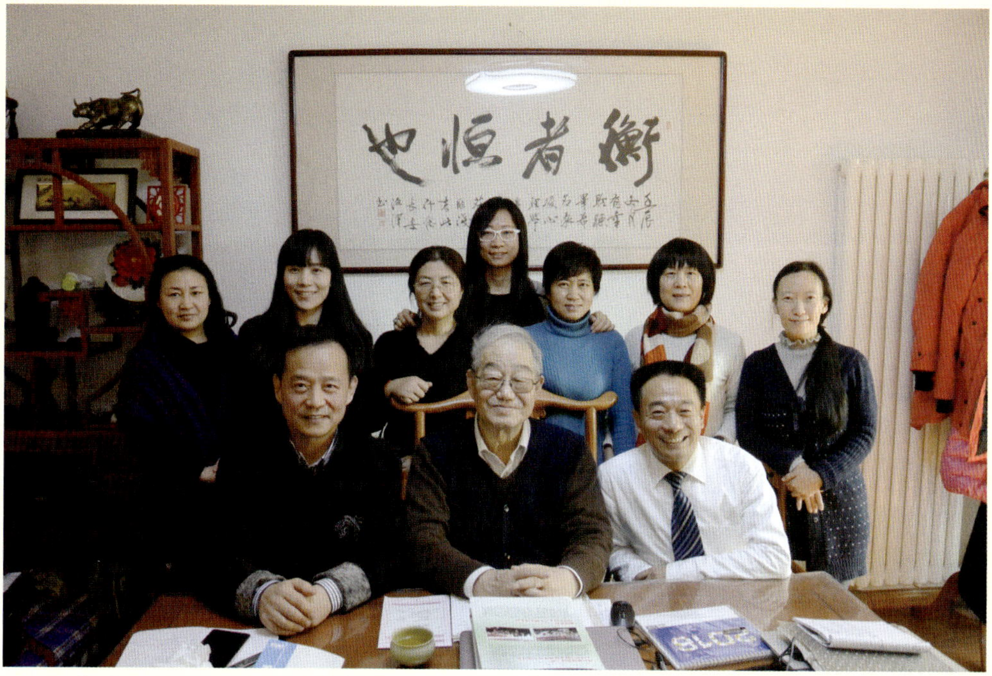

与白果山心理学派创始人、青岛医学院心理学教授毕希名恩师及师弟师妹们合影

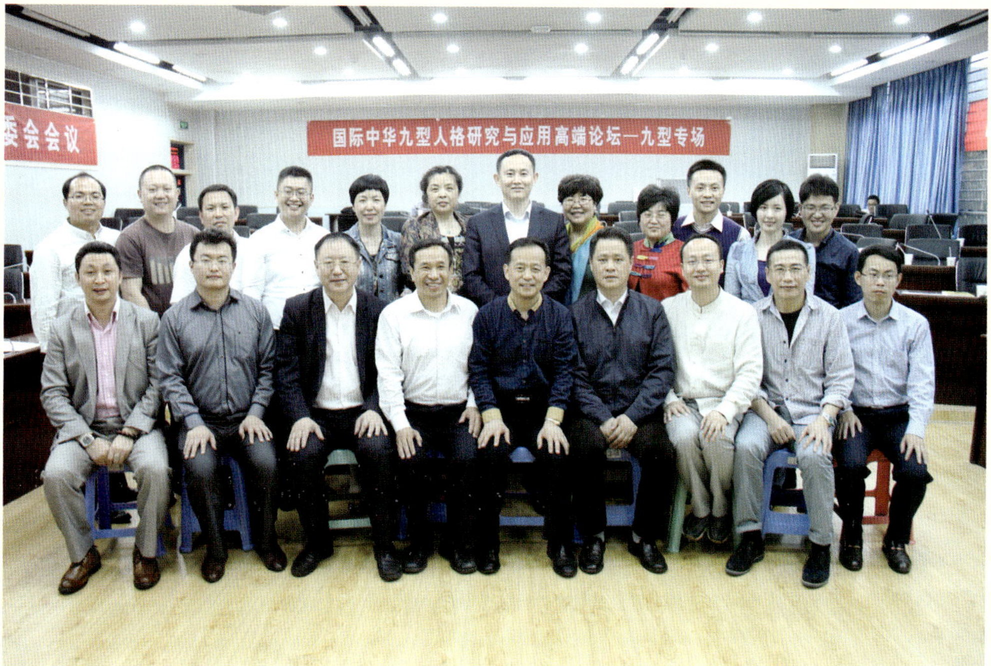

2015年国际中华应用心理学研究会——九型人格分会首届领导班子合影

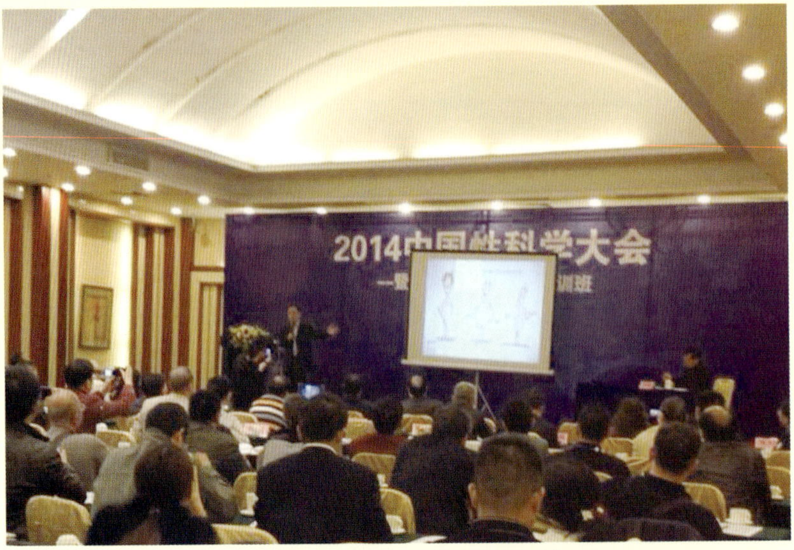

2014年在中国性科学大会做演讲

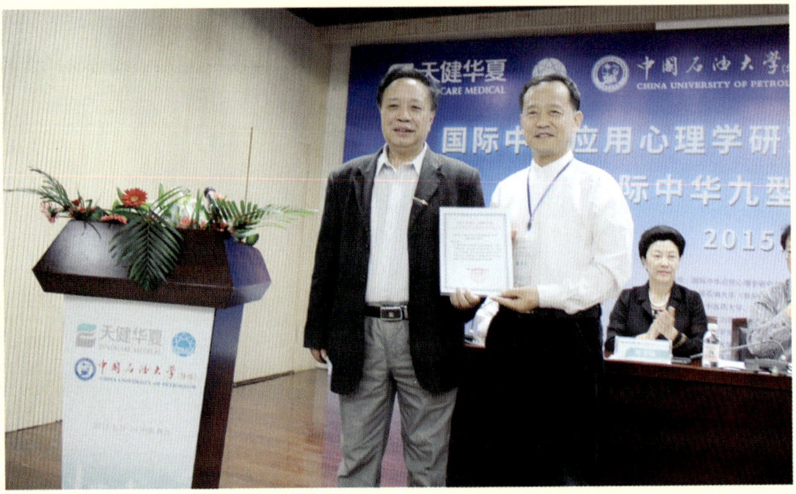

2015年被国际中华应用心理学研究会秘书长李建明教授授予九型人格分会理事长

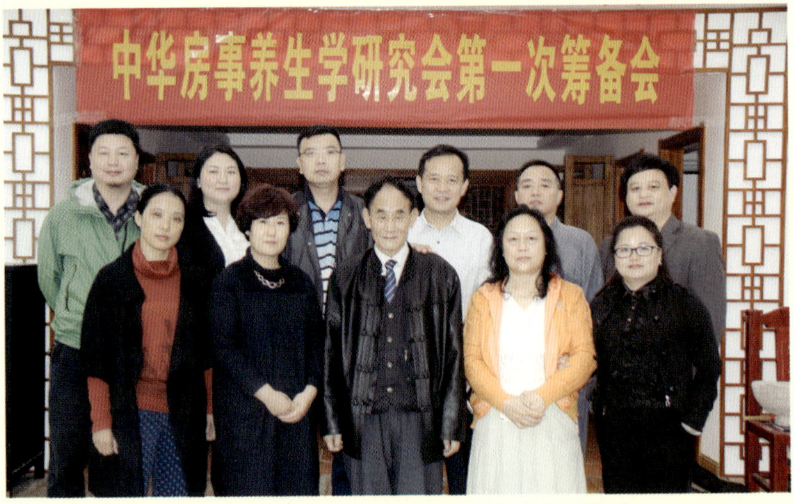

中华房事养生学研究会第一次筹备会合影留念

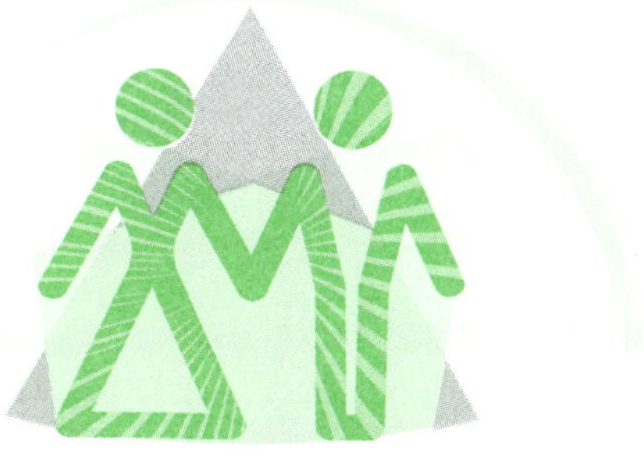

决定一生健康的九型人格②

王耀堂 著

科学技术文献出版社
SCIENTIFIC AND TECHNICAL DOCUMENTATION PRESS
·北京·

图书在版编目（CIP）数据

决定一生健康的九型人格. 2 / 王耀堂著. —北京：科学技术文献出版社，2016.9
ISBN 978-7-5189-1117-2

Ⅰ. ①决… Ⅱ. ①王… Ⅲ. ①心理保健—基本知识 Ⅳ. ①R161.1

中国版本图书馆CIP数据核字(2016)第049348号

决定一生健康的九型人格2

策划编辑：孙江莉　　责任编辑：宋红梅　　责任校对：赵　瑗　　责任出版：张志平

出 版 者　科学技术文献出版社
地　　址　北京市复兴路15号　邮编 100038
编 务 部　（010）58882938，58882087（传真）
发 行 部　（010）58882868，58882866（传真）
邮 购 部　（010）58882873
官方网址　www.stdp.com.cn
发 行 者　科学技术文献出版社发行　全国各地新华书店经销
印 刷 者　北京楠萍印刷有限公司
版　　次　2016年9月第1版　2016年9月第1次印刷
开　　本　710×1000　1/16
字　　数　240千
印　　张　15.5
书　　号　ISBN 978-7-5189-1117-2
定　　价　35.00 元

推荐序一

耀堂院长嘱我写序，欣然答应，却迟迟没能完成，除了个人时间安排未尽合理的原因，主要是由于对于九型人格这门智慧学科的尊敬和喜爱。

我自己接触并学习九型人格，是在江西卫视《金牌调解》录制过程中，从与刘毅平先生（一品）的切磋中开始的。从一开始的疑问，到后来的惊叹，以及无数次讲座中的推介，经历了一个从认识到运用的粗浅过程，虽然仍然徘徊在堂室之外，但已经品尝到智慧的乐趣，不由心生感慨：如果说《金牌调解》改变了“清官难断家务事”的断言，那么九型人格则打破了“知人知面不知心”的魔咒。进一步说，九型人格还把心理学请下了高高的讲坛，成为普罗大众心灵成长、幸福加分的“家庭教师”。

正是带着这份感慨，我于2015年参加了国际中华应用心理学研究会第十二届年会，见到了传说中热情如顽童、聪明如老儒的王耀堂院长，一番交往下来，留下的最深刻的印象，就是“真直爽，真开心，真有料”！

我一直有个体会，在中年这个阶段，最要紧的就是看护好生命力，保持率真、好奇、洒脱和敬畏，把数十年的知识，转化为生活中云一般的轻盈、花一般的灿烂、海一般的深沉，这种人就是学以致用的“生活家”。我自己在这条路上走着，朝前一看：“嗨，耀堂院长，原来你也在这里！”

他走到哪里，就带来一片光亮，这里面有一种欢笑声，可以不断回答初学者的提问："学习九型人格能带来什么？"

现在这本书来了，散发着九型人格的光亮，糅入了传统医学的智慧，它们本来就是一个方向的，或者说本来就是一个人群的：生活家。

以此文向耀堂院长和他身边的生活家们致敬！

江西荷塘书院院长、江西卫视《金牌调解》主持人　胡剑云

推荐序二

我与耀堂相识迄今已整整20年。

我们初次结缘是在北京，那时我们共同参加《心身医学》编委讨论会。当时他在会议中是典型的小字辈，但是他对于心身关系的深刻体会和谦虚认真的态度，深得与会者们的赞许。而我因为与他都来自山东，更有一见如故之感。2000年6月，我应耀堂的邀请，前往曲阜参加由他主办的“全国首届性科学生殖健康与心身医学高峰论坛”，对他的为人处世和业务能力有了进一步的了解。闲暇时谈及他的未来发展，我大力鼓励他到青岛创业。之后耀堂便在青岛创办了青岛育仁医院。

如今，十几年过去了，青岛育仁医院在当地已颇有名气，耀堂本人也多次举办大型学术活动，并获得了业界的一致好评。看到他的事业蒸蒸日上，学术水平不断提升，我与其他同道好友们都为他感到由衷的高兴，也十分敬佩他励精图治的敬业精神。

2012年，耀堂将古老的智慧之学“九型人格”与心身疾病、中医养生有机结合起来，集结成《决定一生健康的九型人格》一书，引起医学界、心理学界的重视。书中他还结合我的一些平衡心理学观点，深化了九型人格的健康理论，主张疏通脑区、心区、腹区的能量流动，维持稳态，助益心身健康。2015年5月在中国石油大学（华东）召开的“国际中华九型人格研究与应用论坛”上，耀堂提出的“建立具有中国特色的心理学体系的建议”也得到了与会专家的支持。

如今，鉴于我国离婚率连续12年持续增长，仅2015年离婚的夫妇就有363.7万对，而离婚的原因中有大约2/3与“性”相关，从事了25年性学研究的耀堂又开创性地将九型人格与两性健康结合起来，集结成《决定一生健康的九型人格2》一书，力图为目前矛盾日益尖锐、突出的两性关系探寻一个积极有效的解决途径，其意义非同小可。如果你从事着临床医护、健康咨询管理、心理咨询师、婚姻指导师、性治疗师方面的工作，不妨一看，定有裨益。

白果山心理学派创始人、青岛医学院心理学教授　毕希名

推荐序三

记得那是2013年，国际中华应用心理学研究会（以下简称“研究会”）在云南西双版纳召开年会，耀堂提交了题为《九型人格的心身健康状态简析》的报告，申请在会上做演讲。当时参会的除了国内顶级心理学专家之外，还有来自美国、新西兰、中国台湾、中国香港等国家及地区的专家学者共计百余人，高水平的论文很多，而会议时间又确实有限，演讲机会极为难得。我在看完耀堂的报告之后，认为九型人格是未来心理学的发展方向，而且他确实做了不少深入的研究，于是力排众议，给他安排了演讲。果然，他的研究在国内外众多心理学专家中引起了强烈的反响。

研究会在成都、敦煌等地召开会议时，耀堂对九型人格的研究更加深入了，尤其是在九型人格与心身疾病、两性情感的关系方面有了开拓性的进展，他在会上的发言得到了专家同行们更多的认可。因此，研究会在征询成立九型人格应用研究分会时，常务理事会一致通过，耀堂也顺理成章地担任了九型人格应用研究分会的理事长。

2015年5月23日，国际中华应用心理学研究会九型人格应用研究分会成立暨国际中华九型人格研究与应用高端论坛在中国石油大学（华东）隆重召开，来自55所高校的心理学家及九型人格导师近300人参会，产生了相当大的影响。

耀堂是学医出身，不仅有多年的临床经验，而且著述颇丰，在业界早已小有名气。然而，他的视野是开阔的，所以能将自己擅长的医学与原本属于心理学领域的九型人格理论结合起来，发现健康与性格之间的关系。他依托于这种内在关系研究而创设的新型治疗模式将在医学界开辟一条新的道路，实为医学治疗史上的一大突破。

耀堂对九型人格的研究历时已久，这是他的第二本研究“九型人格与健康”的著作，如果说第一本侧重日常保健方法和一般疾病的保健治疗，那么这一本则侧重于对两性健康进行探讨。我知道，耀堂是国内著名性学家、心理学家王效道教授的关门弟子，他对于相关课题的研究有很深的造诣，同时又能够结合自己擅长的医学理论进行应用研究，这很好地体现了他学以致用的本领。

国际中华应用心理学研究会常务副理事长兼秘书长、

《中国健康心理学杂志》主编　李建明

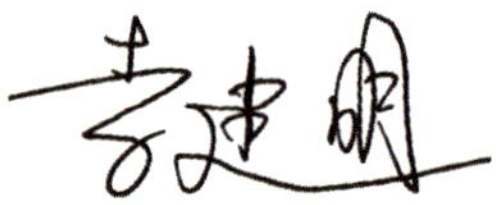

推荐序四

九型人格是一门智慧之学，在领导力、用人识人、亲子教育、心灵修养等领域均有应用，目前呈现出蓬勃的发展态势。近年来，祖国内地涌现出了一大批优秀的九型人格爱好者、实践者，耀堂便是其中之一。

耀堂是我的学生，在深圳、广州、青岛多次参加EPTP九型人格工作坊的活动。他思维缜密，善于研究，敢于创新，将脑部的能量集中用在九型人格应用研究上。2013年，耀堂将《决定一生健康的九型人格》送给我，兑现了他在工作坊参加活动时的承诺，即将心理学、中医学与人格学有效整合，形成独特的健康养生体系，这实在是难能可贵。

我是九型人格导师，同时也是萨提亚导师，多年来接触了大量两性情感问题，而从心身疾病这个角度探索破解两性情感的密码，无疑又是一种创举。读了《决定一生健康的九型人格2》这部书稿之后，我认为这称得上是九型人格学发展的一座里程碑，一定会给情感有伤、身体有痛的人带来福音。

九型人格全球学会EPTP亚洲中心国际导师认证总督导　蔡敏莉

蔡敏莉

推荐序五

与耀堂在2011年的美国九型人格学习之旅熟识后，2012年年底很荣幸受耀堂之邀，为《决定一生健康的九型人格》作序，当时便深感九型人格与健康这个议题的博大，一方面满怀期待，另一方面也疑惑于耀堂兄会如何将他于中医上的学问及经验与之连接并呈现于广大的华文世界；现在《决定一生健康的九型人格2》问世，耀堂用具体的行动回答了这个问题。本书延伸了第一本著作中九型基础性格与健康的内容，迈向亲密关系与健康的议题。这一步步的架构逻辑，恰恰说明了耀堂运用了他的思考进行创造。

我个人在学习九型人格以来，先后接触了美国EPTP（The Enneagram Professional Training Program，九型人格专业培训计划）的彼得·奥多诺修（Peter O'hanraban）及丽恩·吉尔伯特（Marion Gilbert），他们二位都是在九型人格与身体治疗两个领域同时专精的国际专家。他们在九型人格与身体治疗的工作当中，不仅发现了隐藏于人类内在自愈的惊人奥秘，还证实了性格与身体是如何彼此影响的，这也是耀堂这一系列书籍的主题。

耀堂兄以其深厚的中医知识及丰富的临床经验，将理论与实务交互印证、集中展现于本书之中，必然花费了不少心血。《决定一生健康的九型人格2》除了是他个人成就的一座里程碑，相信也将指引华人世界走向身心健康的另一时代。

亚洲EPTP九型人格导师认证导师　林士群（中国台湾）

林士群 Jim

自序

我们每个人创造了自己的疾病

我一直很赞同美国著名心理治疗师露易斯·海在《治愈你的身体》中说的一句话："我们每个人创造了自己的疾病。"

2004年，我参与编写《心身医学》丛书时，有幸参加九型人格这门智慧之学的培训，并感觉到了九型人格理论体系是探索心身问题及疾病的非常实用而且优势明显的方法。我从此就专注于九型人格性格形态学的研究，为此先后跟随中国香港九型人格导师蔡敏莉，美国斯坦福大学疗愈大师、精神病心理学教授、九型人格理论创始人戴维·丹尼尔斯，美国九型人格专家彼得·奥多诺修和九型人格理论大师海伦·帕尔默进行深入的学习。

自从学习了九型人格理论，我就在问诊过程中增加了一个环节——询问患者的情绪状态，了解患者的内在"运作模式"，如动机、欲望、恐惧等。通过收集并研究大量的临床数据，我发现不健康层级及负面情绪的长期积累，是引发身体不适、亚健康和疾病的一个重要因素，而激发负面情绪的诱因，则是患者自身的性格。比如，愤怒者伤肝，易患高血压；悲伤者伤心，易患心脏病；恐惧者伤肾，易患肾病；苛求完美者易患失眠、便秘、强迫症；抑郁者易患抑郁症、肿瘤；敏感者易患皮肤病；犹豫不决者易患焦虑症，等等。

一位哲人曾经说过："一切对人不利的影响中，最能使人短命夭亡的就是不好的情绪和恶劣的心境，如发愁、颓废、恐惧、贪求、怯懦……”

其实，几千年前的中医典籍《黄帝内经·素问·阴阳应象大论》就记载了这样的发现：“怒伤肝、悲胜怒……喜伤心、恐胜喜……思伤脾、怒胜思……忧伤肺、喜胜忧……恐伤肾、思胜恐。”

喜、怒、忧、思、悲、恐、惊这七种情绪被中医归纳为“七情”，七情分属五脏，以喜、怒、思、悲、恐为代表，称为“五志”。七情相对五志而言，是表现于外的情绪；五志则是隐藏于内的意志，二者合称为情志。

情志过用可伤人气机，发生疾病。对此，《黄帝内经·素问·经脉别论》就曾记载，“生病起于过用”，《黄帝内经·素问·举痛论》也特别指出：“怒则气上……喜则气缓……悲则气消……恐则气下……惊则气乱……思则气结……”七情是人体对外界客观事物的不同反应，是生命活动的正常现象，原本不会使人发病。但如果突然、强烈或长期性的情志刺激超过了正常的生理承受范围，人体不能适应，使脏腑气血功能紊乱，就会引发疾病。也就是说，这时的七情已成为致病因素，而且是导致内伤疾病的主要因素之一，故称为内伤七情。

在中医“情志养生”理论的基础上，我大胆地将九型人格与健康联系起来。在接诊每位患者时，首先根据病情将他们分别划入脑区、心区、腹区，接着通过询问、访谈等方式进一步了解患者的行为模式、内在动机、情绪、渴望及恐惧与所患疾病的关系。我发现，被划进脑区的人易恐惧、伤肾，心区的人易情绪化、伤心，腹区的人易怒、伤肝。以此为依据，对于不同的患者，我采用不同特性的药方，脑区患者须安神补肾，常用酸枣仁、山萸肉等；心区需活血养心，常用丹参、首乌藤等；腹区疏肝理气，常用柴胡、郁金等。

2012年，我将这些发现和经验集结成《决定一生健康的九型人格》一书出版，北京大学医学部著名心理学家、性学家王效道教授，北京中医药大学著名房室养生学家宋书功教授，北京四大名医传人、北京男科创始人齐来增恩师，天津医科大学精神病学毛富强教授，台湾九型人格导师林士群先生，我的老乡、策划专家胡昌全博士纷纷推荐并作序，在业界引起了不小的反响，我也因此得以经常在中国人民大学、中国石油大学（华东）、山东科技大学、青岛职业技术学院等高校及北京、上海、杭州、广州、成都等地进行巡讲交流。我曾经三次在国际中华应用心理学年会上就此进行演讲，得到国际中华应用心理学研究会理事长、美国东西方性学研究所所长邓明昱教授，国际中华应用心理学研究会秘书长、《中国卫生心理健康杂志》主编李建明教授和国际中华应用心理学研究会副理事长、南京中医药大学博士研究生导师杜文东教授的支持，并据此在2015年5月成功举办了国际中华应用心理学研究会——九型人格研究与应用分会成立暨国际中华九型人格研究与应用高端论坛，还有幸被推举为国际中华九型人格应用研究会第一届理事长。

随着对九型人格的深入学习，我越来越认识到性格对亲密关系的影响，并在就诊过程中有了一些新的发现：亲密关系的不和谐，也是引发疾病的一个重要因素，我常常称为“情伤”。比如，经常情绪化的人，不仅容易让伴侣心生厌烦，也容易患情绪性过敏症，小题大做，歇斯底里；过度关注别人需求的人，把价值建立在别人身上，实际上是在“占有”或“操纵”他人，不仅会在亲密关系中失去自我，还容易患上社交恐惧症；过分敏感脆弱的人，不仅让伴侣觉得疲惫，还可能患上心碎综合征；总将心事藏在心底的人，难以和伴侣建立和谐的亲密关系，容易出现冷暴力现象，其中女性还可能患月经不调、子宫肌瘤……可见，为了健康，人们应该高度重视亲密关系的不和谐，避免因“情伤”而导致悲剧。

亲密关系对健康有极大的影响，现代医学的许多研究也证明了这一点。

国外一项实验研究显示，夫妇握住对方的手10分钟，或是进行20秒的拥抱，健康的反应是血压下降，心脏速率稍稍增加。

美国俄亥俄州立大学的研究人员发现，坠入爱河会使人一年内神经生长因子处于活跃状态，这一类似激素的物质会刺激新的脑细胞生长，有助于神经系统的恢复并增强记忆力。而开怀大笑能使人减轻心理压力，有利于保护血管内壁，降低心脏病发作的概率。另外，动情痛哭多伴随着压抑情绪的释放，可促使人体分泌更多激素和神经传递素，帮助排出体内压抑的化学成分。

美国宾夕法尼亚州的一项研究发现，每周一次或两次性生活，人体内的免疫球蛋白A会高出那些没有进行性生活的人。

有资料表明，亲密关系和睦，男性可延长寿命4岁，女性可延长寿命3岁，性爱和谐则可延长寿命6岁。

…………

亲密关系中，我们总是期待着浪漫、温情、爱和感恩，这些当然是亲密关系中最重要的内容，但并不是全部，因为亲密关系中同样会有怨恨、愤怒、担忧、恐惧、不满、抱怨、嫉妒、厌烦等负面情绪。当负面情绪出现在亲密关系中，带来的不仅是亲密关系的破裂，还有身心健康的毁灭，最终真的成为爱情的“坟墓”。如果想尽可能地消除亲密关系中的负面情绪，就需要了解负面情绪滋生的根源——我们的性格。而在所有分析性格的学说工具中，九型人格无疑是最简单、最有效的一个。

海伦·帕尔默有一个观点：如果你学会了九型的基本号码，就大约了解了50%的人格；学习了副型，你对人格的了解就增加到了95%。本书仅初步介绍九型人格与亲密关系，因此没有涉猎及副型的部分。所谓副型，是指人类进化过程中存在的三种求生存行为：自我保存（生存与安全）、社会关系（社交）、亲密关系（一对一）。

对于性格的形成，人们各执一词，却普遍认同“三岁看小，七岁看老”的说法。我好奇的是，九型人格副型的形成是不是与童年有关呢？结合弗洛伊德的理论来看：0～2岁的口欲期，是满足基本生存的时期，能否看作自我保存的行为呢？2～4岁的肛欲期，是开放与关闭的时期，是不是与社交关系有所对应呢？4～6岁的性蕾期，是性取向、性别角色认同最关键的时期，也是恋母情结、恋父情结形成期，与爸爸妈妈的关系可能决定与男人女人的关系，同样也决定亲密关系。那么，研究性蕾期与亲密关系的相关性，对于疗愈两性情感之伤、之痛、之病及对性蕾期的教育是不是会产生积极的影响呢？本人是典型的6号性格者，属脑中心，最喜欢胡思乱想，天马行空，在《决定一生健康的九型人格》一书序言中提出“高低内外能量，相互对立统一”的想法，就是我胡思乱想的一个例证，却有幸得到美国九型人格大师彼得·奥多诺修的赞赏，这也大大激发了我肆意想象的热情。不过，关于九型人格副型与童年的关联，还处于初步的研究之中，希望能抛砖引玉，带动广大九型同道深入研究，进一步丰富九型人格的理论体系。

我从事性学临床工作25年，接触了大量亲密关系引发病患的案例，再加上我对九型人格也有比较深入的研究，于是萌生了创作《决定一生健康的九型人格2》一书的想法，目的只有一个——帮助人们在防治疾病的同时，也拥有完美的亲密关系。（注：本书案例中人名均为化名。）

不过，考虑到我毕竟不是专业的情感专家，研究九型人格的深度也还有待提高，因此本书的目的只是抛砖引玉，只要能为亲密关系、健康“性福”提供一些线索和帮助，我就心满意足了，希望各位同道积极提出批评指正。

当然，九型人格与疾病及两性问题之间的联系还只是一种探索，只是概率多少而已，所以大家要辩证地看问题，切不可对号入座，误导自己与他人。

在编写本书的过程中，助理庞伟、阿丽，女儿钧谊帮助收集了大量资料，九型人格的老师同道，济南的张京和，上海的孙越、顾颖丹，包头的刘梦媛，温州的华国粹，长春的徐一博等提供了宝贵的资料及建议，编辑廖春红在组织框架和文字润色上也可谓是劳心劳力，在此对他们一一致谢！

青岛育仁医院院长、性学专家　王耀堂

目录
CONTENTS

第五章 4号：浪漫型 / 086

第六章 5号：观察型 / 107

第八章 7号：享乐型 / 150

第九章 8号：领导型 / 171

第十章 9号：调停型 / 186

附录 提升亲密关系的功法 / 201

第一章　走进九型人格

性格决定亲密关系

根据国家民政部统计，2014年全国共依法办理离婚登记363.7万对，比上年增长3.9%。这意味着自2003年以来，我国离婚率已经连续12年呈递增状态。而在离婚的原因中，“性格不合”是最常见的。

性格，在西方心理学中多被称为人格，人的性格既包括呈现在他人面前的外部自我，也包括由于种种原因不能显示出来的内部自我。现代心理学认为，性格是表现人对现实的态度和相应的行为方式中比较稳定的、具有核心意义的个性心理特征，即一个人“典型性的行为方式”，它通过人对事物的倾向性态度、意志、行为、言语等方面表现出来。

德国哲学家恩格斯曾说：“刻画一个人物不仅应表现他做什么，而且应表现他怎样做。”做什么，体现了一个人的理想追求和处事底线，反映了人的行为动机或对现实的态度；怎样做，反映了人的行为方式——一个人如何追求想得到的东西，如何拒绝厌烦的东西。如果一个人对现实的一种态度，在类似的情境下不断出现，逐渐得到巩固，并且使相应的行为方式习惯化，那么这种较稳固的对现实的态度和行为方式所表现出的心理特征就是性格。例如，一个人在待人处世中表现出高度原则性、热情奔放、豪爽无拘、坚毅果断、深谋远虑、见义勇为等特征，就组成了这个人的性格。当我们对一个人的性格有了比较深切的了解，就可以预测这个人在一定的情境中会做什么和怎样做。

俗话说得好，“龙生九子，个个不同”。世界上没有完全相同的两片树叶，世界上也没有完全相同的两个人，区分树叶的关键在于叶脉，区分人的关键在于性格。一个人之所以能够独立存在，就是因为他的性格独一无二。

尽管每个人都是独一无二的个体，但对大多数人来说，长时间的独处是一段难以忍受的痛苦经历，因此我们虽然是不属于彼此的独立个体，但也需要亲密关系的陪伴。

美国心理学家莎伦·布雷姆等人在《亲密关系》一书中，对亲密关系下了一个定义：所谓“亲密关系”，即指人们的思想、感受与他们在亲密关系中的行为是如何相互联系的，它是人类经验的核心所在，形成如戏剧般的人生各个阶段的基本情节线索。为了深入了解亲密关系，我们必须先了解亲密关系与其他的一般关系有所不同的6个方面，这就是：了解、关心、依赖、互动、信任和承诺。

◆了解：彼此经常有很多个人的、甚至是秘密的了解。

◆关心：彼此有比对其他人更多的感情和关心。

◆依赖：对彼此拥有相当的需求和影响，是经常的、强烈的、多元的和持久的。

◆互动：彼此认为是一体的、融合的，从而拥有高度的互动性。

◆信任：相信对方会尊重和善待自己，从而相互坦诚。

◆承诺：对彼此的关系有认真的承诺，希望其永久，并因此投入很多的时间、精力和物力。

然而，在努力建立、维系亲密关系的过程中，我们会发现，无论意愿多么诚恳，行动多么努力，我们的亲密关系的现状却不尽如人意，甚至在经历了混乱、沟通不畅、相互怨恨、情感疏离、缺乏相互信任之后，最终走向关系破裂。

为什么建立一段完美的亲密关系这么难呢？答案就是我们各不相同的性格。

在亲密关系的最开始，性格相似的人们，会因为“心有灵犀”的契合感而产生熟悉的认同，但相似并不等于相同，人们相处久了，性格的差异化凸显出来，一旦双方处理不好矛盾，亲密关系就会出现裂缝。性格不同的人们，在亲密关系的开始阶段会因为差异化带来的新鲜感而相互吸引，但相处时间久了，新鲜感渐渐消失，彼此的矛盾和冲突不断激化，如果不懂得正确的处理方法，亲密关系就很容易走向破裂。

可见，要想建立一段完美的亲密关系，轻松化解因为性格差异导致的矛盾和冲突，我们必须既了解自身的性格，也了解他人的性格。而在所有研究性格的学说中，九型人格可谓是最实用的一种性格分析工具，它能帮助我们真正看清真实的自己，寻找到性格最契合的伴侣，最终建立一段完美的亲密关系。

亲密关系影响健康

如果没有亲密关系，我们会感到痛苦，而没有处理好亲密关系，我们也会感到焦虑和痛苦。

这是为什么呢?

美国著名心理学家马斯洛给出了答案——“归属和爱的需要”是人的重要心理需要，只有满足了这一需要，人们才可能“自我实现”。

亲密关系满足了人们“归属和爱的需要”。如果没有从亲密关系中获得“归属和爱”，就不可能“自我实现”，由于心理需要落空，就会产生焦虑、紧张、愤怒、沮丧、悲伤、痛苦等负面情绪。这类情绪体验是消极的，身体也会有不适感，如果长时间被负面情绪掌控，就容易对身心造成伤害。

心理神经免疫学说认为，负面思维和负面情绪会缓慢地破坏免疫系统。英国伯明翰大学的一项研究证实了这一观点。当人们因为一件事情，产生极度负面的情绪时，如痛苦、失落感等，人们的免疫系统同样也会受到损伤，削弱人体的抵抗力，从而波及人们的身体健康甚至生命安全。这些负面情绪主要影响人们体内的中性粒细胞，使其功能削弱。而中性粒细胞在人体中主要发挥对细菌感染的抵抗作用，如人们患上肺炎等疾病时，就是靠中性粒细胞来杀灭人体血液中的病毒而痊愈的。若人们产生了负面情绪，中性粒细胞的作用会遭到削弱，从而让人们的抵抗力大大减弱。

世界心理卫生组织的统计数据也表明，大约70%以上有情绪困扰的人会以“攻击”身体器官的方式来消化自己的情绪困扰，而消化系统、内分泌系统和皮肤是最容易被情绪利用，当作“替罪羔羊”的前三甲。

英国爱丁堡大学的一项研究显示，焦虑或抑郁情绪的长期困扰或许会增加个体罹患肝脏疾病死亡的风险。这项研究也首次揭示了高强度的心理压力和肝脏疾病引发死亡之间的可能性关联——心理压力症状得分值较高的个体相比得分低的个体往往更易于因肝脏疾病引发死亡。

加拿大不列颠哥伦比亚大学研究人员在针对9417名癌症患者的26项独立研究中发现，有抑郁症征兆的癌症患者死亡率比精神状况良好患者死亡率高25%，确诊抑郁症的癌症患者死亡率比精神状况良好患者死亡率高39%，由此得出结论，情绪消沉或可增加癌症患者死亡率。

美国犹他州立大学的心理学家也发现，争吵使夫妻双方的心脏病发作概率都有所增加，但影响的方式不同：争吵中缺乏关爱，对女方影响更大；而一味想要占上风控制对方的争吵，则令男方的心脏更有压力。对于有心脏病既往病史的人来说，紧张的婚姻关系会使心脏病再次发作的概率上升3倍。

以色列的研究人员在10059人中（多为公职人员）进行了关于婚姻与健康的专项研究后发现，婚姻不幸福的男性和离婚独居的男性患致死性中风的概率，比婚姻幸福的男性患此病的概率高出64%。

美国加州大学洛杉矶分校的研究人员通过问卷，调查了30对夫妇对于婚姻的满意度、工作状况以及每日繁忙程度的看法等问题，同时在问卷调查后的某一天早晨、上午、下午和傍晚4个时间段，提取了这些参与者的唾液样本，据此检查他们体内的皮质醇浓度。

皮质醇是人体内专门应付各种精神压力的激素，正常情况下人体内的皮质醇在早晨含量最高，随后在一天中逐步稳定下降。皮质醇的含量变化情况与人的健康状况紧密相关，皮质醇含量下降越快越健康；反之，皮质醇含量下降慢，则表明存在健康问题。

研究人员分析问卷后结合检测结果发现，与婚姻不那么幸福的女性相比，婚姻幸福的女性工作一天后皮质醇下降程度要高得多；而对男性来说，无论婚姻幸福与否，工作后皮质醇都急剧下降。对此项结果，加州大学洛杉矶分校心理学教授雷娜·利帕蒂分析认为，此次研究第一次指出了皮质醇含量的波动，是婚姻质量影响女性健康而不影响男性的特殊路径。

以上多项医学研究结果都表明，要想维护身心的健康，我们必须懂得处理好亲密关系中的矛盾和冲突，建立完美的亲密关系。而要想快速建立并维护好一段亲密关系，九型人格将是我们最好的帮手。

九型人格的渊源

九型人格，在英文中称为Enneagram，又称性格形态学、九种性格，是人们研究人格的一种方法，也是应用心理学的一个分支。九型人格近年来备受美国斯坦福等国际著名大学MBA（工商管理硕士）学员推崇，成为最热门的课程之一，并风行于欧美学术界、工商界乃至情报界。

◎起源：宗教教主领袖之术（公元前2500年或者更早）

九型人格的起源时间和形成过程已不可考，但是研究者一致认为它的起源非常久远，现有资料显示，早在公元前2500年的巴比伦帝国或中东地区，已经发现了九型人格学的雏形。另外大部分人认为，九型人格来自于9世纪中亚和波斯地区兴起的神秘信仰——小苏教。其教义认为，在追求至高觉悟的过程中，人的性格将成为他们发掘自身潜力的引导。人性的发展是一个包括了不同阶段的完整体系，从最基本的性格特征，到一些不平常的潜能，比如爱的能力、感受他人的能力和先知先觉的能力，这是一个漫长的演变过程，而本书中出现的“九型人格图”仅仅是这个完整模式的一部分。

那么，九型人格是怎样产生的呢？

据传，小苏教有个长者，因为善于为别人排忧解难，所以被称为灵性教师。灵性教师经常和他的弟子在一起探讨学问。随着不断地接触，灵性教师发现不同的弟子有不同的表现，比如有的人十分邋遢，有的人却很在意穿着打扮；有的人喜欢静静地思考一个问题，有的人却喜欢和别人交谈、辩论；有的人急于知道问题的答案，有的人却很享受灵性教师分析问题的过程……

为什么弟子们会有不同的表现？灵性教师对这一现象产生了浓厚兴趣。于是，他着手对人的各种表现加以分析、总结，并将有同一性格特征的人归为一类，最终将性格特征归为九类。后来经过更多的调查研究，灵性教师发现，生活中的每个人都离不开这九种性格类型，于是，最初的“九型人格”学说就诞生了。

这一学说只有小苏教派的灵性教师才能掌握，用以开启教众的灵性，而且数千年来一直都以秘密的方式流传。它的神奇之处不仅仅在于每个前去请求灵性教师解决困扰的人都得到非常满意的解答，还在于即使是相同的问题，每个人得到的解答也不尽相同。

◎发展：西方贵族领袖之术（从1920年起）

1920年，俄国人葛吉夫首先将九型人格学说传入欧洲，用它来阐释人类性格的九种特质，而真正将这套学说发扬光大的是艾瑞卡学院的创办人奥斯卡·伊察索。

奥斯卡·伊察索宣称九型人格学说是他在19世纪50年代到阿富汗旅行，由小苏教派里学习而得。他将人类的九种欲望归入九型人格学说中，并将这套学说用作人类心理训练的教材之一。

◎荣格心理学派深度验证（从1950年起）

许多知名的心理学家、精神病学家都曾追随伊察索学习九型人格学。其中就包括知名的精神病学家克劳狄亚纳朗荷，他在智利学习后，便将这门知识传入美国加州，并通过开设一系列的工作坊，结合荣格的分析心理学，探索人的性格形态。

美国心理学家海伦·帕尔默也是荣格心理学派的一员，她早年以九型人格学为研究人类行为及心理的专业课题，备受包括斯坦福大学在内的多所美国大学青睐，成为热门叫座的心理研究课程。世界500强中的美国通用汽车、可口可乐、惠普等企业早已把九型人格学运用于企业管理之中。

◎应用于世界精英领袖之术（从1980年起）

美国中央情报局也曾使用九型人格，来协助探员了解各国元首的行为特质。

◎九型人格进入中国（从1997年起）

1997年，清华大学、中山大学、广州大学等高等院校将九型人格引入到MBA课程体系中，深受学员的欢迎。九型人格通过表面的外在行为，深刻揭示了人们内在隐藏最深的价值观和注意力焦点，真正做到“知己知彼，百战不殆”，因此被广泛应用到个人成长、职业选择、企业管理、人际关系、婚姻、亲子关系、企业管理、销售技巧、教育、心理辅导等诸多领域，2000年后更是呈现蓬勃发展之势。2015年可谓是九型人格规范发展的一年：5月，国内首届九型人格高端论坛在中国石油大学（华东）召开，近300位九型人格学专家、爱好者，55所高校的心理学专家齐聚一堂；5月底，世界九型人格学会中国分会首届大会又在上海召开；11月，首届知己知彼智慧九型人格应用峰会在广州召开。

◎身心健康的指引（从2011年起）

2011年，我有幸跟随美国斯坦福大学疗愈大师、精神病心理学教授、九型人格理论创始人戴维·丹尼尔斯，美国九型人格专家彼得·奥多诺修和九型人格大师海伦·帕尔默学习九型人格灵修课程，并编写《决定一生健康的九型人格》一书，为更多的人带来健康的指引。

未来，九型人格将在更多的领域大放光彩……

九星图的秘密

“九型人格”的英文Enneagram，来自于两个希腊词汇Ennea和Grammos。Ennea是数字9的意思，Grammos则是尖角的意思，两个词结合在一起的Enneagram就是9个尖角的意思，而“九型人格”的图表正好是一颗九角星，这个九角星的模式，能够揭示物质世界中任何事物的发展过程，小苏教用这种九角星模式来研究宇宙的变化过程和人的自我意识发展。

那么，如何解读这神秘的九星图呢？人们可以采用“三元法”和“七元法”两个基本法则，因为九型人格中那颗神秘的九角星恰恰揭示了这两个基本法则的相互关系。“三元法”象征着任何事件在起始阶段所具有的三股力量。“七元法”也叫“八音律”（Octaves），它象征着世上万物发展所必须经历的不同阶段。这两种法则，在“九型人格”的结构图中被融合到了一起。

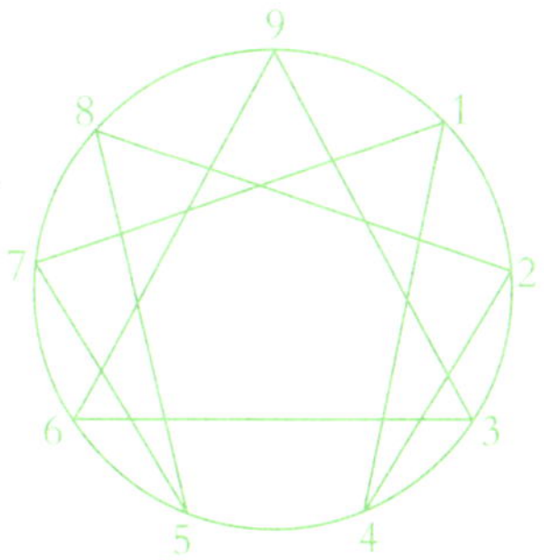

图1 九柱图

上图是一个九角星形状的九柱图，其结构看似复杂实则非常简单：在一个圆的圆周上有9个等分点，分别标以数字1～9，数字9位于圆的最上部正中央，意在体现对称。3、6、9三个数字的位置正好构成了一个等边三角形，这个等边三角形就代表着“三元法”，它表明：事物的发生是三股力量的必然作用，而不是表面上的两种力量——原因和影响。从数学的角度看，九角星图中由3—6—9三个尖角所构成的中心三角形被视为最初状态下三股力量的三位一体，其原始总量是1。用算数的方法把这个1，也就是力量统一体，分成相等的3份，得到一个无限循环数，即1÷3=0.333333……

天主教中“圣父、圣子、圣灵”三位一体也是类似的。而在小苏教的发源地——印度的印度教中，明确表明了人世间的三股力量就是印度教的三大主神：创造之神梵天、保护之神毗湿奴、生殖与毁灭之神湿婆。这三股力量还可以被称为创造力、保护力和破坏力，或者称作主动力、容纳力和协调力。葛吉夫在他的学说中，简单地把它们称为1号力、2号力、3号力，根据他的观察，第三股力量是隐性的，是无法被人类感知的。

而且，这三股力量的外在特性会随着事物发展的变化而变化。比如，在事物的最初阶段出现的协调力，随着时间的推移，将在事物发展的下一个阶段逐渐转变成主动力。因此，人们需要准确了解事物每个发展阶段中这三股力量的具体特性及相互作用形式，才能保证事物良好地发展下去。通过九星图，人们可以发现事物发展过程中隐性的方面，比如人们能够察觉隐患，在恰当的时刻，为事物注入一股新力量来维系生命力，以更加适宜的方式协调这三股力量，维持整体的平衡。

在事物的发展过程中，另一个法则“七元法”也开始发挥作用。“七元法”是从音乐中的八度音阶发展来的，故也称为“八音律”。熟悉音乐的人都知道，音乐中的基本音阶有7个，从Do开始循环，Do，Re，Mi，Fa，So，La，Ti（或Si），Do，这个八度音阶所形成的“八音律”其实也代表了现实世界中事物发展的不同阶段。七元与统一的关系也可以用数学表示，用1除以7，得到一个无限循环的小数0.142857142857……其中每一位数都不是3的倍数。总之，整个“九型人格”图就是一个被分成9个部分的圆形，“三元法”和“七元法”被这个圆形融合在一起。

在九星图中，3、6、9构成了一个等边三角形，昭示着三位一体的理念，而其他的6个点则两两相连，构成了一个不规则的六角形，这就形成了一个完整的九角星图。人们再根据早期性格类型的分析，将9种不同的性格类型分别代入九柱图中的不同数字位置，就形成了九型人格图。

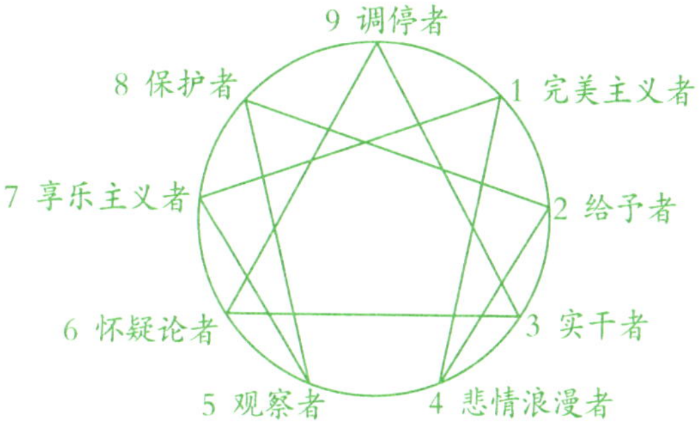

图2 九型人格图

如图所示，九型人格将人按照不同的气质类型分成了完美型、助人型、成就型、自我型、观察型、怀疑型、活跃型、领袖型、和平型9种人格基本类型，每个人都必然属于其中一型，且稳定不会更改。

在九型人格图中，我们把其中3—6—9号所代表的性格称为核心性格，而位于这3个核心角两侧的邻角，就被称为核心角的两翼，代表的是核心性格内化或外化的变异类型。换句话说，两翼角的性格是由核心角性格发展而来的，其中潜藏着核心角性格的特质，并具有潜在的共同特点，如3号性格的两翼——2号和4号性格就与3号一样具有很强的想象力，6号性格的两翼——5号和7号性格则与6号一样多疑且充满恐惧心理。心理学家根据3种核心性格及其两翼的特征，又进一步将九型人格分成了3个三元组：

1. 情感三元组——遇事时的直接反应源于情绪、感觉和感情

核心性格——3号成就型内化——4号自我型外化——2号助人型

2. 思维三元组——遇事时的直接反应源于分析、了解和归纳

核心性格——6号怀疑型内化——5号观察型外化——7号活跃型

3. 本能三元组——遇事时的直接反应是用即时行动去解决问题

核心性格——9号和平型内化——1号完美型外化——8号领袖型

需要注意的是，在九柱图中，只有3—6—9号角的两翼是其内化或外化的表现，而其他角的两翼则不存在这样的关系，例如8号性格的两翼7号和9号性格，就不是8号内化和外化的表现。不过，即便如此，任何角的两翼都是非常

重要的，因为它们都会对中心角的性格产生影响，例如4号性格既可能偏向5号性格，将所有的事闷在心里，也可能偏向3号，以积极亢奋的表现来掩盖内心深处的抑郁。

你是哪一种人格

在九种人格类型中，你是属于追求完美的1号，喜欢给予的2号，实干派的3号，浪漫又悲伤的4号，擅长观察的5号，习惯怀疑的6号，享乐至上的7号，领导作风的8号，还是爱好和平的9号？做完下面的测试题，你就能找到答案。

不过，在做九型人格测试题之前，你需要注意以下几点：

第一，108道题要凭借第一感觉选择，不要过多权衡，因为每种性格都有好有坏。这样忠实地记录，只是为了更好地了解你自己。

第二，在你认为符合你的陈述前面打“√”，注意遮住每个陈述后面的数字。

第三，把你所选择的每个陈述后面的数字归类，例如你的选择中包括“1”“12”“15”这三项陈述，而它们后面都是9，那么答案就是3个9。以此类推，你选的哪种数字最多，对照答案便能知道自己是九型人格中的哪一种。

第四，数字最多的只是你的主要性格，还要参照其他较多数字所对应的人格类型，阅读全书会获得更详细、准确的信息。

下面就是九型人格测试题，按照你的实际情况开始答题吧。

□ 1. 我很容易迷惑。9

□ 2. 我不想成为一个喜欢批评别人的人，但很难做到。1

□ 3. 我喜欢研究宇宙的道理、哲理。5

□ 4. 我很注意自己是否年轻，因为那是找乐子的本钱。7

□ 5. 我喜欢独立自主，一切都靠自己。8

□ 6. 当我有困难时，我会试着不让人知道。2

□ 7. 被人误解对我而言是一件十分痛苦的事。4

□ 8. 给予比接受会给我更大的满足感。2

☐ 9. 我常常设想最糟的结果而使自己陷入苦恼中。6

☐ 10. 我常常试探或考验朋友、伴侣的忠诚度。6

☐ 11. 我看不起那些不像我一样坚强的人，有时我会用种种方式羞辱他们。8

☐ 12. 身体上的舒适对我非常重要。9

☐ 13. 我能触碰生活中的悲伤和不幸。4

☐ 14. 别人不能完成他的分内事，会令我失望和愤怒。1

☐ 15. 我时常拖延问题，不去解决。9

☐ 16. 我喜欢戏剧性、多彩多姿的生活。7

☐ 17. 我认为自己的性格非常的不完善。4

☐ 18. 我对感官的需求特别强烈，喜欢美食、服装、身体的触觉刺激，并纵情享乐。7

☐ 19. 当别人请教我一些问题时，我会巨细无遗地给他分析得很清楚。5

☐ 20. 我习惯推销自己，从不觉得难为情。3

☐ 21. 有时我会放纵和做出僭越的事。7

☐ 22. 帮不到别人会让我觉得痛苦。2

☐ 23. 我不喜欢人家问我广泛、笼统的问题。5

☐ 24. 在某方面我有放纵的倾向（如食物、药物等）。8

☐ 25. 我宁愿适应别人，包括我的伴侣，也不会反抗他们。9

☐ 26. 我最不喜欢的一件事就是虚伪。6

☐ 27. 我知错能改，但由于执着好强，周围的人还是感觉到压力。8

☐ 28. 我常觉得很多事情都很好玩，很有趣，人生真是快乐。7

☐ 29. 我有时很欣赏自己充满权威性，有时却又优柔寡断，依赖别人。6

☐ 30. 我习惯付出多于接受。2

☐ 31. 面对威胁时，我一边变得焦虑，一边对抗迎面而来的危险。6

☐ 32. 我通常是等别人来接近我，而不是我去接近他们。5

☐ 33. 我喜欢当主角，希望得到大家的注意。3

☐ 34. 别人批评我，我也不会回应和辩解，因为我不想发生任何争执与冲突。9

☐ 35. 我有时期待别人的指导，有时却忽略别人的忠告径直去做我想做的事。6

☐ 36. 我经常忘记自己的需要。9

☐ 37. 在重大危机中，我通常能克服对自己的质疑和内心的焦虑。6

□ 38. 我是一个天生的推销员，说服别人对我来说是一件轻易的事。3

□ 39. 我不会相信一个我一直都无法了解的人。9

□ 40. 我喜欢依惯例行事，不大喜欢改变。8

□ 41. 我很在乎家人，在家中表现得忠诚和包容。9

□ 42. 我被动而优柔寡断。5

□ 43. 我很有包容力，彬彬有礼，但跟人的感情互动不深。5

□ 44. 我沉默寡言，好像不会关心别人。8

□ 45. 当沉浸在工作或我擅长的领域时，别人会觉得我冷酷无情。6

□ 46. 我常常保持警觉。6

□ 47. 我不喜欢对人尽义务的感觉。5

□ 48. 如果不能完美地表现，我宁愿不说。5

□ 49. 我的计划比我实际完成的还要多。7

□ 50. 我野心勃勃，喜欢挑战和登上高峰的经历。8

□ 51. 我倾向于独断专行并自己解决问题。5

□ 52. 我很多时候感到被遗弃。4

□ 53. 我常常表现得十分忧郁，充满痛苦而且内向。4

□ 54. 初见陌生人时，我会表现得很冷漠、高傲。4

□ 55. 我的面部表情严肃而生硬。1

□ 56. 我情绪飘忽不定，常常不知自己下一刻想要做什么。4

□ 57. 我常对自己挑剔，期望不断改善自己的缺点，以成为一个完美的人。1

□ 58. 我感触特别多，并怀疑那些总是很快乐的人。4

□ 59. 我做事有效率，也会找捷径，模仿力特强。3

□ 60. 我讲理、重实用。1

□ 61. 我有很强的创造天分和想象力，喜欢将事情重新整合。4

□ 62. 我不要求得到很多的注意力。9

□ 63. 我喜欢每件事都井然有序，但别人会认为我过分执着。1

□ 64. 我渴望拥有完美的心灵伴侣。4

□ 65. 我常夸耀自己，对自己的能力十分有信心。3

□ 66. 如果周遭的人行为太过分，我一定会让他难堪。8

□ 67. 我外向、精力充沛，喜欢不断追求完美，这使我的自我感觉良好。3

□ 68. 我是一位忠实的朋友和伙伴。6

□ 69. 我知道如何让别人喜欢我。2

□ 70. 我很少看到别人的功劳和好处。3

□ 71. 我很容易知道别人的功劳和好处。2

□ 72. 我嫉妒心强，喜欢跟别人比较。3

□ 73. 我对别人做的事总是不放心，批评一番后，自己会动手再做。1

□ 74. 别人会说我常戴着面具做人。3

□ 75. 有时我会激怒对方，莫名其妙地跟对方吵架，其实是想试探对方爱不爱我。6

□ 76. 我会极力保护我所爱的人。8

□ 77. 我常常刻意保持兴奋的情绪。3

□ 78. 我只喜欢与有趣的人为友，对一些闷不作声的人则懒得交往，即使他们看来很有深度。7

□ 79. 我常往外跑，四处帮助别人。2

□ 80. 有时我会讲求效率而牺牲完美和原则。3

□ 81. 我似乎不太懂得幽默，没有弹性。1

□ 82. 我待人热情而有耐心。2

□ 83. 在人群中我时常感到害羞和不安。5

□ 84. 我喜欢效率，讨厌拖泥带水。8

□ 85. 帮助别人达到快乐和成功是我重要的成就。2

□ 86. 付出时，别人若不欣然接纳，我便会有挫折感。2

□ 87. 我的肢体硬邦邦的，不习惯别人热情地付出。1

□ 88. 我对大部分的社交集会不太有兴趣，除非那是我熟识和喜爱的人。5

□ 89. 很多时候我会有强烈的寂寞感。2

□ 90. 人们很乐意向我表白他们所遭遇的问题。2

□ 91. 我不但不会说甜言蜜语，而且别人也会觉得我唠叨不停。1

□ 92. 我常担心自由被剥夺，因此不爱做承诺。7

□ 93. 我喜欢告诉别人自己所做的事和所知的一切。3

□ 94. 我很容易认同我所做的事和所知的一切。9

□ 95. 我要求光明正大，为此不惜与人发生冲突。8

□ 96. 我很有正义感，有时会支持不利的一方。8

□ 97. 我因注重小节而效率不高。1

□ 98. 相对于愤怒，我更容易感到沮丧和麻木。9

□ 99. 我不喜欢那些具有侵略性或过度情绪化的人。5

□ 100. 我非常情绪化，一天的喜怒哀乐多变。4

□ 101. 我不想别人知道我的感受与想法，除非我告诉他们。5

□ 102. 我喜欢刺激和紧张的关系，而不是稳定和依赖的关系。1

□ 103. 我很少用心去听别人的谈话，只喜欢说俏皮话和笑话。7

□ 104. 我是循规蹈矩的人，秩序对我十分有意义。1

□ 105. 我很难找到一种令我感到真正被爱的关系。4

□ 106. 假如我想要结束一段关系，我不是直接告诉对方而是激怒他，让他离开我。1

□ 107. 我温和平静，不自夸，不爱与人竞争。9

□ 108. 我有时善良可爱，有时又粗野暴躁，很难捉摸。9

测试结果：

记录你所得的数字：

“1”共有（　）个，对应1号完美型。

“2”共有（　）个，对应2号给予型。

“3”共有（　）个，对应3号实干型。

“4”共有（　）个，对应4号浪漫型。

“5”共有（　）个，对应5号观察型。

“6”共有（　）个，对应6号怀疑型。

“7”共有（　）个，对应7号享乐型。

“8”共有（　）个，对应8号领导型。

“9”共有（　）个，对应9号调停型。

摆脱类型的束缚

在观察自我时，九型人格大师往往不建议人们急着决定自己的型号。他们通常会建议人们先缩小范围，因为九型人格中的许多型号之间存在着相似的地方，具有较大的迷惑性，这时人们应该选择2～3个最高可能性的型号，留意每一种型号的相应解析，以得到更深入的启示。同时，人们要训练自己的注意力，提升自我观察的能力。到达一定程度后，人们自然会有一种豁然开朗的感觉，因为自己的型号从心底浮现了，自然也会更相信九型人格心理学的正确性。从佛学的角度来说，就是要人们学会悟空，当人心中空空如也时，就能清醒地认知自己的优势与劣势，自然也就能判定自己的九型人格类型了。

然而，即便人们确定了自己的人格类型，也不能将自己固定在某一个人格类型上，偏执地按照这种人格类型的优劣势来约束自己。要知道，找到属于自己的人格类型，只是跨出“自我成长”的第一步。也就是说，九型人格提供给人们一个向内探索自我的起点，一个认识真我的机会，但它并非绝对的真理。

严格来说，九型人格中的九种性格分类只是一个宽松的框架，并不能完全解释人们性格的学问，因为每一种性格类型又受到左右翼与三变数的变化影响，就使得人们核心性格以外的性格有了无限的可能。也正是因为充满这样多的变化，九型人格才可以不仅广阔又精准地描述每一种性格类型的特点，同时又能在细微之处区别出不同的性格类型。

而且，我们在处于安全状态或长期承受压力时，性格也会发生变化。九型人格中的性格成长走向与凋零走向可以检测我们目前的压力指数，这也正是九型人格比其他性格分析工具更实用的主要原因。

此外，九型人格大师唐·理查德·里索又将九型人格按照性格的健康度，将每一种性格类型分为3种发展状态（1～3健康状态、4～6一般状态、7～9不健康状态）、9种发展层级，帮助人们更清楚地检视自己的或别人的性格状态正处于哪一个发展状态和发展层级，更好地引导人们的精神健康。

性格的善变使我们明白，越是能够抓住性格的变化趋势，就越不容易受到它的影响。而当人们使用九型人格时，往往能够预先洞悉自己及他人的心理变化，也就能够较为精确地捕捉住善变的性格，更好地认识自己，认识世界，赢得更好的发展。

通过九型人格探索自我觉察的过程，也是身心疗愈的过程。我们不要把型号作为牢笼，而要学会在型号中自由漫步。

第二章　1号：完美型

基本特征●自我判断

自测：你是完美型吗

请认真阅读下面20个小题，并评估与自身的情况是否一致，如果某一选项和你的情况一致，那么请在该选项上画钩。

1. 我希望一切事物尽量保持整齐有序。

□我很少这样　□我有时这样　□我常常这样

2. 我非常努力地改正错误。

□我很少这样　□我有时这样　□我常常这样

3. 我发觉我经常为各种事情道歉。

□我很少这样　□我有时这样　□我常常这样

4. 别人说我吹毛求疵。

□我很少这样　□我有时这样　□我常常这样

5. 不公平的事令我愤怒。

□我很少这样　□我有时这样　□我常常这样

6. 我不值得别人对我太好，原因是我不够好。

□我很少这样　□我有时这样　□我常常这样

7. 放松或找时间轻松一下对我而言是件不容易的事。

□我很少这样　□我有时这样　□我常常这样

8. 内在良知不断地要求我、督促我。

□我很少这样　□我有时这样　□我常常这样

9. 我有时会自我改造，是能为理想而努力不懈的人。

□我很少这样　□我有时这样　□我常常这样

10. 事情出现瑕疵时，对我而言是无法忍受的。

□我很少这样　□我有时这样　□我常常这样

11. 事情在我眼中非黑即白，没有任何灰色地带。

□我很少这样　□我有时这样　□我常常这样

12. 很少能有足够时间，允许我完成必须做的事情。

□我很少这样　□我有时这样　□我常常这样

13. 事情超出预期发展方向，令我生气。

□我很少这样　□我有时这样　□我常常这样

14. 我总是担心，是个爱担心的人。

□我很少这样　□我有时这样　□我常常这样

15. 别人没有达到标准，这令我很生气。

□我很少这样　□我有时这样　□我常常这样

16. 我不喜欢出错。

□我很少这样　□我有时这样　□我常常这样

17. 我会严守纪律。

□我很少这样　□我有时这样　□我常常这样

18. 我总是责怪自己不够好。

□我很少这样　□我有时这样　□我常常这样

19. 我重视细节。

□我很少这样　□我有时这样　□我常常这样

20. 事情出了差错，我要追根究底。

□我很少这样　□我有时这样　□我常常这样

评分标准：

我很少这样——0分；我有时这样——1分；我常常这样——2分。

测试结果：

8分以下：完美型倾向不明显，能理性面对错误。

8～10分：稍有完美型，比较注重细节。

11～12分：比较典型的1号人格，公正、自律，对自己和别人都有比较高的标准。

12分以上：典型的1号人格，严格地追求正确、合理和公正，时常为生活中的错误而纠结不清。

基本特征

1号性格者是九型人格中的完美主义者，他们眼中的世界总是有太多的不完美，心目中的自己也有很多缺点，他们希望能够去改善这一切。他们对完美的追求甚至达到了苛刻的地步，哪怕已经取得了99%的成绩，他们能看到的也只是1%的不足，说他们是鸡蛋里挑骨头一点儿也不为过，他们的人生信条是：没有最好，只有更好！

1号完美型的基本特征	
口头禅	不要现实，只要完美；咬定青山不放松
潜在渴望	事事力求完美
行为动机	做事力求正确完美，有原则，有标准，常常自我批判并要求他人按照自己的标准去做事情，理性正直，刻意求工，时常压抑自己人性中不理性的一面，怒而不宣
潜在恐惧	受自己良心责备或遭他人谴责
防御机制	反向形成
童年模式	充满着父母的苛责
高层心境	完美
高层德行	平静
沟通模式	应该与不应该
情爱关系	嫉妒
人际关系	不适应
自我保护	忧虑
安全状态	向7号享乐型靠近
压力状态	向4号浪漫型靠近
衣着特点	干净利落、端庄得体、中规中矩
神态特点	冷静、严肃、锐利，但没有攻击性，缺乏感情色彩
言语特点	直来直去，常用词汇：对/错、应该/不应该、好/不好、必须/否则、一定要/不可以、肯定是/不可能、按照规矩/制度/规定/标准/规范/流程/原则
帮助自我成长的方式	1. 运用想象力来化解怒气，可以找咨询师协助，想象最糟糕的情况，通过诱导来化解 2. 学会让阴影发泄出来，比如无规则地涂鸦、设置情绪发泄瓶 3. 注意自己未被觉察的生气现象：如内心很生气，却笑脸相迎；言语很礼貌，却声音尖刻；面带笑容，动作却僵硬 4. 关注对他人的怒火，很可能他人的所作所为是你内心的渴望 5. 学会区分“应该完成”和“想要完成”的区别 6. 到现实中寻找答案，消除自己的疑惑，不要自己猜忌焦虑

发展层级

根据对1号性格者发展情况的分析，可以将其划分为3种状态：健康状态、一般状态、不健康状态。每种状态又分为3个层级，在不同的层级中，1号性格者表现出不同的性格特点。

1号完美型的发展层级			
健康状态	1级	智慧的实现者	有智慧的人，他的智慧使他能够追求理想，但依然被认为是一个现实主义者，现实与理想的完美对接，是一种高超的智慧
	2级	合理的人	讲求理性的人，在他的世界里，一切都可以客观去看待，这种理性让其可以为现实负责，能够让现实与理想达到比较平衡的状态
	3级	有原则的老师	讲究原则，并把自己当作原则的遵循者，但是他不会强迫别人，是言传身教的导师，他们信仰真理，相信真理终能获得胜利
一般状态	4级	理想的改革者	坚持自己的原则，有着坚定的理想并为之而努力，他们要改变这个世界，在各种事情上都坚持较高标准，并且用它们来促使周围的世界向更好的方向发展
	5级	有秩序的人	心中有规则，他们拿这些规则去衡量周围的一切事物，他们希望周围的一切都符合自己的规则，觉得这样的世界才是有秩序的，有时候他们的规则已经是僵化的规矩，但是他们不能自觉
	6级	充满批判的完美主义者	事事要求完美，他们对周围世界和自己充满批判，他们认为只有完美才能让自己感受到安宁
不健康状态	7级	缺乏容忍的厌世者	内心的标准已经绝对化，他们认为自己的标准才是唯一正确的标准，他们不愿意倾听也不愿意承认还有第二条标准，他们认为世界如果没有按照自己的标准，不是自己错了，而是这个世界出了问题
	8级	沉溺的批判家	常陷入自己的妄想而无法自拔，他们强迫自己的意念，强迫自己的行为，他们强迫自己不采取行动，但又无法压抑内心的冲动；他们的标准自己无法达到，但又要求他人做到，这时，他们是典型的伪君子
	9级	严格的复仇者	内心充满了惩罚的念头，他们完全丧失了自己的爱人之心，已经成为“行使正义的侠客”，其行为的出发点不是为了自己的理想，而纯粹是要报复他人的不合作

亲密关系

1号性格者（下面简称为1号）在亲密关系中，常常有着完美主义的倾向，在他们的心目中自己是完美的，自己的爱人也是完美的，他们应如公主和王子般完美。而现实常常不尽如人意，他们会发现自己和对方都不是那么完美。理想和现实的落差，让他们的亲密关系常常会出现一些问题，令他们无法接受不完美的自己和对方。

1号完美型的亲密关系
♂♀ 他们希望和爱人一起进步，共同为美好的生活努力
♂♀ 难以接受不完美的伴侣，常常会苛求对方，会给对方造成很大的压力
♂♀ 他们总是觉得自己不够优秀，担心对方会离自己而去，因此常常会掩藏自己的缺点
♂♀ 他们总是挑剔自己的伴侣，很少主动称赞自己的爱人以及说一些甜言蜜语
♂♀ 他们会因为小事而发怒，常常会给伴侣造成伤害
♂♀ 很容易吃醋，他们经常监视自己伴侣的一举一动，希望爱人对自己专一
♂♀ 他们有强烈的控制欲，想要自己的伴侣按照自己的想法去做，不然就会闷闷不乐
♂♀ 他们常常缺乏生活情趣，不太喜欢那些热闹的场合，也不喜欢休闲娱乐

给1号伴侣的爱情忠告
♂♀ 不要在他面前逞强、夸耀自己的能力，因为1号厌恶不肯脚踏实地的人
♂♀ 如有过错，在他发现之前赶紧坦承并表示以实际行动改正，因为1号喜欢诚实的人，最恨企图蒙混过关的人
♂♀ 发展自己的兴趣和目标。1号是工作狂，不要期望他会用很多时间陪伴你
♂♀ 遇到冲突和难题时，有理有据的讨论会让1号易于接受你的见解，相反，情绪化的言辞则会让事态急速恶化
♂♀ 说话要立场清晰直接，措辞准确达意。1号的同情心较弱，不容易察觉到别人的需要和感受
♂♀ 不要猛烈地抨击他。1号在情绪上很难接受别人的直接指责，那会激起他的愧疚感
♂♀ 保持家中大小事务都井然有序。1号喜欢每件事都有规可循，能够得到公平处理
♂♀ 经常展现你的忠诚可靠
♂♀ 赞许他对你的支持和关心

亲密关系●健康隐患

强迫症：你的规则并不是唯一正确的

患者小A找到我，并不是因为她的身体状况欠佳，尽管她因为肝气郁结引发了一系列症状——畏寒、白带气味、肩疼、虚汗……通过服食我开的药方使身体症状缓解了许多。她找我，其实是想通过我联系上国内一位知名的情感专家，请他私下帮助她解决持续十年之久的情感问题。

原来，小A的婚姻早在十年前就已经摇摇欲坠，而几年前丈夫的出轨更是让她精神崩溃，但她却坚持不离婚。

我问小A："你为什么不和你的丈夫离婚呢？"

小A回答说："一个女人离过婚，人生就有了污点，我不想过那种成天被人指指点点的日子，更不想我的孩子因为这个原因被人指指点点。"

一个人离婚，就代表人生有污点吗？

答案是否定的。但小A作为九型人格中的1号性格者，在这方面的固执也让人无可奈何。

在与小A进行了几次深入的交谈后，我发现小A的婚姻出现问题的根本原因，还是在于小A自身的1号性格上。

为了维持自身的优越感，1号性格者在生活中建立了较高的原则，并严格按照自己制定的原则执行，为理想执着努力，以促使周围的事物向更好的方向发展。1号的内心有很多原则和标准，他们做任何事情都以符合原则为成功的标准。也就是说，一件没有原则的事情常常会让他们无所适从。他们的原则可能是公司制定的作业流程、品质的要求、职位上的责任，也可能是父母的教诲或社会的伦理道德。总之，无论是什么原则，他们都会严格遵守，并用这些原则去量度每一件事情，只有当这件事情达到他们的原则要求，他们才会获得"这件事情很完美"的满足感，反之，则会感到失望和痛苦。

国外某项研究曾考察了完美主义和死亡之间的整体风险关系：研究人员从65～71岁的老年人中选取了450名，评估他们的完美主义和其他人格特质水平，并给他们打分。结果显示，得分高的完美主义者比得分低的人，其死亡风险增加了51%。研究人员分析认为，压力和焦虑可能是导致他们寿命减少的部分原因。

更重要的是，1号不仅要求自己坚持原则，还会强迫别人也坚持他们的这些原则，因为他们常常会认为自己比他人优秀，自己的原则也应该高于别人。他们希望周围的人能够和他一样，大家共同为实现这一原则而努力。他们看不惯别人糊涂地过日子，看不惯别人面对事业的那种不严谨、不严肃态度，他们认为自己有责任教导他们，让他们能够有所改进。他们虽然不会以十分强硬的态度去强迫他人，但他们无法保持沉默，看到问题总是忍不住要提出来，他们要让别人知道：你偏离原则了。他们觉得自己的提醒责无旁贷，很容易因此陷入强迫症的状态。

强迫症，是一种焦虑障碍，是一种以强迫思维和强迫行为为主要临床表现的神经精神疾病，其特点为有意识的强迫和反强迫并存，一些毫无意义，甚至违背自己意愿的想法或冲动反反复复侵入患者的日常生活。尽管患者能体验到这些想法或冲动来源于自身，也极力抵抗，但始终无法控制，两者强烈的冲突使其感到巨大的焦虑和痛苦，影响学习、工作、人际交往甚至生活起居。而小A确实是陷入了一种强迫症的状态。

在谈恋爱的时候，无论小A提出多么苛刻的要求，男友都会尽全力去满足。但两人一结婚，男友升级成老公后，老公对小A的吹毛求疵就开始不耐烦了。

比如，在两人刚结婚的时候，小A的丈夫承担洗衣服的任务，但他整理衣服的时候，小A总会在旁边盯着他，一旦丈夫的行为不符合她的原则，就直斥丈夫错误。等到丈夫叠好衣服后，小A又会按照自己的方式再叠一遍。久而久之，不愉快的劳动过程打消了丈夫洗衣服的热情。

再比如，小A怀孕后，做饭的任务就落到了丈夫头上。但丈夫做了几次饭后，就罢工了。为什么呢？原来，每当丈夫将辛辛苦苦做的饭菜端到小A面前时，小A不是嫌菜色不好看，就是嫌太咸或者油太少。看到自己的努力并没有得到妻子的认可，丈夫做饭的兴趣一下子就荡然无存了。

时间久了，小A的丈夫晚上回到家后，就不再和她说话，而是自己一个人看电视或是陪孩子玩耍。因为丈夫觉得不管是什么时候和妻子讨论事情，妻子都会批评他的行为。这让他极为沮丧，因为他比她更了解自己做的事情，而且他知道自己把事情做得很好。然而小A不断的批评，让他放弃和她交谈，因为他不再想听到那些伤害他自尊的话。

了解到这些，我明白要想将小A从强迫症的状态中拯救出来，就必须让她意识到，她坚持的这些原则往往是她自己制定的片面、狭隘的原则，带有极强的个人主观性和个人理想主义色彩。它们可能适合属于1号性格者中一员的小A，能够帮助她获得更好的发展，但它们并不适合其他人，甚至可能会阻碍他人的发展。而且，事事按照标准和原则行事，会使1号的处事态度过于僵硬，显得死板，这在一定程度上就成了1号的发展障碍，这就是小A和丈夫之间的亲密关系破裂的根本原因。

由此来看，身为1号的小A需要更全面地审视自己的原则和标准，在坚持原则的基础上还要懂得顺应事物的发展规律来灵活掌握，充分尊重他人的原则，才能真正趋近完美的境界，才能真正构建完美的亲密关系。

而从具体操作的角度来看，强迫症一般可以通过以下几个方法来预防和治疗：

1.顺其自然法

1号做任何事情都要顺其自然，事情完成后就不再想、不再评价；要学会肯定自己，少与他人比较，要认识到世界上根本不存在十全十美的人和事。有强迫动作时，1号要认识到这是违背自然的过度反应形式，要逐步减少这类动作反应直到和正常人一样。

2.宣泄疗法

1号要对家人和朋友说出心理创伤和紧张恐惧心理，把内心的痛苦发泄出来。1号也可以选择运动锻炼和户外活动来充实生活，减轻强迫心理的干扰。1号尤其要注意心理卫生，努力学习应付各种压力的积极方法和技巧，增强自信，不回避困难。

3.专业治疗

对于普通1号来说，强迫现象大多只是轻微的或者暂时性的，但如果强迫症经常出现，干扰了正常生活、工作，且1号自己也觉得焦虑、痛苦，就必须找专科医生治疗了。1号可以去看心理医生，客观分析本人的人格特点和发病原因，包括童年时有无产生强迫症的心理创伤。如能找出原因，应树立必胜信心，尽力克服心理上的诱因，以消除焦虑情绪；也可以采用生物反馈治疗、行为治疗如系统脱敏疗法、厌恶疗法、暴露疗法等，都有一定效果；症状严重时，还可以在专业医师的指导下服用三环类抗抑郁剂及单胺氧化酶抑制剂治疗，如氯丙咪嗪、氟西汀（百忧解）、劳拉西泮等。

肿瘤：别用“放大镜”寻觅无菌婚姻

在九型人格中，1号完美型由于常常把目标定得过高，带有明显的强迫心理，对自己要求苛刻，会使自己长期处于紧张与焦虑的状态。而当人们的心理被“完美”的目标强迫时，身体也会随之出现一些负面的状况，如易疲倦、胃口不好、记忆力下降、注意力不集中、睡眠质量差等，如此一来，严重者还会诱发各种疾病。近年来，一些商界精英、白领高层之所以年纪轻轻就英年早逝，过分追求完美的心理就是其中最重要的一个原因。

小夏是我的一个患者，她在单位组织的体检中查出了子宫肌瘤，她不想开刀做手术，希望通过吃中药来调理，于是通过朋友找到了我。

在给小夏把脉时，我习惯性地问了问她的既往病史。得知她曾经得过淋巴肿瘤和子宫肌瘤时，我觉得十分惊讶，因为一般人得其中一种病都是不可思议的了，她为什么会接二连三地罹患如此严重的疾病呢？原来是她苛求完美的1号性格所致。

小夏之所以会形成1号苛求完美的性格，与她的父亲有很大的关系。像中国大多数传统父亲一样，小夏的父亲也在家庭中扮演着严父的角色。从小到大，父亲对小夏都有着极为严格的要求：坐的时候必须端端正正，吃饭的时候不允许发出一点儿声响，衣着必须整整齐齐、干干净净。

在学习方面，父亲对小夏的要求更是格外严格。有一次考试，小夏考了全班第一，但因为题目比较难，得分为79分。回到家后，她满心欢喜地告诉父亲：“爸，我这次考试考了第一名！”然而，当父亲看完她的试卷，脸上并没有露出预期的笑容，反而一脸恨铁不成钢的样子训斥她：“你考这么点分，也值得高兴？你最差也应该考个90分啊，你说，你为什么没有考到90分？”最后，小夏没有因为考了全班第一获得表扬，反而因为成绩离90分差了11分，而被父亲用棍子打了11下手心。

在父亲这种近乎苛刻的要求之下，小夏也从小养成了做事中规中矩，凡事追求完美的性格。

小夏20岁那年，查出自己得了淋巴瘤。这个消息吓坏了家里的所有人，因为小夏一家人早就见识过癌症的可怕——小夏的爷爷因骨癌去世，她的姥姥也因乳腺癌去世。小夏的妈妈在得知女儿患淋巴瘤的消息后，更是愁得一夜之间白了头。

小夏家里人的恐惧并不是没有道理的，因为淋巴瘤是当前十大恶性肿瘤之一，是一种源于造血系统的恶性疾病，人体全身各组织器官都可能受到它的侵犯，症状复杂多样，主要表现为无痛性浅表或深部淋巴结肿大、肝脾大，同时可能伴有发热、盗汗、消瘦、皮疹、瘙痒、无力等全身症状。令初诊病人误以为是“皮肤病”，就医时走了冤枉路。

尽管每天被全身乏力、瘙痒、盗汗等疾病症状折磨得痛苦不堪，但为了不让家人担心，小夏隐藏了自己内心的担忧和恐惧，总是装出一副很轻松的样子，还经常想办法逗家里人开心。

因为淋巴瘤是全身性的疾病，通过手术将局部肿瘤切除的方式，并不能达到真正的治疗目的，所以淋巴瘤手术后还需要接受定期的化疗。小夏害怕增加家里人的心理负担，便对家里人隐瞒了这个消息，自己揣着向姐姐及朋友借的一笔钱，跑到省医院做了肿瘤切除手术和术后化疗，在没人照顾、没人看护的情况下，在医院度过了两个月的艰难时光。

在工作中，小夏更是变本加厉。她总是要求自己“今天的事情必须在今天保质保量完成”，甚至还要求自己必须超出预期目标，所以她经常会为了完成某项工作而加班加点地干活。

看到妻子在工作上这么拼命，小夏的老公十分心疼，他知道妻子之前做过淋巴肿瘤的手术，为此经常劝她不要这么拼命，可是小夏一开始工作，就不自觉地进入了忘我的状态，不把事情做好决不罢休。久而久之，长期高度紧张的工作使小夏心力交瘁，也给小夏带来了新的疾病——子宫肌瘤。

子宫肌瘤是女性生殖器官中最常见的一种良性肿瘤，也是人体中最常见的肿瘤之一。有研究表明，性生活失调和抑郁是导致女性患上子宫肌瘤的两大重要原因。

夫妻间正常的性生活刺激，可促进神经内分泌正常进行，使人体激素保持正常分泌，而长期性生活失调，容易引起激素水平分泌紊乱，导致盆腔慢性充血，诱发子宫肌瘤。

中年女性面临着工作和家庭的双重精神压力，易产生抑郁情绪。而伴随着绝经期的到来，女性开始进入“雌激素控制期”。在这一时期，女性自身的抑郁情绪，很容易促使雌激素分泌量增多，且作用加强，有时可持续几个月甚至几年，这同样是子宫肌瘤产生的重要原因。

但小夏似乎没有意识到她患病的根源，因为她在接受手术后，依然全身心地扑在工作上。久而久之，夫妻俩的感情就变得越来越淡，以致两三个月才能勉强过一次性生活，而且小夏还常常抱着一种应付的心态，整个过程没有半点激情。最终，小夏的丈夫忍无可忍，提出离婚。为了挽回婚姻，重拾昔日的幸福时光，小夏与丈夫进行了多次深入的交谈，她才恍然大悟，开始反思自己的性格引发的种种问题。机缘巧合，她看到了我写的《决定一生健康的九型人格》一书，开始对性格模式与心身疾病的关系产生了兴趣，于是慕名前来找我诊治。

清代医学著作《金匮翼·积聚统论·气积》曾记载：“气滞成积也，凡忧思郁怒，久不得解者，多成此疾。”从九型人格的角度来分析，小夏是个典型的1号性格，因为她从小接受父亲严厉的教导，养成了凡事都要力争完美的性格，自我要求很高，遵守制度和章程，做事精益求精，为了工作殚精竭虑，为了达到自己的要求，小夏不断给自己施加精神和肉体的双重压力，这种长期高度紧张的精神状态，很容易使一个人的免疫能力下降，从而导致细胞病变，增加患肿瘤或癌症的风险。

听了我的分析，小夏连连点头，坦承以前确实给自己太大压力了。为了恢复身体健康，小夏接受了我的建议：在中医调理的同时，学习九型人格的自我觉察课程，以摆脱完美主义心理困扰。

在我看来，1号要想摆脱完美主义心理困扰，其实很简单，做到以下3点就可以：

1. 要学会正确评价自己，给自我一个客观的定位。

2. 多角度去认识生活中的“挫折”，多从曲折中看到自己的优势。

3. 要多从小事做起，多制定短期的可行性目标，并由此一步一步朝着自己的终极目标奋进。

在接受了一个月的综合治疗后，小夏的气色明显改善，身边的朋友都说她变化很大。她还告诉我，丈夫也没再和她提离婚的事，在她的努力下，两人的性生活找回了当年初恋时的激情，夫妻间的关系也变得亲密起来了。

失眠：苛求细节，小心爱情裹足不前

小唐一走进诊室，我就注意到了她身上散发出的1号完美型的一些特征：表情严肃，眼神冷静、锐利但没有攻击性，缺乏感情色彩；衣着干净利索、整洁清爽、中规中矩。

她仔细看了看那张紫红色的凳子，又伸出两根手指摸了摸，看手指头上没有脏东西，才安心坐下，随后掏出一张湿巾擦了擦手，伸出右手放在了脉枕上。

我的手指轻轻搭在她的右手脉门上，问："你哪里不舒服？"

"王院长，我有严重的失眠，经常睁着眼睛到天亮，半夜三更对灯愁，说实话，睡不着的滋味真是不好受。"

"你的失眠症状是从什么时候开始的？用过药吗？"

"有三年多了吧！那时我的广告公司才刚刚起步，我每天脑子里想的都是赚钱。有时为了等一个订单要到很晚，熬夜做计划更是常有的事。两年过去了，生意有了些起色，家里生活质量也有了提高，但我落下一个毛病，就是晚上怎么都睡不着觉了。

"刚开始我其实没太在意，心想可能就是累得狠了，歇歇也就没事了，没想到后来情况越来越严重，我老公给我找了好多治失眠的偏方，可都不大管用。睡不着觉的感觉实在是太难受了。可是公司必须有人负责，即使一夜没有合眼，白天也得按时去上班，没办法，我就开始吃安定片。刚开始吃的时候，一会儿就睡着了，可一旦不吃，就又得看一晚天花板，太难受了，所以不知不觉就形成了依赖，几乎每晚都要服用安定片才能睡着，而且药量在不断加大，白天也没有精神，总感觉浑身乏力，整个人都瘦了十多斤。我觉得老这么吃安定也不是个办法，可不吃又睡不着……我听朋友说您治疗失眠很有方法，就专程从上海赶来找您看一看。"

"我猜，你这么急着要治好你的失眠，应该还有感情上的原因吧？"

"我的这个失眠啊，确实很影响我们夫妻感情，自从我失眠，我和我老公都是分房睡。我老公说我自从有了失眠这个毛病后，脾气就变得特别大，因此我们两个经常吵架。现在我回到家，他和孩子一看见我就躲着走。我也不想发火的，可我看到那些乱七八糟的事，就觉得心里特别烦，我心里一烦就想骂人！”

“哪些事情特别让你觉得烦呢？”

“其实都是些鸡毛蒜皮的小事，比如家里地板没拖干净，垃圾桶没有清理，脏衣服满屋子乱丢，水果盘用过没放回原位……我就是生气他们都不听我的话，有些事情我都和他们交代了好几次，可他们还是没做，说明他们压根儿就没把我的话放在心上，你说我能不生气吗？”

“每天晚上睡觉前，你是不是习惯把当天所有的事情都在脑子里过一遍？哪怕是再小的事情？”

“对呀，每天的事情我都必须在脑子里过一遍，看看哪些做得不好，哪些还可以做得更好，哪些压根儿就不该做，我必须得去想！”

“你认为，你是一个习惯揪住细节不放的人吗？”

“嗯——算是吧！”

到了这里，我已经能够准确判断小唐的性格了，她是一个典型的1号完美型。

1号是靠判断性思维跟外界沟通的，他们关注细节，能迅速地注意到事情的方方面面，并且以极快的速度找出其中的“不对劲”，一旦他们发现瑕疵，一定会给出修改意见——他们不能容忍事情的不完美。因此，1号总是处在全身戒备的状态，关注每一个细节，任何一个细小的差错都会被他们立刻发现并及时纠正。在人际交往中，1号常给人爱挑毛病的印象。1号由于过分关注细节，整天都在忙碌奔波，很难有机会坐下来休息，精力往往被严重透支，久而久之，失眠等健康问题就会找上门来。

更可怕的是，失眠对夫妻间的亲密关系往往有着极坏的影响。美国加利福尼亚大学伯克利分校的心理学家埃米·戈和塞丽娜·陈博士通过研究发现：人们如果晚上没睡好，当他们面对关系冲突时，更容易将怒气发泄在亲密伴侣身上。

研究者们选择了超过100对夫妻作为研究对象，参与者必须是一起生活超过2年的人。他们评估了参与者的抑郁、焦虑及其他压力数据，以期更有效地找出夫妻的睡眠质量和关系冲突之间的关联。

第一次实验为期两周，研究人员对78对年轻的伴侣进行了观察，每天记录关于他们的睡眠质量与亲密关系和谐与否的报告。结果显示，伴侣之间关系的不和谐，通常都发生在糟糕睡眠的次日。即使那些平时睡眠质量相对较好的人，经过一晚不好的睡眠，次日也极容易与伴侣发生冲突。

第二次实验时，研究人员将71对伴侣带进实验室进行录像，让他们对昨晚睡眠质量做出评价，并让他们与伴侣讨论彼此发生冲突的根源。录像开始后，每对伴侣开始评价他们自己及伴侣在起冲突时的情感互动，然后判断他们是否解决了这其中的分歧。研究人员认为，那些睡眠不好的参与者和他们的伴侣在讨论冲突时，彼此关系越发消极负面。由此可见，在糟糕的睡眠后，他们解决冲突的技巧和准确把握伴侣情绪的能力也受到了损害。

两次实验的结果都显示，失眠是导致伴侣产生不必要、伤害性争吵的一个重要原因。

由于1号性格的人做事情力求完美，遇到不按制度和标准办事的情况就会愤怒。中医认为情绪长期不得宣泄，导致肝气郁结。因此，我在用药上以柴胡疏肝散为主，达到疏肝解郁的目的。这样，肝气得舒，失眠、神经衰弱的症状也就会逐渐改善。

经过心理疏导以及半个多月的药物治疗，小唐的睡眠质量有了很大的改善，每天可以睡6～7个小时，如果半夜醒来也会很快再次入眠，她和丈夫也不再分房睡了，夫妻间的感情重新亲密起来。

这个案例再次印证了九型人格与中医理论结合治疗各种疾病的有效性。我在与小唐交流时告诉她，在传统中医看来，我的药方可能有点牛头不对马嘴，但正是由于另辟蹊径，才能找到患者的病根并治疗。

要解决失眠问题，1号首先要调整好自己的情绪，具体来说就是要改变苛求完美、注重细节的性格。要注意在睡前半小时内避免过分劳心或劳力的工作，临睡前听听轻音乐，有助于睡眠。

其次，出现失眠症状时，1号不要过分忧虑，要相信自己的身体能够自然调节适应。因为人的身心弹性甚大，一两夜失眠不会出现任何问题。偶尔失眠之后，如不担心失眠的痛苦，到困倦时自然就会入睡。失眠之后越担心会再失眠的事，到夜晚就越难入睡。

此外，1号还要保证生活规律，养成定时入寝与定时起床的习惯，从而建立自己的生理时钟；每天保持0.5～1小时的运动，活动身体各个器官，比如，练练气功、瑜伽功或做做生物反馈训练都有放松身体、促进睡眠的作用。

当然，如果失眠症状一直没有好转，而且有日益严重的趋势，1号还是要尽快向专业医师求助，合理使用安眠药物，搭配一些中药、针灸、足疗等失眠治疗方案。

在这里，我给大家推荐一套简单易学的“甩手操”。甩手操是一种手臂前后连续摆动的健身方法，可活动肩肘关节，通过摆动手臂活动筋骨，有利于人体经络气血的循环与通畅，可增强心肺功能，还能增强记忆力，消除精神压力。实验证实，甩手操能增强人体脑部内啡呔的产生，从而达到镇静、安神、稳定情绪的功效。其具体步骤如下：

1. 两腿分开，宽与肩齐；两手在肩旁自然垂直，掌心向后。

2. 站直，小腹收紧，挺胸，抬头，颈椎放松。

3. 整个脚掌紧压地面，以感到大腿、小腿肌肉处于紧张状态为度。

4. 双眼向前平视，以感觉舒适为度，摒除杂念，将注意力集中于两腿上。

5. 挥臂，起手前甩，自然用力，手高度与身体成30°。然后双手往后甩，用力，使手臂约身体成大约60°。用力至感到肌肉有反作用力量，便自然回摆。

6. 重复挥臂动作，次数由少而多，循序渐进，可由二三百次起逐渐递增，加至2000多次时约需半小时。

只要每天坚持练习这套“甩手操”，不仅能把失眠赶跑，还能让身体越来越健康，何乐而不为呢?

高血压：让愤怒像火山一样爆发吧

一天，小高出现在了我的办公室，向我咨询：“王院长，我最近总是觉得头晕，感觉眼前的东西都在不停地转啊转的，早晨的时候尤其明显，有时还会觉得头胀胀的，这是怎么回事?”

我一边给她把脉，一边问她：“头痛吗?有恶心、呕吐的情况吗?”

她摇摇头说：“没有!”

我让助理医生给她量了量血压：160/90mmHg。

“血压这么高，你有高血压、冠心病或脑血管病史吗?”

“没有啊！我血压一直都很正常的啊！”

我仔细看看她的脸，又问：“你脸色很难看，像是心里憋着一股气似的，你是不是最近经常生闷气？”

“生闷气？是啊，我最近窝了一肚子火，都是因为我老公！说起他，我就气得不行。

“我们最近总是吵架，吵架的一个原因是，我要求我店里的员工按时上下班，他觉得我小题大做，还说出一些让我很伤心的话：‘如果不是为了另外两位股东，我才不会和你共事，你除了会盯人，还会干什么？’

“另一个是，他的生活习惯我实在受不了，他总是晚上熬夜打游戏打到半夜两三点，白天没事就窝在床上睡觉，也不和我一起吃饭，搞得我们就像两个没有交集的人一样，各过各的日子。

“再一个是，我要求他陪我跑步，他总以‘你不能自己去吗？什么事都要拖着我’来推脱。说实话，除了叫他吃饭、睡觉，我都不知道自己还要求他做过什么？

“每次吵完架，我心里都难受得不行。我们两个人原来感情很好，走到今天这一步，也不知道是我的错，还是他的错。每次吵架，他都对我很残忍，我虽然难过，但还是会做自己该做的事情。像今天我们又大吵了一架，我做了饭，主动叫他吃饭，可他理都不理我。我觉得我已经没有信心继续过这种家庭生活了，心特别累，感觉我像家长，每次有不高兴或不愉快，我该做什么就做什么，他却像任性的孩子，和我赌气不吃饭、不睡觉，也不做该做的事。睡一觉后，他又像个没事儿人似的，好像全是我在无理取闹。”

“你这头晕的症状，应该是你心里总是压着一股火，导致血压升高引起的。只要你把心里的火发出来，让血压降下去，头晕的症状应该就能缓解。”我听完她的故事后，给出了意见。

抱着半信半疑的态度，小高拿着我开的药方离开了。

一周后，小高前来复诊，满面春风，笑着对我说：“王院长，你可真神了，我回家跟我老公大吵了一架，把我心里想说的都说了，心里也就不觉得憋得慌了，血压恢复正常，头晕的毛病也减轻了好多。最重要的是，我这么一发泄啊，我老公也真正意识到他以前的行为不对，答应改呢，我们夫妻感情好了不少。”

“那可真是恭喜了！”我由衷地祝福他们。

愤怒是人人都有的一种情绪，在爱情和婚姻中，人们常常用争吵来发泄内心的愤怒。尽管他们明白吵架会伤害彼此的感情，却又难以克制争吵的欲望，这其实就是出于发泄内心负面情绪的需要。习惯压抑内心愤怒情绪的1号更是如此，小高就是一个典型的1号。

适当地发泄内心的愤怒情绪有益于身心健康。据报道，密歇根大学教授欧内斯特·哈尔伯格和他的同事们自1991年起对192对美国夫妻进行了长达17年的调查。研究人员通过问卷调查的方式来了解这些夫妻中，一方对配偶所做的令其感到不公平的行为会做出何种反应。研究旨在分析压抑愤怒以及在婚姻中长期积累怨恨对夫妻死亡率会产生怎样的影响。同时，研究人员在评估过程中也会参考受访夫妻的年龄、体重、血压以及是否吸烟、是否有支气管和心血管问题等因素综合分析。研究结果显示，在受访的192对夫妻中，26对夫妻有矛盾时双方都压抑自己的怒火，其余166对夫妻中至少有一方会直率地表达出自己的愤怒。17年后，双方均压抑怒火的夫妻比那些又吵又闹的夫妻的死亡率高出近5倍。这一结论印证了此前已有的研究结果：长期压抑愤怒会增加患心脏病和高血压等与精神压力有关疾病的概率。

1号性格者内心有着强烈的优越感，他们一直认为自己掌握了善恶、好坏的分辨标准，认为世界是黑白分明的，故他们难以体察别人的感受和难处，无法理解别人何以会抵触这些“人同此心，心同此理”的黄金律则，欠缺为别人设身处地考虑的能力。比如，伴侣会发现1号的用语在不经意中带有说教的意味——“我觉得你要……”“你应该要……”“这样做是最好的……”这些话语都是从1号自我的立场出发，宣示一己意志。如果伴侣违背了他们的意志、反抗他们的安排，他们就会觉得自身的优越感受到了挑衅，愤怒的情绪由此产生。

为了追求完美，1号总是习惯压抑内心的怒火，很少发泄自己的负面情绪，但这种强行压抑怒火的做法带来了严重的后果，一旦怒火中烧以至于无法控制，最终将酿成足以破坏亲密关系甚至扼杀伴侣生命的悲剧性场面。

1号性格者的高层德行是平静，拥有此种德行的1号可以接受愤怒的存在，情绪达到和谐的状态。不具备此种德行的1号内心常常充满愤怒无法释放，他们想要发怒却又不允许自己发怒，因为发怒在他们看来也是一种不完美。他们对现实的不满越多，身体内积压的愤怒也就越多，这些愤怒会四处乱窜，引起各种不良后果。所以，允许自己适当发些脾气，对于1号保持身体内部的平衡将大有裨益。平静并非情绪的缺失，而是时刻对个人情绪保持觉知，让情绪自由出现，无论是好情绪还是坏情绪，只需用心全然体会，而不去判断它们是好是坏。平静意味着平衡，意味着正面和负面的情绪互相交织却又自由流动。通过觉知情绪，不做评判而任其释放，1号性格者逐渐可以意识到所谓的负面情绪也并非不可以接受。

因此，1号性格者只需让理性的自我退居幕后，不执着于自己的标准，让各种情绪自然释放，他们就能获得一种平静的状态，也就能让自己远离高血压的困扰。

肺癌：长期情绪压抑，降低了机体免疫能力

2014年6月，我在青岛的育仁堂医馆接待了一位来自鲁西南的男性患者老高，他刚刚过了60岁的生日，就被查出了肺癌。他拒绝了医生立即做手术的建议，选择了中医治疗。

通过老高的自述，我了解到他曾是一名军人，做事说话都遵循“铁板钉钉”的原则，在工作上曾获得过全国劳模的光荣称号，他所带的班组也荣获集体三等功。但在听他讲述时，我注意到了他看似严肃的目光下隐藏着的一丝忧伤。根据他的种种表现，我初步判断他是1号完美型人格。

“他平时在生活中是不是总是摆出一副严肃而认真的样子？他的表情总是很凝重，对待一顿饭的态度也像对待一项任务一样慎重；他总是希望得到别人的肯定，害怕出现任何差错；他对待工作和生活的态度永远追求至善至美，并且是制度的拥护者。”

我话一说完，病人家属就纷纷表示了惊讶和赞同：

“医生，你怎么知道这些？”

“天哪，医生，你说得太对了，我爸平时就是这样，我小时候考试要是没考好，我爸都会质问我！”

“医生，你说得真是一点儿没错，我家老头子就是这个急躁的脾气，凡事都必须按照他的意思来。比如他总是嫌我用拖把拖地不干净，非要我蹲地上拿着抹布一点儿一点儿地擦，连砖缝都要擦得干干净净，每次拖地都把我累得不行；切完菜就必须马上把案板收拾干净；用完伞后就得马上把伞卷起来，还必

须卷得工工整整的，为这些鸡毛蒜皮的小事我俩可没少吵架。”

“医生，你这不只看病，还看相哪？”

我告诉他们：“我这可不是看相看出来的，而是根据他的脸色、舌苔、脉象，结合九型人格综合得出的结论。

“我说的那些正是九型人格中1号完美型的典型表现，这类人总是用严格的标准要求自己和别人，是外冷内热型的性格。在外人看来，这种性格的人都特别强势，但是由于凡事对人对己都要求完美，他们总是生活在紧张压抑的状态下。由于内心的压力无法有效排解，他们便会陷入自我否定和自我批判的旋涡，并且变得情绪化，自怨自怜、沮丧并充满无力感，压力状态下易进入4号自我悲情型性格状态。”

当我说出这些话时，老高及老高的家人都不时地点头表示认同，然而，老高的家人甚至是和老高相守近40年的老伴都表示，不知道老高还会有这种忧伤的情绪。

“确实，我有时看到他们做事达不到我的要求，心里挺生气的，生气过后，就觉得难过。我感觉挺憋屈的，我说他们，都是为了他们好，可没人理解我，这时候心里真是特别难受。老伴总是劝我别因为一点儿鸡毛蒜皮的小事就生气，我也不想生气，可我就是看不惯，我看见地上有一点儿脏的地方就着急！”

分析老高的病因，是因为1号性格的人做事特别较真，害怕出现错误，极易批评指责，也就容易处于一个压力状态中。而从中医方面来说，情志不遂，气机郁结，久则导致气滞血瘀，或气不布津，久则津凝为痰，血瘀、痰浊互结，渐而成块。而1号如果长期生活在压力状态下，就会进入4号悲情性格的状态，时刻被忧伤的情绪左右。中医认为悲忧伤肺，因此肺部出现问题就在所难免。

肺是呼吸器官，是人体气体交换的场所，是我们身体最重要的器官之一，然而近年来，肺癌发病率和死亡率明显增高，对我们的健康构成了巨大的威胁。

而不良情绪就是导致肺癌发病率和死亡率明显增高的一个重要原因。现代医学研究认为，不良情绪会对机体的免疫功能产生影响，使机体的免疫状态改变，这样癌细胞就得不到有效的免疫监视和杀伤，使人体患肺癌等的概率增高。而不良的精神因素特别容易诱发肺癌，悲观、焦虑、恐惧等心理会使肺癌恶化加快，因此不良情绪等精神因素严重关系着肺癌患者生命的长短。

然而，肺癌常见的手术治疗和放化疗无法消除游离在体内的转移细胞，且对患者身体有一定的副作用，所以中医治疗成为越来越多人的理想选择。而通过近几十年的临床研究和试验，已经证实中医治疗能够增强患者的免疫力，减轻手术、放化疗的毒副作用，并加以巩固治疗效果，缓解患者消瘦乏力、食欲不振的症状，同时提高患者的生活质量，延长存活期限。所以，越来越多的肺癌患者开始青睐中医治疗。中医治疗肺癌是通过中药的调理，稳定患者体内的气血、脏腑、经络等功能，调节阴阳失衡的症状，扶正祛邪。

针对老高的1号性格特征及病情，我对他采用了滋阴解郁、益气散结的抗癌之法来对症治疗。

鉴于情绪等心理因素在肺癌的治疗和康复中所起的积极作用，我还建议老高多关注自己的身体，将对事情的注意力转移到自己身体上，多做静心训练，早晚各打坐半个小时，多听欢快的音乐，尽力引导自己放松下来往7号享乐型性格发展。

此外，家人的关心也是十分重要的，因为有调查显示，得到家人温馨关怀照顾的肺癌患者或积极乐观、意志力坚强的肺癌患者，其生命周期会有明显延长。

九型人格互动指南

1号完美主义者 VS 1号完美主义者

当1号完美主义者遇到了相同的型号——1号完美主义者，他们之间有很多的和谐点，但是也会产生一些沟通上的问题。

由于两个人都是完美主义者，常常拥有类似的信念和共同的行事法则，他们都重视原则的必要性，追求完美的标准，他们会更加看重事业，认为休闲和娱乐应该服从于工作，甚至可以压抑，他们认为人际交往应该遵循理性和公平的原则而进行，不能掺杂过多的个人情感。

但是有时候他们对完美的看法并不一致。如果他们的标准不一样，彼此会相互抱怨，认为对方没有达到自己的标准，都想让对方改变和让步，他们的矛盾就会产生。

如果两个1号组成家庭，他们都会关注责任和成就，这会使得他们的家庭发展顺利，但是他们忙于事业，常常忘记彼此也应表示温存和关心，致使他们内在深层需要不能得到最大限度的满足，由此可能会爆发一些冲突。他们在生活安排上都有明确的标准，但彼此常常苛刻要求，家务琐事也要有明确的分工，他们在小事上经常发生冲突，互不相让。

总之，这两个类型互动需要关注到双方的共同问题，彼此都要学习去关注对方内心深处的情感需要，而不只是关注外在的标准。另外在发生冲突的时候，要懂得相互妥协，去理解对方标准的合理之处，如果对方做出让步，一定要懂得赞赏和理解对方，这样，两者的关系才能正常化。

1号完美主义者 VS 2号给予者

1号完美主义者和2号给予者相遇会带来和谐，但是也存在着一些沟通上的矛盾。

两者相对而言都是负责任的人，都愿意把事情做好，给予别人帮助，他们在这一点上常常会有共鸣。而且和给予者在一起，完美主义者常常能感受到很多无微不至的关心和照顾，以及同情和理解的态度；给予者和完美主义者在一起也能感受到对方的坦诚以及忠诚，能够得到一份难得的安心。

但是完美主义者和给予者的注意力常常都是关注外部，忽视自己的内心需要，他们帮助别人却迷失了自己，长久下去，他们就会因为缺乏对真实需要的满足而闹矛盾。最终，完美主义者会对给予者一味追求帮助别人不满，会觉得他们忽略了很多本来应该去做的事，没有原则；给予者也会觉得完美主义者缺乏同情心，不能够理解别人的内心需求。

如果1号和2号组成家庭，这段感情常常是给予者主动追求的产物，给予者喜欢稳定的关系，喜欢对方依赖自己，喜欢被需要的感觉，所以他们常常主动提供自己的帮助，去感动对方。完美主义者在爱情关系中常常看重责任之类的东西，他们并不善于表达自己内心的感情，这会让给予者常常觉得完美主义者把自己疏忽了，他们会觉得完美主义者太关注工作之类的东西，没有情调；而完美主义者会觉得给予者太矫情，而且太随性，该做的事情不去做，双方常常会因为这样的矛盾想法而僵持。

完美主义者和给予者互动的时候，双方都应该学会关注自己的内心，懂得学会满足自己的真实需要。另外完美主义者要理解给予者对于情感支持的需要，学会赞扬和感激，给予者在感觉受到冷淡时要理解对方正在心烦，理解完美主义者做事的专心，并且主动帮助完美主义者承担一些责任，也可以大胆说出自己的意见，这样双方的关系才能更融洽。

1号完美主义者 VS 3号实干者

1号完美主义者和3号实干者相遇后也比较和谐，但是也存在一些沟通上的矛盾。

完美主义者和实干者有不少共同点，他们都关注自己的工作，常常会压抑自己的欲望来实现更好的结果，他们都比较理性，讲究现实和效率。同时，完美主义者可以让实干者注意到更多的细节，而实干者可以让完美者学到结果导向的重要性。

但是交往久了，完美主义者常常会认为实干者没有原则，只是关注结果，不择手段，而且太爱夸夸其谈，虚荣做作；实干者也会觉得完美主义者太刻板，顽固不化，太关注细枝末节，不注意大方向，双方会有很多抱怨。

如果1号和3号组成家庭，他们常常会忽视家庭生活，把太多时间放在工作上，他们很少会主动休假。他们都在乎外界的评价，但完美主义者常常希望自己是最优秀的，而实干者喜欢主动给自己设计形象，哪怕自己不优秀，也要让别人觉得自己优秀，这时候完美主义者会认为实干者是在骗人，实干者则会觉得自己的爱人太古板。

两者都需要注意关注自己的内心需求，也可以一起多参加一些休闲娱乐，让自己的内心更加平和。另外，完美主义者应该理解实干者有时候过度夸张个人形象是他们内心的需求，并不一定是刻意的欺骗。完美主义者要理解实干者重视结果，是为了完成工作，要求完美也要理解对方想快速完成工作的心情。实干者也要理解完美主义者重视过程，是为了追求高质量，要求速度也要认可对方认真负责的态度。

1号完美主义者 VS 4号浪漫主义者

1号完美主义者和4号浪漫主义者在一起比较和谐，但是也存在一些沟通上的矛盾。

两者都具有奉献精神，完美主义者希望通过努力实现完美的标准，浪漫主义者希望通过自己的独特方式让世界具有很多美好的变化。完美主义者可以学习浪漫主义者的创意和细腻，浪漫主义者则可以学习完美主义者的理性和原则。

完美主义者常常依靠理性行事，他们常常看不惯浪漫主义者的随意和感性，而浪漫主义者则会觉得完美主义者没有人情味及生活太刻板。

如果1号和4号组成家庭，完美主义者更加容易感觉到快乐，浪漫主义者也常常会被完美主义者的专一情感和坚定行为所打动。但完美主义者有时候会害怕浪漫主义者的随性，认为他们是在自我放纵，应该约束；浪漫主义者则会觉得完美主义者太没有感情，生活太刻板没有变化。

完美主义者应该理解浪漫主义者的随意和感性，给他们创造一些自由的空间让其发挥，同时也可以在一定程度上帮助他们学会理解外在的规则，适应正常的外界节奏；浪漫主义者应该理解完美主义者压抑自己，是为了更好地做事情，要允许他们按章程行动，同时给他们一些建议，让他们了解创意和细腻对事物的重要性。

1号完美主义者 VS 5号观察者

1号完美主义者和5号观察者类型有些相似，两者有沟通上的优势，也有沟通上的难处。

完美主义者和观察者都非常理性，他们能保持客观的认知态度，但难以接受和自己意见不同的人，完美主义者常常有完美的目标，他们希望周围的世界因为自己而有所改变，但观察者常常只是满足于自己的需求，不愿意对周围的世界产生影响。

如果1号和5号组成家庭，往往只会关注生活中的琐事，善于控制情感，而很少有甜言蜜语，也缺乏足够的情感交流。因此，两者一般不会产生什么矛盾，但是他们彼此都不表态，可能会造成一些误解。尤其是完美主义者，他们会因为观察者没有情感交流而有一些着急，他们需要知道对方关于生活中某些事情的意见，希望观察者能够说出自己的看法，表明自己的态度。

完美主义者应该理解，观察者不愿意表达自己的看法是他们个性如此，完美主义者不能随意批评他们对事情本身不在乎或对你本人不在乎，可以鼓励、诱导他们说出自己的意见和看法。观察者应该理解，完美主义者希望能够改变周围的世界，他们希望改变的愿望是美好的，应该支持他们，观察者要避免仅仅活在自己的小世界里，多和完美主义者进行必要的交流、沟通，如不希望对方过多干涉自己的自由就要表达出来。

1号完美主义者 VS 6号怀疑论者

1号完美主义者和6号怀疑论者在一起比较和谐，但是也会有一些沟通上的矛盾。

两者都具有危机意识，完美主义者害怕错误，怀疑论者担心安全，两者都富有责任感，渴望改进世界。完美主义者从怀疑论者身上可以学习到温情和慷慨，而怀疑论者可以从完美主义者身上学习到理性和快速的判断力。

如果1号和6号组成家庭，他们常常因为有共同的追求，志同道合，他们都愿意接受生活中困难的考验，相互扶持，不离不弃，因此他们之间常常能够培养出很强的信任感。但是他们之间常常会出现猜疑和冷战的局面，完美主义者会认为怀疑论者做事不配合，很多事情没有认真处理，而怀疑论者则认为完美主义者不能体谅自己内心的担忧和恐惧，缺乏信心，会认为完美主义者是在苛刻要求自己，这样矛盾就会产生。双方必须加强沟通，才能够消除彼此之间的这种不信任。

平和的沟通在完美主义者和怀疑论者之间起着非常大的作用，这样他们之间可以减少误会，朝着共同的目标前进。

1号完美主义者 VS 7号享乐主义者

1号完美主义者和7号享乐主义者在一起会很和谐，但是也会有一些矛盾。

完美主义者和享乐主义者之间常常会因为彼此的不同而相互吸引，但是另一方面也会因为彼此的个性而发生矛盾。完美主义者可以从享乐主义者那里学到冒险及轻松娱乐的态度，享乐主义者则可以从完美主义者那里学到高标准和守秩序的优点。

如果1号和7号组成家庭，完美主义者常常因为享乐主义者的存在，活得比较轻松，给自己的生命增添活力，享乐主义者也可以使自己朝三暮四的习性有所收敛。两者在一起，轻松娱乐的时候常常没有什么大的问题，如果生活出现一些压力，完美主义者常觉得享乐主义者不负责任，只知道玩，享乐主义者则保持自己的乐观，觉得完美主义者在小题大做，常常选择逃避矛盾的存在。

完美主义者和享乐主义者互动的时候，完美主义者应该给予享乐主义者一个相对比较宽松自由的空间，但要向他们强调结果的重要性，享乐主义者应该学习完美主义者对秩序的遵守，这样双方才能获得良好的沟通感受。

1号完美主义者 VS 8号保护者

1号完美主义者和8号保护者相遇在一起有很多合拍的地方，但是在沟通上也会产生一些沟通上的矛盾。

完美主义者和保护者都是为理想而战的类型，他们认为自己代表着真理和公义，如果他们方向一致，合作常常会非常有效率，而且保护者显得更具有行动力。完美主义者在追逐理想的过程中，对于表达的方式、实践理想的手段常常比较有自制力，能恪守原则；而保护者则常常为实现自己的利益过分进取，甚至不惜牺牲原则和伤害他人。完美主义者常常会讨厌保护者的强势和没有原则，保护者则会不屑完美主义者的过分理想主义和清高。

如果1号和8号组成家庭，他们的家庭生活常常这样发展：刚开始，完美主义者常常为保护者的力量所吸引，而保护者也会欣赏完美主义者的自制力和理想追求。但随着关系发展，保护者常常受不了完美主义者的挑剔，而完美主义者也受不了保护者向自己发泄怒火，于是他们便开始进入不断争吵的阶段。

完美主义者和保护者两者可以较为有效地互补，但是处理不好的话，也会造成很多麻烦，两者互动的时候要小心注意。

1号完美主义者 VS 9号调停者

1号完美主义者和9号调停者相遇在一起会很合拍，但是也会在沟通上有一些矛盾。

完美主义者和调停者都希望让世界更美好，完美主义者希望没有错误，调停者希望有和谐。完美主义者可以从调停者那里学到实现人际关系和谐的技巧，而调停者则能从完美主义者那里学到理性以及追求不断进步的信念。

如果1号和9号组成家庭，完美主义者常常没有了害怕冲突引起的焦虑，调停者也能学会“正确”的世界观并懂得坚持原则，他们的生活状态平和舒适。但是，在需要行动的时候，完美主义者常常强迫调停者表明立场，而调停者的态度会显得冷淡和无动于衷。

完美主义者要学会鼓励调停者，让他们理解你对原则要求的意义，只要他们能理解追求原则是完美主义者的内心需要，他们就会响应你的要求；而调停者要认识到原则在生活中的必要性，要懂得适应和利用原则，表达自己的立场，而不是仅仅专注于周围世界的和谐，这样才能更好地和完美主义者相处。

第三章　2号：给予型

基本特征●自我判断

自测：你是给予型吗

请认真阅读下面20个小题，并评估与自身的情况是否一致，如果某一选项和你的情况一致，那么请在该选项上画钩。

1. 我善解人意，有同理心，热情地满足他人需要但希望不被察觉。

□我很少这样　□我有时这样　□我常常这样

2. 我很难拒绝有求于我的人，即使抽不出时间，也会牺牲自己成全他人。

□我很少这样　□我有时这样　□我常常这样

3. 我很希望被他人接受，并获得他人的认同和重视。

□我很少这样　□我有时这样　□我常常这样

4. 为了保持良好的人际关系，我会不惜牺牲自我，改变自己去帮助他人。

□我很少这样　□我有时这样　□我常常这样

5. 我对他人的需要很敏锐，通常不需要对方讲出口我便能知道。

□我很少这样　□我有时这样　□我常常这样

6. 我喜欢学习一些能够帮助他人的东西。

□我很少这样　□我有时这样　□我常常这样

7. 我喜欢有很多的朋友，并乐于倾听他们的事情。

□我很少这样　□我有时这样　□我常常这样

8. 我最大的问题是常以他人的需要为首，而忘了自己真正的需要。

□我很少这样　□我有时这样　□我常常这样

9. 当我爱上一个人的时候，我会想尽办法为他/她做很多很多事情，直到令对方感动。

□我很少这样　□我有时这样　□我常常这样

10. 我对人热情、友善，有爱心和耐心。

□我很少这样　□我有时这样　□我常常这样

11. 我会称赞别人并让他们知道他们对我而言有特殊的意义。

□我很少这样　□我有时这样　□我常常这样

12. 我不会直接对某人表达不满的情绪，但我可能会向他人抱怨他/她。

□我很少这样　□我有时这样　□我常常这样

13. 我有时会有强烈的寂寞感。

□我很少这样　□我有时这样　□我常常这样

14. 通常我会知道别人的需要与感受。

□我很少这样　□我有时这样　□我常常这样

15. 我会尝试隐藏我的悲伤和需要。

□我很少这样　□我有时这样　□我常常这样

16. 我很重视人际关系，因为从别人的关心中我能得到自我满足。

□我很少这样　□我有时这样　□我常常这样

17. 我喜欢谈论我的感情，并懂得如何令人喜欢我。

□我很少这样　□我有时这样　□我常常这样

18. 我会借着对别人的付出来表现自己。

□我很少这样　□我有时这样　□我常常这样

19. 我会掩饰或不去碰触我的焦虑。

□我很少这样　□我有时这样　□我常常这样

20. 我是一个关怀他人、乐于助人、慷慨的人。

□我很少这样　□我有时这样　□我常常这样

评分标准：

我很少这样——0分；我有时这样——1分；我常常这样——2分。

测试结果：

8分以下：助人倾向不明显，不太关注他人的感受。

8～10分：稍有助人倾向，会看人眼色，有一定的情绪感知能力。

11～12分：比较典型的2号人格，会做各种事情去讨人喜欢。

12分以上：典型的2号人格，非常热心，甚至会以别人的意志作为自己行动的导向。

基本特征

在九型人格中，2号是典型的助人为乐者，他们时刻关注他人的感受及情绪变化，习惯主动采取行动帮助、关爱他人，以满足他人内心需求；也会应他人要

2号给予型的基本特征	
口头禅	将有限的生命，投入到无限的“为人民服务”中去
潜在渴望	被人关怀和爱护
行为动机	渴望被爱，受人感激和认同，善解人意，有同理心，热情地满足他人需要而又不希望被觉察，所以很多人都喜欢向他倾诉和分享自己的内心世界与感受
潜在恐惧	害怕孤独和不被喜爱
防御机制	自我抑制
童年模式	受到父母的冷漠对待
高层心境	自由
高层德行	谦卑
沟通模式	总是以他人为中心
情爱关系	诱惑、进攻
人际关系	野心勃勃
自我保护	自我优先
安全状态	向4号浪漫型靠近
压力状态	向8号领导型靠近
衣着特点	身材圆润，喜欢穿款式简单舒适的衣服
神态特点	柔和有力，愿意与人有身体的接触，笑容灿烂自然
言语特点	时刻呵护他人，常用词：你坐着，让我来；不要紧，没问题；好，可以；你觉得呢
帮助自我成长的方式	1. 发现自己的控制欲 2. 认识自己对他人的真正价值，既不要过分骄傲，也不要过于卑微 3. 出现以下情况时要提醒自己调整心态：希望表现得无助，不愿意提及有损形象的内容 4. 不要过于注重自己最初的情感反应，因为最初的反应往往是遮盖自己真正感情的虚伪面具 5. 多种角色的扮演虽然可以让人际关系游刃有余，但要关注真正的自己

求改变自己的言谈举止，以迁就对方。也就是说，在2号的眼里，他人的需求比自己的需求更重要，为了满足他人的需求，他们能够牺牲自己的一切。这种极端的利他主义者其实潜藏着极端的利己主义，2号是想通过帮助他人的方式来掌控他人，以换取他人的认同，因此，一旦2号的帮助被拒绝，他们就会觉得自己不被认同，从而认为自己没有存在价值，感到痛苦万分。

发展层级

根据对2号性格者发展情况的分析，可以将其划分为3种状态：健康状态、一般状态、不健康状态。每种状态又分为3个层级，在不同的层级中，2号性格者表现出不同的性格特点。

2号给予型的发展层级			
健康状态	1级	无私的利他主义者	是利他主义的忠实信徒，他们总是无私地、源源不断地为他人奉献关爱，他们在这种无私的奉献中完全忽视了自己的需求，因此他们并不要求对方给予回报
	2级	充满关怀的人	是所有人格类型中最具同情心的，尽管他们不如第一层级的2号那样无私地利他，但他们也能够时刻关心他人的需求，饱含同情心，能够设身处地地为他人着想，并尽量满足他人的需求
	3级	乐于助人的人	乐于以力所能及的方式真诚地帮助别人，但他们也知道自己的精力和情感的限度，他们不会超出这个限度
一般状态	4级	过分动情的朋友	开始将聚集在他人身上的注意力转向自己，以自己为焦点。他们的注意力从做好事转到不断确认他人是爱他们、对他们有感情的，他们开始从自己的角度来看待他人的需求
	5级	占有欲强的亲密伙伴	开始凸显出占有欲，他们喜欢营造一个以自己为中心的大家庭或共同体，这样，他们便成了他人生活中的重要人物
	6级	自负的人	开始变得自负起来，自觉自己做了很多好事，为别人做了很有意义的事，他们认为获得别人的感激是理所当然的
不健康状态	7级	自欺的操控者	因为受到长期的伤害，抑或是一场重大的人生灾祸，他们性格中恶的一面开始显现：自我欺骗
	8级	威迫的霸王	对他人的操控欲更加强烈，开始呈现精神疾病的倾向，他们有时甚至以神经质的方式强制性地要求他人付出爱
	9级	身心失调的受害者	当他们不能得到他人的关爱时，他们的潜意识会试着走旁门左道，甚至因此走上犯罪的道路，这完全是一种病态

亲密关系

2号以他人的需求为先，时刻期望他人的认同和赞美，因此，2号总是以活泼、精力充沛的面貌，敏锐地观察着他人的需求，一旦发现他人的需求，他们就会把全部的热情投入到情感关系中。

2号给予型的亲密关系
♂♀ 2号喜欢具有挑战性的两性关系，他们的目标总是那些有点距离感，无法轻易得到的人，因为追求这样的人让2号很兴奋，容易激发2号的潜能
♂♀ 2号容易被充满障碍、无法开花结果的情感关系所吸引，这样他们就无须为对方付出过多
♂♀ 2号容易被一些外表卓尔不凡的“人物”吸引，喜欢接近那些“成功的男人”和“出色的女人”
♂♀ 2号害怕被拒绝，因此他们常常主动出击，希冀用自己的付出来换取他人对自己的信赖，如此便可拥有安全感
♂♀ 表面情感的短暂爆发实际上是在分散注意力。2号会借助突然放声大笑、极度活跃的表现，或者挑逗调情来掩盖他们对自身需求的不安全感
♂♀ 2号喜欢迎合那些他喜欢的人，根据对方的喜好来改变自己，以吸引对方的目光
♂♀ 当2号和伴侣的关系确定后，对方或许会发现2号真正的性格，进而可能会觉得2号不是自己喜欢的类型，从而引发分手
♂♀ 当2号花在伴侣身上的心思不被体察时，他们会有过度的情绪反应，比如埋怨、愤怒、指责等，目的在于竭力激发对方产生内疚感，从而给予2号期望的回报
♂♀ 当2号和伴侣的关系稳定后，2号就会对伴侣产生极强的依赖感，希望时时刻刻和伴侣厮守在一起，使得彼此没有自己的空间，常常让伴侣喘不过气来
♂♀ 当2号和伴侣关系稳定后，2号就会逐渐发现，自己为了讨好伴侣而丢失了真正的自我，他们感到自我被束缚，心里感到不平衡可能就会开始阻碍伴侣想要得到的东西
♂♀ 2号容易与伴侣同化一体，在精神上为对方承受很多压力，乐于分享对方的成就
♂♀ 2号倾向以表现尊卑及服务别人来操纵关系，想占有别人生命中不可取代的位置
♂♀ 2号认为性和吸引就等同于爱

给2号的伴侣的爱情忠告
♂♀ 2号想被人视为最亲密的伴侣，却又害怕对方过分依赖自己而使自己有窒息感，因此常表现为患得患失。身为2号的伴侣，应当学会给他们提供一个想要的空间
♂♀ 不要攻击2号缺乏逻辑、不够理性，应赞扬他的慈悲、亲切、仁爱，感谢他/她为你所做的一切
♂♀ 要努力淡化2号潜意识中认为满足自身意愿一定会遭到抛弃的想法，保证你不会因为情感原因而离开他/她
♂♀ 常常表达爱意。如有可能，公开地称赞2号对你的支持、在你生命中的特别意义，这会令他/她异常感动
♂♀ 虽然2号的关怀是值得感激的，但不要让他/她过度管束或插手你的个人生活
♂♀ 鼓励2号表达自己的想法，而不是一味迎合你
♂♀ 让2号知道你对他/她的成绩、外表等各方面都很满意
♂♀ 2号对别人更感兴趣，他们的日常话题也以别人的事情居多，以通过言说他人来间接地表达自我。因此，你要学会从他们的描述中挖掘出他/她自身的观点
♂♀ 要学会识别2号的操控技巧，他们可能会设法让你去做他们自己想做的事情

亲密关系●健康隐患

萎缩性胃炎：爱，就要勇敢说出来

老齐，男，46岁，司机。胃脘胀满，隐痛两年，痛则可持续数小时至数天，脘腹胀以夜间为甚，食纳呆滞，嗳气，大便不畅，伴腰背酸痛，睡眠不实。舌红苔薄黄，脉沉迟。胃镜检查为萎缩性胃炎，病理报告为中度至重度肠上皮化生。

中医辨证为食积胃痛，治宜消积化滞，理气止痛。处方：炒莱菔子、焦山楂、法小夏、茯苓、炒枳壳、炒白术、炒神曲、陈皮、鸡内金、佛手、广木香、炒麦芽、白芍、川断、炙甘草。以此方为主调治，临床症状消失。

老孙，男，54岁，大学教授。脘腹胀满疼痛十余年，口干，渴不思饮，食纳不香，嗳气，不反酸，大便不成形，舌淡苔白腻，脉弦滑。胃镜检查诊为萎缩性胃炎，伴肠上皮化生。

中医辨证为湿热阻滞，运化失调，治宜清化湿热。处方：苍术、川朴、香附、茯苓、陈皮、藿梗、黄芩、砂仁、佩兰、广木香、生薏仁、神曲、麦芽、山楂。以此方为主加减调治，病情明显好转。

老刘，女，49岁，会计。胃脘疼痛反复发作七八年，发病多与饮食不节、寒冷刺激和生气有关，疼痛无规律，常呈胀痛或刺痛，伴嗳气，急躁易怒，时有背胀痛，大便干燥，舌质暗红，尖边有瘀点，苔薄黄少津，脉沉细涩。胃镜检查及病理报告诊断为慢性萎缩性胃炎。

中医辨证为气滞血瘀阻络，治宜活血化瘀通络。处方：蒲黄、炒五灵脂、元胡、陈皮、香附、白芍、丹参、檀香、乌梅、炒枳壳、广木香、乌药。以此方化裁治疗3个疗程，胃镜复查逆转为浅表性胃炎。

小庞，女，36岁，画师。胃脘痛十余年，近来脘腹胀痛，恶心呕吐，嗳气反酸，食纳不佳，食后腹胀，大便不畅，心悸，头晕，舌红苔少，脉沉细。胃镜检查为浅表萎缩性胃炎及胆汁反流。

中医辨证为胆热上扰，胃气不降，治宜和胃降逆止呕，理气止痛。处方：旋复花、代赭石、枳实、竹茹、黄连、吴茱萸、小夏、茯苓、陈皮、乌梅、苏梗、生姜、广木香。以此方加减，服药后临床症状明显好转。

我上面介绍的这4个人有一个共同的特点：他们都患上了萎缩性胃炎。萎缩性胃炎的临床表现不仅缺乏特异性，而且与病变程度并不完全一致。临床数据显示，有些慢性萎缩性胃炎患者无明显症状，但大多数患者可有上腹部灼痛、胀痛、钝痛或胀满、痞闷，尤以食后为甚，食欲不振、恶心、嗳气、便秘或腹泻等症状。严重者可有消瘦、贫血、脆甲、舌炎或舌乳头萎缩，少数胃黏膜糜烂者可伴有上消化道出血。

人吃五谷杂粮，胃通过食管、口腔与外界相通，因此极易受到伤害。如暴饮暴食、吹风着凉等都能让胃不舒服而消极怠工。除此以外，还有一个常常被人们忽视的重要因素，就是情绪异常。

现代医学研究发现，人的消化道也存在一个神经系统，医学上称之为“肠神经系统”。这个肠神经系统和中枢神经系统以及人的消化系统一起，形成了神经内分泌网络系统，又叫“脑肠轴”。如果人的心情不好，就会通过“脑肠轴”引起脑肠肽等胃肠激素分泌异常，导致消化功能障碍。反之，人们如果消化道出现问题，也会通过“脑肠轴”影响到中枢神经系统，导致人的情感障碍。

也就是说，肠胃其实是受到人主观情绪控制的，它像一面镜子，人高兴了，肠胃也高兴。人如果不开心、抑郁，肠胃也会受到连累，仿佛自己头顶的天空下起了雨，它闷闷不乐的方式就是酸胀、疼痛。所以，不良的社会心理因素，可以通过人的神经内分泌网络系统导致胃部疾病，引起消化性溃疡、胃食管反流病、功能性消化不良、肠易激综合征等，出现胃痛、胃胀、早饱、恶心、呕吐、反酸、烧心、反胃、便秘、腹泻等各种不适。人如果出现以上症状，就说明消化系统或神经系统出了问题，说明你的胃在向你发出“求救信号”，一定要引起重视。

其实，我上面介绍的这4个人还有一个共同的特点：羞于表达自己的需求，认为那是一种自私的行为，这也是九型人格中的2号的一个典型特征。

因为羞于表达自己的需求，这些罹患萎缩性胃炎的患者大多和自己的伴侣相处得不太愉快：老齐正和妻子闹离婚，老孙两度离婚，老刘刚和丈夫离了婚，小庞和丈夫两年没有性生活。

我通过九型人格分析认为，这多是因为2号性格羞于表达自己的需求，因此他们在表达内心需求时通常不会直接说明，多采取暗示的方式让对方了解。因为他们总能够在对方开口前就察觉到对方的需要，并立即给予关照，所以也希望能够获得对方同样的回应。

在面对伴侣时，2号性格者也往往秉持“羞于启齿”的态度。他们会制造一些机会让两人沉浸在爱的气氛之中，并希望能够增多对方对自己的关注，注意到自己内心的需求且给予满足。这种被动等待爱情的态度常常使2号错失良人，后悔不已。可见，2号要想获得完美的亲密关系，首先要改变自己羞于表达内心需求的性格缺陷，主动出击，大声说出自己的需求，加强和伴侣的交流沟通，而不是一味地付出，才能真正收获完美的亲密关系，同时远离萎缩性胃炎的伤害。

胆囊炎：爱情不只需要给予，也需要索取

小董上高三的时候，有一段时间，他突然觉得正对着胆囊的那块肚皮，总是有一种擦了辣椒水的感觉，热热的，不舒服，因此他总把衣服吊起来，衣服不贴着皮肤，才会感觉好受一点。这种感觉持续了很长一段时间，因为高三课

业繁忙，他始终没顾得上去看医生。在高考前的一个月，小董突然在某一天觉得自己肝胆的位置疼得厉害，不得不请假去看医生，经过B超和血验，他被确诊为胆囊炎。

一晃十年过去了，小董已经由一个懵懂少年变成了一个成熟青年，但他的胆囊炎也一直伴随着他的成长，尽管他每年的体检报告都显示血液质量正常，做B超的医生都会说“你的胆囊壁稍有毛糙，不碍事，没什么问题”，但他还是会常常觉得自己胆囊部位不太舒服。每当他觉得不舒服的时候，他就自己买点消炎利胆片来吃，吃完后就会感觉好一些。

然而，在小董30岁生日的前一周，小董发现自己的身体出现了一个让他十分尴尬的新问题：他每天放屁的次数特别多，在他放屁最严重的时候，他坐在电脑旁看着时间做过一个统计——30分钟内放了15个屁，而且他还感觉脾那块区域不定时地突然疼一下，疼得快消失得也快。他去市医院看病，医生给出的诊断是：你肚子里的产气菌太多，个人运动量不足，疼痛是因为个人运动量不足和产气太多引起的排斥反应。或许是因为那天就诊的患者太多，医生没有让他去做B超，只是给他开了一种叫“阿泰宁”的活菌药物。小董服用了这种活菌后，疼痛的症状确实消失，放屁的次数也少多了。不过，尽管小董连续喝了十多瓶“阿泰宁”，他还是会每天放很多次屁，他的尴尬依然存在。

过了一段时间，小董又发现右胁下腹部经常出现腹部隐痛，还有脘腹胀满、神疲乏力、食欲不振、便溏等症状。

小董想，肯定是胆囊炎又犯了，既然西药治疗的效果不好，那就试试中药吧。他的一个同事恰好是我的患者，介绍他来找我就诊。

我一看见小董，就感觉他比较倾向于2号给予型。因为2号性格者往往有一个十分明显的外貌特征：脸上总是洋溢着亲切的笑容，眼神中总是流露出一股充满关爱的灵光，而且身体会下意识地向前倾。听他描述病情后，再看他舌淡红、苔薄白、脉细弦，诊断他确实是患了胆囊炎，病因是肝郁脾虚。

治疗这类病症，应采用疏肝健脾，理气止痛的方案，因此我为他开的方药选用逍遥散加味：柴胡疏肝解郁；当归、白芍养血柔肝、行气缓急；白术、茯苓健脾祛湿；炙甘草益气补中、缓肝之急；生姜温胃和中；薄荷助柴胡散肝之郁。脾虚重者可加党参、黄芪；脾阳虚者加制附子、干姜。

中医认为，肝胆失于疏泄，阻于胁络，故见胁肋隐痛。肝气横逆，克犯脾土，脾胃虚弱，中气不足，则脘腹胀满，神疲乏力，食欲不振。脾虚湿停则便溏。舌淡红，苔薄白，脉细弦或细弱，是肝郁脾虚之征象。

从九型人格的角度来看，2号是比较容易罹患胆囊炎的人格类型，因为2号性格者总是十分宽容，即便是在内心极其愤怒的情况下，外表也会表现出令人惊讶的平和、适意及克制。这是为什么呢？

大量医学研究证实，胆囊的功能不仅受到化学或者激素刺激的影响，也会受到思想因素的干扰，即胆囊的功能受到脑中枢的控制，所以心理负担或消极冲突很可能会通过神经系统引发这些组织部位的疾病。

通过观察许多胆囊炎患者，我常常发现他们有一个共性：他们在生活中更重视为别人服务和帮助别人，对自己的进步和成就反而看得比较淡。也就是说，他们认为生活的意义在于履行义务，帮助别人达成梦想。他们对于自己的身体缺乏足够的重视，侵犯性的倾向也受到压制，比如，他们会尽量压制内心的生气、发火、妒忌、失望等负面情绪，尽量表现自己热情、善良、乐于助人的正面情绪。然而，人们总是压抑内心负面情绪，会使身体收缩，尤其会使胆囊收缩，而胆囊的过度收缩，会造成胆囊管堵塞，胆汁滞留，进而细菌感染导致腹绞痛或其他疼痛，这就是胆囊炎的典型症状。

我问起小董这两次发病前的情绪状态，他仔细想了想，说：“我仔细一想，我这两次发病前，心情都特别差，感觉心里憋得不行。

“我第一次发病是在高考前，那会儿学习特别紧张，压力特别大，我一直都觉得我发病是太累的缘故，现在想想可能也不是。其实那时我暗恋同桌好久了，我每天给她带好吃的，帮她补习，可我就是不敢向她表白。我一想到高考后我们就各奔天涯，心里就特别难受，每天急得抓耳挠腮。

“我这次发病，其实仔细想想也跟我的情绪有关。我马上就要满30岁了，人都说‘三十而立’，我打算在我30岁生日那天向我女朋友求婚，但又怕她不答应。现在的女孩子都要求男方有房、有车，我目前只有一个小两居，还有20年的贷款要还，我真不想她跟着我受苦，平时她看上什么，我想方设法也要给她买，可她现在要是提出要一个大房子或是一款几十万元的汽车，我可真买不起。我为这事发愁得不行，结果病就犯了！”

可见，情绪低落确实与胆囊炎的发病有着很大的关系。众所周知，2号是典型的乐善好施者，他们习惯将自己定位为一个能救人于水火之中的救世主，对自己能满足他人的需要感到骄傲，并凭借他人的赞许来肯定自己的价值，“瞧，他们都需要我，他们都离不开我。”为了维持内心的自豪感，2号总是不断地给予。2号还认为要维持一个独立的强者形象，他们必须拒绝接受他人的给予，因为在他们看来，接受他人的给予是弱者的行为。

然而，2号不愿意接受他人的给予和帮助的行为，尽管可能是出于好意——不愿给别人添麻烦，但这种拒绝他人给予的行为常给人这样一种暗示——我很好、很强大，我并不需要你的帮忙，无意中就伤害了别人的自尊心，也就破坏了彼此原本和谐的关系。在亲密关系中，2号这种拒绝接受给予、不懂得向伴侣索取情感的性格，只能让两个人越来越远。

甲状腺功能亢进：过度关怀，会让爱人窒息

在九型性格中，2号是典型的助人为乐者。他们热情友善、充满活力，有爱心、有耐心，喜欢结交朋友，并且乐于倾听朋友的心声。对他人关怀备至，懂得赞赏别人，体谅别人。但他们常常忽视自己的需求，不清楚自己真正想要的是什么。

我曾遇到过一位30多岁的2号助人型性格的女性患者小孟，其主要病症是甲状腺功能亢进。在我和她的沟通过程中，她就表现出了明显的2号特征——爱别人胜过爱自己。

我告诉小孟，她的性格一直是在“活别人”，应该学会“活自己”。她却不假思索地回答道：“人活在世，就是为家人、朋友活，哪能为自己活呢？”

我给她讲了一个我朋友的故事：一个女孩和男朋友在一起两年，后来因为男朋友家庭原因，男方和她提出分手，她痛不欲生，意志消沉。他们分手3个月后，这个女孩无意间得知前男友被查出了淋巴癌，她不顾亲友的劝阻，一心一意地照顾前男友将近两年，直至前男友离开人世。

许多人听完这个故事，都会眼含热泪，感叹那个女孩“傻”。小孟听完这个故事，却觉得一切理所当然：“如果我是她，我也会这么做的。我原先在大学里谈过一个男朋友，我们在一起7年，大学毕业后他要创业，我就陪着他一起创业，结果后来事业做大了，他却跟我提出了分手，嫌我配不上他。那段时间我也是痛不欲生，不怕你笑话，那时候我甚至有过自杀的念头，还好我走

出来了。结果没两年，我这个前男友的公司就垮了，他欠了一屁股债，打电话找我借钱，我二话不说就把全部积蓄借给了他，还帮他在北京找了一份工作，才不至于让他流落街头。我的这个前男友对我说：‘非常感谢你不计前嫌帮助我，如果以后你有什么需要，我一定赴汤蹈火，在所不辞。’”

说这些话时，小孟一脸的满足与骄傲。这正是2号的核心驱动力——对良好人际关系的渴望，他们希望自己能引起对方的注意，赢得对方的关爱。

“看来你这个甲状腺功能亢进的毛病，与你的这种性格有很大的关系！你结婚了吗？”

“嗯，结婚5年了！”

“你和你老公的感情怎么样？”

“刚开始挺好的，这一年来矛盾比较多，我们两个人老是吵架，他嫌我管他管得太严了，可我都是为了他好。”

“你都怎么管你老公的？”

“也就是管管他每天穿什么衣服，一天三餐怎么搭配比较营养，监督他每天晚上跑步健身。可我一给他说这些，他就嫌我唠叨，我还不是为了他好吗？”说到这些，小孟一脸的委屈。

“如果你的注意力有十分，你认为你花在你丈夫身上的注意力有几分？”我问。

“几分？我想……应该有九分吧！”

“你觉得你的丈夫因此有心理负担吗？”

“好像有。”

“那你能减少一点投放到你丈夫身上的注意力，替他减轻一点负担吗？”

小孟沉默了很久，才开口回答：“好！”

2号认为自身存在的价值需要通过满足他人的需求来实现，因此他们并不关心自己内心的需求，甚至觉得有自己的需求是一件可耻的事情，即便他们觉察到内心的需求，也不会直接表达出来，多采取暗示的方式让对方了解，即便陷入热恋也不例外。

在爱情中，2号渴望与伴侣有“心有灵犀一点通”的默契感，他们凭借对伴侣需求的敏锐观察，总是能够在对方未开口之前就觉察到他的需要，并立即给予关照，所以也希望能够获得对方同样的回应。于是他们总是制造一些浪漫的氛围，让两人沉浸在爱的气氛当中，并以此希望对方能够加强对自己的关注，注意到自己内心的需要且给予满足。

遗憾的是，2号和他们的伴侣毕竟是两个独立的个体，因此两人很难完全达到“心有灵犀一点通”的默契，伴侣也就难以完全注意到2号的需求并及时给予满足。这时2号就会感到愤怒，变得情绪化，甚至会像火山爆发一样宣泄出来，这主要是因为长久以来他们过分压制内心的需要，并总是用暗示的方式表达，往往让人难以理解，也就很难得到回应，因而他们很容易产生一种不被理解、不被重视、不被关爱、不被需要的失落感。此时的2号会感到满腹委屈，并不断向伴侣抱怨，期望以此获得伴侣对他们的关爱与重视。

同时，2号会更加关爱伴侣、无微不至地照顾对方以及对方的家人和好友。并以此让伴侣产生一种愧疚的感觉。如果仍旧得不到伴侣的回应，他们便会真的“火山爆发”，与对方理论甚至直接采取行动控制对方的生活方式，往往给人一种霸道的感觉。这主要是因为，2号认为自己为对方付出了那么多的关爱甚至是牺牲，就有权利了解以及控制对方的一切（这种情况只在2号始终得不到爱的回应时发生）。

由于2号性格认为生活的意义在于履行义务，帮助别人完成梦想，所以他们对于自己的身体没有足够的重视，心里充满委屈与压抑。而患者长期情绪压抑，易导致气机阻滞。中医认为，甲状腺疾病多由气滞、痰浊、血瘀导致。此外，大量的临床实践也证明，甲状腺功能亢进患者为别人奉献得多，付出得多。他们不允许自己有“敌对行为”的想法，一旦有类似的想法产生，他们就会产生内疚感，从而以对别人更多的付出来作为补偿。这其实就是2号性格者的典型行为。由此可得出结论，2号是九型人格中比较容易患甲状腺功能亢进的人格类型。

甲状腺功能亢进，简称甲亢，是一种由于甲状腺过多地分泌甲状腺激素而引起的疾病，主要临床表现为多食、消瘦、畏热、多汗、心悸、激动等高代谢综合征，神经和血管兴奋增强，以及不同程度的甲状腺肿大和眼突、手颤、胫部血管杂音等症状，严重的可出现甲亢危象、昏迷甚至危及生命。

由此可见，针对甲状腺功能亢进的治疗方案，也应以疏肝解郁、调理气机为主。同时，我也建议小孟在积极进行专业的甲亢疾病治疗的同时，学会关注自己内心的需求，培养一些独立的兴趣，比如参加绘画班、书法班，或是练习静坐、太极拳、瑜伽等，让自己的生活每天都过得充实，就没有时间去操控他人，心情就能放松，病也就好得快一些。

半年后，小孟专程带着礼物前来感谢我，说她听了我的意见后，参加了瑜伽班，情绪稳定了许多，甲亢病也好了许多，和丈夫的感情也恢复正常了。

九型人格互动指南

2号给予者 VS 2号给予者

当2号给予者遇到自己的同类——2号给予者时，不仅不会产生和谐的局面，反而可能激发彼此间的矛盾。

对于2号来说，他们喜欢付出，因此他们更希望接触那些愿意接受帮助的人。如果两个2号走到一起，只有付出的一方，而没有接受的一方，就使得自己的付出被拒绝，容易激起2号的愤怒，造成双方的困扰。

而且，从另一角度来说，2号之所以喜欢帮助别人，是因为他们习惯在幕后操控他人，这让他们觉得很有安全感。而当两个2号相遇，每个人都会感到自己由幕后被推到了前面，增添了他们心中的不安全感，因为他们害怕自己当众出丑，更害怕自己的弱点被众人知道。

如果两个2号组成家庭，他们都渴望为对方付出，但彼此都对对方的付出毫不领情，这就让彼此都痛苦万分，感到自己不被对方接受、理解，进而容易使夫妻关系陷入僵局。这其实是2号夫妻彼此目标不一致所致。相反，如果2号夫妻能制定一个统一的目标，更容易联合两人的力量，也就更容易实现这个目标。

总之，两个2号相遇，都应更多地关注自己的需求，努力地提升自己，而不是将注意力放在对方身上，这样才能有效避免彼此的对抗，从而营造一个良好的合作关系。

2号给予者 VS 3号实干者

当2号给予者遭遇3号实干者，容易出现一个较为和谐的局面，但也会存在一些小矛盾。

2号喜欢关注他人，而3号希望得到关注，两者的性格正好形成互补关系：2号从帮助3号的过程中得到被认可的满足感，而3号在2号的帮助下不断成长，从而达到一个各得其所的双赢局面。

不过，2号和3号也会因性格不同而产生矛盾，尽管他们都喜欢忙碌，但他们的动机截然不同：2号是为他人忙碌，3号是为自己忙碌。当2号忽略自我一味地关注3号时，就容易干涉3号的个人自由，使3号感到被束缚，3号就会反抗。而3号这种反抗的行为也会激起2号的愤怒，从而导致双方关系的恶化。

如果2号和3号组成家庭，往往会被众人看作“天生一对”。因为2号追求爱人的肯定，而3号追求个人的成功，2号就会将3号的目标当作整个家庭的奋斗目标，竭尽所能地帮助3号成功。即便是声名显赫的2号，也会改变自己来讨好他们真正爱的人。总之，2号为了爱而工作，3号为了工作而爱，这样的夫妻常常会因为“成功的爱情”而走到一起，他们都会对另一方给予专业的支持。而且，因为3号以工作为中心，2号就会成为家庭情感的中心。但是，当3号过于关注工作而忽视家庭时，2号就会感到自己被忽略，不被需要，进而激发矛盾。如果3号能意识到2号的重要性，给2号多些关注，就能维系和谐的感情。

总之，2号和3号相遇，要注意加强沟通，才能形成互补的合作关系，各取所需，达到双赢的局面。

2号给予者 VS 4号浪漫主义者

当2号给予者遭遇4号浪漫主义者时，能够形成和谐的关系，但也会因性格的不同而产生一些矛盾。

2号喜欢关注他人的需求，而忽略自己的需求。4号则十分关注自我的需求，而忽略他人的需求。当2号遇到4号时，2号在4号的性格中看到他们自己被夸大的情感，开始关注自身的需求；而4号也很佩服2号吸引他人的能力，开始学习关注他人的需求。总之，双方都会在对方身上看到潜藏内心深处的那一部分自己。

但是，当2号看到4号的自我，明白自己的付出很难得到回报时，便害怕对4号付出。而4号并不欣赏2号对他人的讨好，在他们看来，那是肤浅的感情，也是对自我的放弃。因为双方都害怕完全投入会对自身造成伤害，所以他们常常保持着一定的情感距离。

如果2号和4号组成家庭，他们会是浪漫的一对，而且他们能够将浪漫的爱情变成现实。他们都喜欢若即若离的感觉，当双方近在咫尺时，他们都会后退；当相互消失在对方的视线中时，他们又会去追逐对方。在这段感情中，4号往往处于主导地位，2号总是害怕自己太平庸，难以满足4号对个性的需求；而4号在面对2号时，又总是喜欢关注2号的缺点，从而忽略了2号的优点，因此常常会加深2号的自卑感。如果有了彼此对爱的承诺，他们就能完全投入到彼此的情感中，维系浪漫的爱情。

总之，2号和4号相遇，需要4号给予2号更多的尊重和理解，并适当向2号学习帮助他人，融入团队，才能更好地促进自我的发展。

2号给予者 VS 5号观察者

当2号给予者遭遇5号观察者时，容易形成一种完全互补型的关系，能大大促进彼此的发展，但也会产生一些小矛盾。

5号是九型人格中最封闭的类型，他们总是生活在自己的空间里，散发出一种宁静而稳重的内在气息，不易受他人思想的干扰。2号则是最开放的类型，他们愿意与他人接触，对他人给予热心关怀。尽管他们性格迥异，却能像吸铁石一样相互吸引。2号被5号的学识、镇定和安静所吸引，5号能够克制自己的情感，这正是2号难以做到的；2号对生活的积极态度和愿意加入各种活动的热情让与世隔绝的5号很羡慕。

不过，随着双方接触的深入，双方也会因性格不合而发生矛盾，这时双方都会把对方视为“问题根源”。2号会认为，5号那种深居简出、朴素节俭的生活方式是对情感的忽视。他们会认为5号有问题，需要自己帮助。但5号则认为2号的行为是对自我空间的侵犯，会越发封闭自己，保护自我空间。这种拒绝2

号帮助的行为就容易激起2号的愤怒，引发彼此间更尖锐的矛盾。

如果2号和5号组成家庭，2号往往是这对夫妻中的社交活动家。2号会代表两人在各种聚会、仪式中发表言论，平静而理性的5号则愿意参与更具知识性和思考性的话题讨论。这种巨大的差异既有可能创造平衡的生活，让双方都保持各自的世界观，也有可能让生活变成一场艰苦的拔河——2号拉着5号进行情感接触，而5号则拼命往后退。如果2号懂得尊重5号的选择，5号能试着打开心扉，学会面对自己的情感，他们就能保持长久的甜蜜爱情。

总之，2号和5号相遇，需要2号给予5号更多的尊重和理解，不要过度地关注5号，给予5号自由思考、探求知识的时间，也要向5号学着加强“自我”意识的发展；而5号也要主动积极一点，适时接受2号的帮助，以获得更好的发展。

2号给予者 VS 6号怀疑论者

当2号给予者遭遇6号怀疑论者时，也能形成良好的互补关系，但也会因性格的不同而产生一些小矛盾。

2号喜欢关注他人，因此他们在人际交往中往往是主动前进的一方，而6号有着极强的不安全感，对世界充满怀疑，因此他们在人际交往中总是抱着犹豫不决的态度，不知道如何选择。面对2号的主动接触，6号不会直接拒绝，而且2号的亲和力也在一定程度上降低了6号对亲密关系的畏惧感。而6号的怀疑也容易激起2号的挑战欲，刺激他们进一步接近6号。

尽管6号能从2号的帮助中感到温暖和安全，但随着接触的深入，2号就会发现，自己要真正赢得6号的信任并不容易。在面对2号的帮助时，6号的第一反应往往是2号别有居心，想利用我来实现他们自己操控权威的野心。在这种情况下，6号往往会抗拒2号的帮助，甚至可能破坏2号已经付出的努力。面对6号的反复无常，2号帮助他人的期望无法实现，感到精疲力竭的他们会十分反感，进而放弃6号。

当2号和6号组成家庭时，2号能够以自己无微不至的关爱打动6号的心，渐渐降低6号的心理防御强度，使其能够用爱回应2号的爱，满足2号被需要、被认可的心理需求，进而促使2号付出更多。但是，一旦双方发生误会，6号根深蒂固的怀疑主义就会凸显出来，故意曲解2号的奉献，甚至攻击2号是别有用心；

而2号觉得自己的付出不被认可，将变得十分愤怒，双方就会像两只斗鸡一样争吵不停。

总之，2号和6号相遇，需要6号学会表达自己的情感，同时接受他人的好意，不要刻意曲解2号善意的关怀；而2号也应该学会表明自己对他人的帮助是否包含了私心，尽量给予6号无私而善意的关怀，彼此就能建立和谐的关系。

2号给予者 VS 7号享乐主义者

当2号给予者遭遇7号享乐主义者时，也能形成良好的互补关系，但也会因性格的不同而产生一些小矛盾。

2号喜欢帮助他人，因此他们能够积极帮助7号实现他们的计划，也愿意分享7号因为情感关系带来的兴奋与狂热，也就是说，2号在帮助7号的过程中不仅能得到认可，还能享受生活。2号有多个自我，而7号一直喜欢拥有多种选择的可能，因此7号容易被2号吸引。

但是，随着接触的深入，7号会觉得自己受到了限制，而2号则害怕暴露真实的自己。7号选择逃跑，去寻找其他快乐。2号感到这是对他们的挑战，会去追逐7号。2号想要得到更多关注，这大大超过了7号能够给予的。于是，矛盾就产生了。

当2号和7号组成家庭，7号的迷人和2号的诱惑让他们成为引人注目的情侣。7号习惯以自我为中心，不管伴侣是否在身边，他们都会随心所欲。聪明的2号也会表现出他们多样的自我，来满足7号的要求，而不会静静地在家里等待。两个人可以在一起尝试各种活动，夫妻间最喜欢讨论的就是娱乐和时事，这让他们总是有新鲜的东西可以分享。只要有足够的自由，7号也愿意对情感做出承诺。但是，7号缺乏持久的专注力，常常使2号认为7号是一个“花花公子”，2号的行为由此会从迎合转变为控制，这就容易引发7号的逃离行为。

总之，2号和7号相遇，需要7号学着收敛自己的享乐主义行为，减少自恋情绪，更为客观冷静地看待世界；而2号也需要冷静客观地分析自己对7号的帮助是否正确，不要一味地迎合7号对享乐的需求，这样，双方才不至于在追求发展的道路上迷失方向。

2号给予者 VS 8号保护者

当2号给予者遭遇8号保护者时，也能形成良好的互补关系，但也会因性格的不同而产生一些小矛盾。

2号和8号都希望获得对方的关注，但是他们获得关注的方法截然不同：2号改变自己来适应他人，8号则坚持我行我素。2号喜欢关注那些成功者或者潜在的成功者，而8号就是这样的人。因此，2号往往会对8号表现出格外的关注，甚至通过改变自己的形象来讨好8号，赢得8号的欢心。而面对顺从自己的2号，8号的领导欲得到极大的满足，也会给予2号相应的权威保护。在获得8号的信任后，2号更是会全心全意地在8号身后为其出谋划策，帮助8号实现目标。

但是，当8号感到安全时，就会向2号性格靠拢，会用8号的方式表现出2号对“关注”的需求。也就是说，8号可能会控制2号的生活，或者为他们的目标提供坚实的支持。这种对2号的过度关注反而使得2号感觉8号主宰着一切，而2号喜欢操控别人，不喜欢被操控，更不喜欢暴露自己的需求，因此就容易激发2号的反抗意识，使得2号在压力状态下向8号性格靠拢。双方的矛盾也就由此激发。

当2号和8号组成家庭时，他们既可能成为相互支持的爱人，也可能成为分外眼红的仇人。这对夫妇在一起的关键是2号的诱惑和8号的力量。他们都希望成为伴侣生活的中心，因为他们会在九型人格的2号位相遇。在双方的关系中，身体的吸引力占据相当多的比重，他们都会表现得十分性感。双方关系的关注点会放在8号的生活上。8号渴望获得成功，2号则以帮助8号实现愿望而感到骄傲。但是，当两人在九型人格的8号位相遇时，他们往往充满了强烈的憎恨，原来的情人就会变成仇人。

总之，2号和8号相遇，需要8号给予2号所期望的关注和认可，而2号也要持续给予8号善意而真诚的帮助，只要彼此能守住自己的性格防线，不向对方的性格靠拢，往往能维持和谐的关系。

2号给予者 VS 9号调停者

当2号给予者遭遇9号调停者时，也能形成良好的互补关系，但也会因性格的不同而产生一些小矛盾。

2号和9号有着共同之处：忽视自己的需要。因此，他们常常把对方当成自己，生出“惺惺相惜”之感，他们甚至不需要语言交流，就能深深影响对方。不过，他们看似相似，其实彼此的动机并不相同：2号想从对方身上找到自我，而9号则想从对方身上找到一个生活的理由。2号往往能够帮助9号找到这个生活的理由。

然而，随着接触的深入，9号会逐渐察觉出2号隐藏的控制欲，并觉得自己受到了控制，危机就出现了。9号认为自己是在满足2号潜意识里的欲望，他们不再愿意与2号合作，这就使得2号感到自己不被认可，变得暴跳如雷，2号的挑战欲被激发，对9号纠缠不休，而9号又以沉默相对，消极抵抗，进一步激发2号的愤怒。

当2号和9号组成家庭时，他们往往默契较好。他们能很好地融入对方的生活中，能够感知对方的情绪，满足对方的需要，很多时候，只需一方的一个眼神或其他微小动作，另一方就完全明白了对方的意思。2号喜欢付出爱，并经常认为关注就等于爱，9号享受爱的感觉，因此双方都可以用性来开启真正的心灵接触。但2号对9号的过度关注也常常束缚了9号的自由，这就容易引起9号的反抗——冷暴力，进而激发2号的愤怒，矛盾由此产生。

总之，2号和9号相遇，需要2号适时激发9号的潜力，而9号则要专注于自己的潜力开发，才能真正融入彼此的情感中，维系亲密和谐的关系。

第四章　3号：实干型

基本特征●自我判断

自测：你是实干型吗

请认真阅读下面20个小题，并评估与自身的情况是否一致，如果某一选项和你的情况一致，那么请在该选项上画钩。

1. 我渴望事业有成就，重视自我形象。

□我很少这样　　□我有时这样　　□我常常这样

2. 我精力充沛、热爱工作，努力追求成功以获得地位和赞赏。

□我很少这样　　□我有时这样　　□我常常这样

3. 我对自己的能力充满信心。

□我很少这样　　□我有时这样　　□我常常这样

4. 我希望我所做的每件事都是成功的。

□我很少这样　　□我有时这样　　□我常常这样

5. 我相信这是竞争的世界，我喜欢凭借自己的能力在竞争中建立自己的优势。

□我很少这样　　□我有时这样　　□我常常这样

6. 我会坚持自己的目标，为达成目标我可以克服许多困难。

□我很少这样　　□我有时这样　　□我常常这样

7. 我做事非常有效率并且注重结果，有时会为了追求效率而走捷径。

□我很少这样　　□我有时这样　　□我常常这样

8. 我相信，世上无难事，只怕有心人。

□我很少这样　　□我有时这样　　□我常常这样

9. 一般来讲，我很注重在众人面前展现出最美好的一面。

□我很少这样　□我有时这样　□我常常这样

10. 我常常因要做的事情太多太急而忽略自己及家人的感受。

□我很少这样　□我有时这样　□我常常这样

11. 我能在任何场合中，得到他人的认同。

□我很少这样　□我有时这样　□我常常这样

12. 我常常为了事业、声望、地位、财富而使自己筋疲力尽。

□我很少这样　□我有时这样　□我常常这样

13. 我通常会避免与他人直接对抗。

□我很少这样　□我有时这样　□我常常这样

14. 别人觉得我是一个很有说服力的人。

□我很少这样　□我有时这样　□我常常这样

15. 我重视我会做什么而不是我会做错什么。

□我很少这样　□我有时这样　□我常常这样

16. 我倾向于避免说出与情绪有关的事而喜欢和朋友谈论我所做的事情及工作。

□我很少这样　□我有时这样　□我常常这样

17. 我喜欢别人称赞我的活力和能力。

□我很少这样　□我有时这样　□我常常这样

18. 我会不断提出新的工作目标，并且同时进行许多事情。

□我很少这样　□我有时这样　□我常常这样

19. 我会见机行事，并且能迎合别人的期望或情况而改变。

□我很少这样　□我有时这样　□我常常这样

20. 我是一个受人欣赏，有能力，出众的人。

□我很少这样　□我有时这样　□我常常这样

评分标准：

我很少这样——0分；我有时这样——1分；我常常这样——2分。

测试结果：

8分以下：成就型倾向不明显，做事情并不是特别重视结果。

8～10分：稍有成就型倾向，做事会以结果为导向，同时也重视过程的体验和感受。

11～12分：比较典型的3号人格，具有执行力和事业心。

12分以上：典型的3号人格，追求事业、声望、地位和财富，认为工作才是一切。

基本特征

在九型人格中，3号是典型的实干主义者。他们有着较强的竞争意识，倾向于把生命看作一场赛跑，而且要求自己在比赛中必须跑在前列。他们认为，一个

3号实干型的基本特征	
口头禅	不用扬鞭自奋蹄；黑猫白猫，逮住老鼠就是好猫；只为成功找方法，不为失败找借口
潜在渴望	被人关注和赞赏
行为动机	渴望有成就，目标为导向，重视自我形象，希望本人获得肯定，受人注意和羡慕。追求成就是工作的原动力，名誉、地位、声望与财富对其确实很重要，无论如何必须是一个成功者的形象
潜在恐惧	被人否定，不被赏识
防御机制	自主等同
童年模式	因为成就而被爱
高层心境	希望
高层德行	诚实
沟通模式	直奔主题
情爱关系	性感
人际关系	重视声望
自我保护	安全感
安全状态	向6号怀疑型靠近
压力状态	向9号调停型靠近
衣着特点	身材适中，衣着光鲜时尚，喜穿名牌服饰，能轻易抓住他人的眼球
神态特点	眼神专注且充满自信，充满“杀伤力”，肢体语言非常丰富
言语特点	声音洪亮，语调抑扬顿挫，极具感染力，常用词：目的、目标、成果、价值、意义、抓紧、浪费时间、做事情、行动、赞扬、认同、能力、水平、第一、最好、竞争、面子、形象
帮助自我成长的方式	1. 去接触自己的生理和情感反应，尤其是那些被自己抛弃的感觉，比如疲惫、害怕以及不知道下一步该做什么时的困惑 2. 学会休息，给自己的情感和真实思想留下时间 3. 思考是什么驱使自己不停地工作，找到原因，并直接面对 4. 认识到真实的自己与公众形象的差异，学会从其中抽离出来 5. 学会通过身体的感觉来发现自己的感觉，比如，在你无法确定自己的情绪时，你首先说出自己的身体感觉，“我的脸发热”“我的肚子很涨”……这些感觉可以帮助你找到自己的真实感受

人的价值是以他取得的成就和相应的社会地位来衡量的。因此，他们重视效率，追求成功，很善于表达自己的想法，他们的行为，对周围的人也有激励作用，从而令他人产生成就大事的信任。而且，他们总是关注目标，任何事情都要有明确的目标指引，绝对不做无意义的事情。

发展层级

根据对3号性格者发展情况的分析，可以将其划分为3种状态：健康状态、一般状态、不健康状态。每种状态又分为3个层级，在不同的层级中，3号性格者表现出不同的性格特点。

3号实干型的发展层级			
健康状态	1级	真诚的人	追求真诚，他们开始关注自己内心深处真挚的情感，也能顾及他人的心理感受，更客观地看待自己追求成功的行为，认为自我的发展才是成功，而不再追求别人的肯定，也不会被别人赞赏、羡慕的欲望所刺激
	2级	自信的人	追求自信，当他们遭遇健康问题或发展阻碍时，他们会放下以内心为导向的行为方式，开始更为明显地朝向自身之外寻找他人重视的东西。虽然他们仍是真诚的人，但已经开始从尊重自己的内心转向寻找他人的认可
	3级	能力出众的典范	追求杰出，他们努力相信自己的价值，总希望拥有良好的自我感觉，开始害怕他人会拒绝他们或对他们感到失望，因此他们必须做一些建设性的事情来增强自己的自信，投入了大量的时间和精力来发展自己，把自己造就为杰出人物
一般状态	4级	好胜的人	开始表现出好胜心，他们开始希望自己与众不同，认为只有独特的自己才容易吸引他人的注意力，而要展示出自己的独特，就必须将自己和他人进行比较
	5级	注重形象的实用主义者	以貌取人的实用主义者，他们更注重塑造具有吸引力的外在形象，并以此来掩盖他们内心的潜在恐惧，隐藏他们真实的情感和自我表达
	6级	自我吹嘘的自恋狂	开始有自恋的倾向，他们总是认为自己是聪明的、能干的、优秀的、美好的、成功的，他们会用许多代表成功的形容词来定义自己，并希望别人也能这样看

续表

3号实干型的发展层级			
不健康状态	7级	不诚实的机会主义者	开始变得不诚实，他们固执地认为失败是一件丢脸的事情，因此当他们以常规的方法无法取得成功时，他们就可能采取某些极端的方法，只要这些方法能帮助他们获得成功，他们并不觉得有什么不对
	8级	充满怨恨的自欺者	发现自我欺骗已不再能麻醉自己，不再能抑制他们心中对失败日益强烈的恐惧感，而他们又不愿向别人承认他们的失败，只好动用非常规手段——恶意欺骗来继续伪装成功者
	9级	报复心重的精神病患者	陷入了严重病态，产生强烈的自卑心理，认为其他人都比自己优秀，又同时带有强烈的好胜心，不希望别人比自己优秀，这两种心理综合的结果，使得他们对他人怀有疯狂的怨恨心理，当他人在竞争中击败他们时，他们会产生更疯狂的报复心

亲密关系

3号性格者认为，做比感觉更重要，因为做甚至“拼”才是达到目标的最有效方式。即便是在面对爱情时，3号也秉持这样的观点，他们把情感关系视作一项“重要工作”，认为感情也是可以一步一步搭建出来的。

3号实干型的亲密关系
♂♀　3号认为爱是一种成就，他们关心“我能拥有多少幸福”，深信幸福的生活能够按照自己的方法一步一步经营出来
♂♀　3号主张快乐、积极地去爱，否认爱情要与痛苦挂钩，自信可以掌握自己的爱情命运
♂♀　3号不关心自己内在的真实感受，不了解自己和他人的感情，由于内在空空如也，他们害怕窥探自己真正的个性和内涵，也不愿意接触真实的亲密关系，因为担心别人会发现他们的空洞
♂♀　3号忽视自己的感觉，不利用巧妙的设计，真实地反映对别人的感受和爱意，反而是一个让他们懊恼的难题
♂♀　3号认为，爱就是一起做事，一起创造财富，一起快乐，爱不是压倒一切的，也不是令人痛苦的
♂♀　3号是爱情的高手，他们擅长在伴侣面前扮演“完美情人”，他们懂得说温柔体贴的情话，知道如何讨好恋人，和怎样表现得更具有外在的吸引力，但这都不是真正的3号
♂♀　3号愿意透过追求实质可见的成果来表达自己对家庭的热爱、对亲密关系的忠诚，为了实现他们心目中的完美家庭，他们会周详地开列一整套计划：如何教养孩子、提高家人的物质和精神生活水平、增加家庭的收入和幸福感、为亲爱的人谋求保障等

续表

3号实干型的亲密关系
♂♀ 对于爱情，3号有着惊人的克制力，他们能够严格控制自己，不让自己陷入任何感情的旋涡
♂♀ 3号容易自满于完美无瑕的光鲜外表，允许自己固执己见，不听善意的劝告，任凭自恋式的想象充斥胸膛
♂♀ 即使恋爱关系刚开始，身为工作狂的3号仍然会不经意地忽略伴侣
♂♀ 同情心不强，在对待感情上偏向自我中心，会将自己的想象、情绪与现实情境混淆
♂♀ 当爱情和事业发生冲突时，3号会毅然舍弃爱情，因为他们大多视感情为累赘，惧怕它会毁灭自己辛苦经营的形象，并会为事业带来麻烦，拖垮进度和既定的计划

给3号的伴侣的爱情忠告
♂♀ 了解3号工作狂的特点，不要寄希望他们常常抽时间来陪伴自己，应拥有自己的生活中心和兴趣
♂♀ 避免在3号面前表现得过分悲伤，他们不懂得处理，反会给他们增加压力
♂♀ 在3号失败时勉励他们，因为他们很需要别人认可自己的才干
♂♀ 平日不忘诚恳地赞美3号，但切忌使用浮夸的言辞，因为他们太易接受他人的肯定，会全盘接受，信以为真
♂♀ 称赞3号的乐观、自信、效率和无限的精力
♂♀ 注意3号的感受，他们缺乏内省的习惯和能力，因此需要伴侣从旁提醒
♂♀ 当3号不断地为家庭付出时，你应由衷地表达敬意和欣赏，他们很需要得到别人对他们努力成果的肯定
♂♀ 和3号一起为共同的目标努力，因为他们习惯通过做一些事情令爱情生活充实起来
♂♀ 不要随意提及3号过去的错误、缺点，因为这会损害他们建立成功者形象的信心
♂♀ 3号害怕沉默、认真的讨论，特别是涉及两人关系的讨论，会让他们喘不过气来

亲密关系●健康隐患

压力上瘾症：“工作狂”也是一种心理疾病

小马踏入诊室的时候，一脸心不甘情不愿的样子，原来，他是被女友“押”着过来看病的。

小马的主要症状是胃痛。

“昨天晚上，我和朋友一起吃饭，喝了几大杯冰镇啤酒，又吃了一大碗凉面后，突然感觉上腹部剧烈疼痛，但不吐也不泻，喝热水之后胃痛稍稍缓解。其实我觉得我没什么事，我今天本来要去公司加班的，可我女朋友非要拉着我过来看病……”小马一进入诊室就迫不及待地解释起来。

“他这个人就是这样，为了工作连命都可以不要！”小马的女友插嘴道。

“你是说，他是个工作狂？”

提起这个话题，小马的女友的口气就充满抱怨：“是啊，他是个典型的工作狂！他特别勤奋，从小到大，成绩都保持在全班前五名，高中更是以全班第一名的成绩考上了一所名牌大学。大学毕业后，他很顺利地考上了公务员，但是出人意料的是，他放弃了这份工作，认为‘年轻的时候不能安于现状，应该挑战一下，拼搏一下’。

“后来他进入了一家大型证券公司上班，很快就成了他们单位公认的劳模，下班时间从来都是主动推迟一个小时才走，一旦哪天按时下班，便会惴惴不安，甚至到了晚上还会设定好闹钟，打开电脑继续工作……他还给自己报了一个工程造价的培训班，每周还要上两天的培训课。你说，他把时间都奉献给工作了，哪还有时间陪我呀？我感觉自己不像他的女朋友，而是帮他洗衣烧饭的钟点工。”

“哎呀，你瞎说什么呀！”女友的话让小马有一点尴尬，“我只要一闲下来，那些烦心事就浮上心头，所以我宁愿自己一直忙着。”

“看来我就是你说的那个烦心事了？”小马的女友语带不满。

我看两个人有吵架的架势，赶紧转移话题，谈起他的病情来。根据小马的自述，通过检查其脉象和舌苔情况，我判定他是因为过多进食生冷食物和饮料，使得寒邪犯胃导致的胃脘痛，治疗宜采用温中散寒，理气止痛法，就为他选用了元胡止痛片、附子理中丸等中成药。

开完药后，我对小马说：“你知不知道，‘工作狂’其实也是一种心理疾病。”

小马吓了一跳：“医生，这是真的吗？”

我告诉小马，典型的工作狂状态是一种心理疾病，也称压力上瘾症，它类似于心理学上说的“沉溺行为”与“强迫行为”。典型的工作狂一旦工作起来就像上瘾一样，不工作就觉得烦躁空虚，甚至产生挫败感。这种心理就像吸毒或酗酒者一样，在吸毒或喝酒时就可以忘记一切烦恼，反之则无精打采。

不工作就会产生负罪感、内疚感，听起来工作狂好像和强迫症差不多，其实两者差别很大。它们的不同之处在于：强迫症患者往往可以意识到自己的病症，而工作狂却不容易意识到自己的心理问题，这是因为工作狂有很多看似合理的理由。例如，超时工作是为了给家里多挣点钱，工作竞争激烈等。但他们没有意识到，其实经营家庭除了需要钱，还需要家人的陪伴、情感的投入等。

国外多项研究结果显示，工作上瘾与健康问题、压力等存在关联，也会引起工作与家庭生活之间的冲突。

挪威卑尔根大学和英国诺丁汉特伦特大学的心理学家根据毒瘾、酒瘾等多种上瘾的诊断标准，以挪威25个行业的12135名雇员为研究对象，制定了一套评判工作狂的标准——卑尔根工作上瘾标尺。其中，情绪调节、故态复萌、突出性、容忍度和退缩等，是诊断工作上瘾的核心元素。

卑尔根工作上瘾标尺包括7项内容：

1. 你想着如何留出更多时间来工作；

2. 你花在工作上的时间超过预计；

3. 你工作是为了减轻罪恶、焦虑、无助和抑郁感；

4. 他人曾劝你减少工作时间，你没有听从；

5. 如果被禁止工作，你会感到紧张；

6. 你的兴趣爱好、休闲活动和体育锻炼排在工作之后；

7. 工作如此繁重，已经影响你的健康。

每一条都有5个选项：“从不”“很少”“有时候”“经常”和“总是”。如果你在至少4项内容中程度为“经常”或“总是”，那么你称得上是一名“工作狂”。

从九型人格的角度来看，3号是比较容易成为“工作狂”的人。

3号以追求成功为乐，他们坚信一个人的价值在很大程度上取决于自身的成就，因此他们心中有一种根深蒂固的“我若没有成就，就没有人会爱我”思维。

3号认为，工作是一个人在社会上取得优秀成绩，体现自身价值最重要的方式和手段，因此他们习惯了去适应不同工作的不同要求，并总能够从繁忙的活动中汲取活力。当他们不遗余力地推动一个项目时，他们就会忘记自己，将注意力都集中在工作之中。尽管3号也会记得忙碌的工作带给他们的疲惫和精神消耗，但他们更享受自己在与某项具体工作的节奏和步伐一致时，所产生的良好（近乎成功）感觉，好像悬浮在无尽的能量之中，所有困难都能迎刃而解，即便在紧迫中全力以赴地工作，也会感觉时间仿佛放慢了脚步。烦恼和担忧都没有了，也不需要反思或质疑，就能自然而然地发现需要解决的问题。确实，3号的努力工作往往能让他们获得想要的成功。

然而，事业的成就并不能决定爱情、婚姻的幸福，3号反而可能会因为过度关注工作而忽略了伴侣，从而导致亲密关系的破裂。可见，3号需要重新分配自己的时间和注意力，将放在工作上的时间和注意力转移一些到伴侣身上，与伴侣加强情感沟通，了解彼此内心真正的需求，才能建立起牢不可破的亲密关系。

其实，简单点说，3号只要能做到以下几点，就能远离压力上瘾症的困扰。

1. 清醒地认识自己压力成瘾的状态。你要知道，压力其实往往来自于内心，而不是外部世界，因此当你意识到自己压力成瘾时，不妨立刻停下手中的工作，给自己几分钟的时间，心里反复默念“我不做，看看能把我怎么样”，就会发现，情况并不像想象的那样糟糕，你也会发现自己内心真正焦虑的东西。

2. 改变考核自身价值的标准。要想让事业长远稳定发展，你应该重新建立自我价值的评价标准，即做到个人与工作的和谐、个人与单位同事的和谐，拥有平和的心态，正视工作中的每一次挑战，关键是把工作中最重要的事情做到最好。

3. 改变自己内心的想法。你需要充分认识到长期压力会给身心健康带来的不良后果。你要认识到每天把自己投入到忙碌的工作中，会牺牲自己的生活，忽略了家人、朋友之间的感情沟通。

4. 坦然接受失败。如果你不能坦然接受自己的失误或失败，就不可能缓解自身的压力。

5. 丰富自己的生活。你需要开发因忙于工作而搁置的兴趣，寻找新的朋友，陪家人出去郊游度假，让生活变得丰富多彩，避免因为空虚而对压力上瘾。

6. 多与亲朋交流和沟通。你要学会倾诉，把自己的感受表达出来，让朋友和自己的爱人为自己分担烦恼与忧愁，有矛盾及时解决，不让自己在压力的泥潭里越陷越深。

红斑狼疮：争强好胜易受伤，心态平和享健康

大学毕业后，小周如愿以偿地成了一名园林绿化师，尽管许多时候都需要在日晒环境下工作，她却觉得十分快乐。因为成天忙于工作，小周成了名副其实的“工作狂”，她身边的男性都不敢追求她，刚开始她觉得没什么，但看到身边的朋友都有了伴儿，剩下自己一个人单身，心里也觉得不是滋味。她用“既然我在爱情上比不上你们，事业上就一定得赢过你们”的想法自我安慰，因此更加卖命地工作。

但工作3年后，她突然发现自己早晨起床时有手指僵硬的症状，她以为是自己太累的缘故，也没放在心上。过了几天，她发现被太阳晒过的皮肤会出现不少红斑，她以为就是轻微的晒伤，仍旧没太在意。

一次，小周所在的公司突击进行绿化工作，小周和同事连续一周都在烈日暴晒下工作，她开始出现全身水肿、面部发热的症状。但因为工作繁忙，小周一时抽不开身，就没太当一回事。症状持续一周后，小周突然晕倒在工作岗位上，被同事送到了医院抢救。

经医生诊断，小周的手指僵硬、皮肤过敏、尿蛋白、水肿等症状都是由于系统性红斑狼疮所致，必须立即对系统性红斑狼疮进行治疗，以上症状才有可能消除。

红斑狼疮是一种免疫系统疾病，最初以损害皮肤为主，然后侵入内脏，严重的可危及生命。红斑狼疮患者面部的皮疹与狼打架时咬伤的面部瘢痕相似，因此得名红斑狼疮。

据调查，红斑狼疮的患病率为0.003%～0.008%，而在女性中的发病率高达1/1000，在女性中的发病率远远高于其他群体。20～40岁年轻女性多发，且大部分是慢性，少数存在急性起病。因此，当高危年龄区间的女性出现不明原因的乏力、发热、关节肌肉疼痛、口腔溃疡、头面部出现冻疮样红斑（蝶形红斑、盘状红斑等）、不明原因的脱发、红白细胞、血小板减少、心包积液、胸腔积液或是出现不明原因的贫血时，就应考虑有患病的可能，当一名女性出现全身多系统、多脏器受累，这个时候也应想到可能是红斑狼疮，应尽早进行检查。

系统性红斑狼疮是红斑狼疮各类型中最为严重的一型，系统性红斑狼疮临床表现多样、复杂，且都较严重，其主要的临床特点是两侧面颊有水肿性红斑，鼻梁上的红斑常与两侧面颊部红斑相连，形成一个蝴蝶状的皮疹。

医学研究认为，紫外线的照射是诱发并加重系统性红斑狼疮病情的重要原因之一，因此一些经常要顶着烈日暴晒的工作人员，要注意尽量避免日光照射，做好紫外线照射的防护工作，并且注意休息与锻炼，避免过度劳累。一旦被确诊为红斑狼疮后，就不要再从事户外工作。

而女性红斑狼疮的发病率之所以高于男性，与女性的内分泌因素有关。在无性腺活动期间，也就是15岁以下和50岁以上的女性，发生红斑狼疮的概率明显降低，而20～40岁的人群，其发病率占到病人总数的47%。可见，在有性腺活动期间，内分泌激素中的雌激素，对女性的发病有着主导的作用。

中医认为，红斑狼疮是由禀赋不足或七情内伤，引起阴阳气血失衡，运行不畅，气滞血淤，阻隔经络，或因日光照射，热毒入里，燔灼营血，淤阻经脉，伤及脏腑，正不胜邪，毒邪犯脏而发病。

医学研究还发现，罹患红斑狼疮的女性往往是比较聪明漂亮的女性，她们的性格还有一个共同的特点：争强好胜，做事情追求完美，有很强的独立性，有女强人的特点，但是过于敏感，特别注意自己在别人面前的形象，为了自己的美丽，不顾复发的危险，坚持烫发、染发。多数患者在发病前半年左右的时间，都曾经遇到过使她们焦虑不安或者着急上火的事情，而她们总是想不开，被负面情绪长期包围，红斑狼疮就得以乘虚而入。

从九型人格的角度来看，3号罹患红斑狼疮的概率可能是九型人格类型中最高的。

3号性格者的好胜心特别强，事事都要求自己比他人强，事事都要得到别人的认同和赞美，这也成为他们的上进心和追求成功的原动力。当他们看到别人成功时，或者遇到和自己实力相当的人，就会下意识地产生“总有一天我会比你成功”“我一定要做得比你好，我一定要比你强”的好胜心。从这一点来看，小周确实是一个典型的3号性格者。

3号喜欢竞争，并渴望在竞争中获胜，从而向自己和同行证明，自己是优秀的。为了不在竞争中失败，他们往往比他人更努力地工作，寻找各种代表着成功和成就的象征——社交能力、加薪、受欢迎的演讲、签订合约、拥有同他们的老师或领导一样的显要位置。总之，超越他人可以提升他们的自尊感，使他们不会产生失落情绪，进而觉得自己更可爱、更值得关注。

他们将名利看作胜利者的象征，因此执着于追逐名利，并将职业成就看作他们衡量自己作为人的价值的主要标准。他们不断地谋划着自己的升迁，想要尽可能快地升职，并愿意为此付出巨大的牺牲——健康、婚姻、家庭、朋友……总之，除了事业，其他的一切都不重要。

可见，3号性格者要想远离红斑狼疮的困扰，一定要注意改正自己争强好胜、追名逐利的性格缺陷，避免陷入名利的旋涡。

此外，红斑狼疮患者在接受医生诊治的同时，还应在饮食上加以调养：

1.不食或少食具有增强光敏感作用的食物，如无花果、油菜、芹菜等。蘑菇、香菇等蕈类蔬菜也应尽量少食用。

2.必须补充足够的优质蛋白，可多饮牛奶，多吃豆制品、鸡蛋、瘦肉、鱼类等富含蛋白质的食物。系统性红斑狼疮患者活动少，消化功能差，宜吃清淡易消化的食物，不宜食用含脂肪较多的油腻食物。

3.少吃含糖量高的食物，适当控制饭量，因为系统性红斑狼疮患者长期服用糖皮质激素，易引起类固醇性糖尿病及库欣综合征。

最后，我再为大家推荐一款调养红斑狼疮的药膳——柴胡根丝瓜薏米汤：

【材料】柴胡30克，嫩丝瓜1条，薏米50克。

【做法】将柴胡入锅，加水煎煮去渣留汁，嫩丝瓜去皮切段，将薏米用柴胡汁煮烂，再加丝瓜煮5分钟即成。

【功效】柴胡有清热、凉血、疏肝作用，丝瓜性甘凉、凉血解毒，可用于系统性红斑早期发热或感冒症状。

早衰综合征：当“完美情人”的肥皂泡破灭

一天，我乘坐高铁去上海，刚坐下来准备睡一会儿，突然感觉有人拍了一下我的肩膀。我睁开眼睛，发现是邻座的乘客。我以为他要上厕所，赶紧起身。他却拉住我的手臂，激动地说：“王耀堂！你是王耀堂，对不对？”

我看着他的脸，努力在脑海中搜寻记忆，却发现一点头绪也没有。“抱歉，我一时想不起来，请问你是？”

“小魏呀，你不记得啦？”

小魏？不对呀，在我的记忆中，小魏是一个风度翩翩的美男子，怎么可能是眼前这个又瘦又小、满脸皱纹的糟老头子呢？

看我一脸吃惊的样子，小魏有些尴尬地笑了笑，说：“唉，也难怪你认不出来我，我这10年的变化确实太大了，好多以前的朋友见了我都认不出来了。”

当时小魏39岁，看起来却像50多岁，身上再也找不到半点当年俊朗帅气的影子。

通过交谈，我得知了他的一些情况：

小魏几年前开了一家药材公司，为了战胜竞争对手，掌握最好的药材资源，这几年他一直东奔西跑，好在公司上了正轨，业务蒸蒸日上。

婚姻上，小魏和结发妻子离婚了，新娶了一位比他小十来岁的年轻漂亮的小姑娘，这位妻子特别会花钱，总是买名牌衣服、名牌包包，还时不时要出国旅游，在经济上给了他不小的压力，迫使他更努力地赚钱。

家庭上，小魏的父母亲已经到了年老多病的阶段。父亲70岁，患有心脏病，常进出医院；母亲67岁，患有高血压、糖尿病，身体虚弱。小魏和前妻有一个儿子，正在读初三，眼瞅着就要中考了，但儿子的成绩一直上不去，小魏为此愁得不行。

小魏感觉自己就像个连轴转的陀螺，白天要忙事业，还得三天两头地陪父母去医院看病，晚上回家要辅导儿子的功课，还得安慰年轻的娇妻。

我笑着对他说：“你这可真是典型的上得厅堂，入得厨房，进得卧房的‘完美情人’啊！”

“谁让咱是爷们呢！”随后，他话锋一转，“但我可真觉得累啊，真想有人帮我顶一会儿啊，可能因为总是这么累，我现在经常觉得腰酸背痛、头痛、胸闷耳鸣，眼睛看东西也不行了，看一会儿就累，还老忘事，上一秒才说过的话，下一秒就不记得了，吃东西也不行了，以前能吃一大碗，现在只能吃一小碗，唉，真是老了！”

“我看你是过度劳累，有些像是早衰综合征，你要不要到医院看看，进行一下调理？”

“早衰综合征？”

我告诉他，所谓“早衰综合征”，简称“早衰”，是指由于各种原因，中壮年人过早地出现生理上衰老、体质上衰退和心理上衰弱的现象。由于在身心两方面都存在未老早衰的多种征象，真正病理机制尚未明确，所以称之为“早衰综合征”。早衰综合征是中年人，尤其是中年知识分子和科技人员常见的身心病症，换句话说，这种病症是一种特殊的不良心理卫生问题。

在九型人格中，3号性格者是比较容易罹患早衰综合征的人，因为在“爱是成就”的心理影响下，3号十分热衷于扮演“完美情人”的形象，这能极大地给予他爱情的成就感。3号喜欢在伴侣的家人和朋友面前表现得非常尊重伴侣、宠爱伴侣、支持伴侣，努力给他人一种“好男人（温柔贤惠的女人）”的美好形象。3号喜欢和伴侣在他人面前“秀”甜蜜、“秀”幸福，这主要由3号人格特征中的注重形象以及渴望他人认可所致，也就是说，3号人格认为自己的幸福本身也是自我价值体现的一种表现，也需要别人的鲜花掌声。

金庸的小说《笑傲江湖》中，岳不群就是一个典型的3号性格者，他有“君子剑”的美名，言行举止无不得体大方，处处谦让，能在任何情况下都保持风度。他经常告诫弟子：“时时记得仁义为先，做个正人君子。”他不近女色，夫妻感情甚笃，结婚十多年仍以师兄、师妹相称，相敬如宾。从这些行为来看，岳不群可谓当之无愧的“完美情人”。但是，“完美情人”只是他扮演的角色，他真正的本质并非如此，真正的那个他能够为了自己的利益而牺牲妻女，是个十足的“伪君子”。

3号在长时间扮演“完美情人”后，不仅不会真正成为完美情人，反而会因为外在行为与内在需求的冲突而崩溃，做出损人利己等极端行为。同时，3号的竞争心态在情感交往上就会演变成很强的嫉妒心理，他们非常紧张自己的伴侣与其身边的异性相处很好的状态。因此他们总是有意无意地在“对手”面前展现自己优秀、光鲜的形象，直到他感觉自己占到上风为止。

可见，3号扮演“完美情人”的行为其实是说谎的表现。而心理学家认为，说谎不但会使一个人的内心感到不安，而且还会使人的整个循环系统受到影响，造成血压不稳、呼吸与心率异常、情绪低落、办事效率低等现象。长期下去，能诱发某些精神疾病或导致神经性呕吐、胃溃疡等疾病。这是为什么呢？

现代医学研究显示，在人体下丘脑及其临近部位存在着“快乐”与“痛苦”两个情绪中枢，人一旦说谎就会刺激“痛苦”中枢，分泌出一种激素，引起人体免疫机制紊乱，大脑功能失调，抵御疾病能力减弱，还会加速心脏跳动，加快呼吸，使血压上升，同时使肾上腺皮质酮类激素分泌增加，血清素类化学物质降低，导致身体的抵抗能力减弱。即使是不怀恶意的说谎，也会使体内神经细胞受到震荡，使人过早衰老。

可见，要想远离早衰综合征，3号需要认识什么是真正的爱，诚如《哥林多前书》中所说："爱的真谛——爱是恒久忍耐，又有恩慈；爱是不嫉妒，爱是不自夸，不张狂，不做害羞的事，不求自己的益处，不轻易发怒，不计算人的恶，不喜欢不义，只喜欢真理，凡事包容，凡事相信，凡事盼望，凡事忍耐。爱是永不止息。"总之，爱不是一种成就。当3号明白了这点，才能做回真正的自己，和伴侣一起享受幸福的爱情。

要想预防早衰综合征，我在这里推荐给大家一个简单的方法，每天搓搓8个部位防衰老：

1. 搓腹部。先左手后右手，先顺时针后逆时针轮流搓腹部各50下，可促进消化，防止积食和便秘。

2. 搓额。左右轮流上下搓额头50下，通过刺激额头上的穴位来促进全身的健康，并可以增强体力，经常搓额可以清醒大脑，还可以延缓皱纹的产生。

3. 搓足。先用左手搓右足底50下，再用右手搓左足底50下。足部是人的"第二心脏"，可以促进血液的循环，激化和增强内分泌系统机能，加强人体的免疫和抗病的能力，并可增加足部的抗寒性。

4. 搓手。双手对搓手背50下，然后对搓手掌50下。经常搓手可以促进大脑和全身的兴奋枢纽，增加双手的灵活性、柔韧性和抗寒性，还可以延缓双手的衰老。

5. 搓鼻。用双手食指搓鼻梁的两侧。经常搓鼻可以使鼻腔畅通，并可起到防治感冒和鼻炎的作用。

6. 搓耳。用手掌来回搓耳朵50下，通过刺激耳朵上的穴位来促进全身的健康，并可以增强听力。

7. 搓胸。先左手后右手在两肋中间"胸腺"穴位轮流各搓50下，经常搓胸能起到安抚心脏的作用。

8. 搓腰。左右手掌在腰部搓50下，可补肾壮阳和加固元气，还可以防止腰酸。

性麻木：给他很多钱，不如给他很多爱

3年前的一个星期天，我在医院值班，上午快下班的时候，男科的毛大夫领过来一位中年前列腺炎患者老张。

老张依序在候诊区等候。透过诊室的玻璃墙，我注意到老张蹲在候诊室的地上。我怕他有什么急症，赶紧过去询问，他说这样蹲着会让他感觉舒服一些。

轮到老张就诊时，我仔细看了看他的病历：张某，57岁，职业工程师，已内退。近半年来，自感小腹胀，尿急、尿频、小便淋漓不尽，前列腺液化验有大量的炎性细胞，B超显示未有前列腺增生。

我通过近距离观察，发现他总是一副愁眉苦脸、不阳光、无活力的样子，再结合他屡次下蹲的动作，我猜测他的性功能应该有一些障碍。于是，我非常有礼貌且肯定地询问：“您很长时间没有性生活了吧？”

听到我的问话，他似乎有些诧异，扭扭捏捏地回答说：“我主要想治疗前列腺炎病。”

“这个问题与前列腺炎的康复有很大关系，前列腺发炎与得不到排泄有关……”

他有些信服了，反问道：“你怎么怀疑我有这个问题？”

“中医讲，宗筋为肝所生，肝筋结于阴器……您的肝筋出了问题，连站立都不能持久，可想而知您的房事同样也不会满意。”

中医认为，肝主筋，而男人身上最大的一根筋就是男性生殖器。老张等了一会儿就蹲下了，说明筋脉痿弱，再加上他愁眉苦脸，也印证了他肝郁气滞、肝失疏泄之相。医者，意也，从一举一动中确实能够感悟到医学的智慧。

老张告诉我，他从47岁开始，每年性生活不足三五次，近几年的性生活更是减少到一年一次，而且每次还不太成功。他也曾经吃过一些药，但效果不理想，加上妻子已到更年期，对性可有可无，想法不太强烈，夫妻之间感情说得过去，时间长了也就麻木了，有性无性对家庭婚姻没什么影响。因此，他就只是担心自己的前列腺炎能否治愈。

以前，看到有关性麻木的相关文章还不以为然，老张的“性麻木”着实让我思考良久。平常医学临床上只重视男性勃起功能障碍、早泄等疾病的治疗，而忽略了生理、心理、社会与文化等综合因素造成的性麻木问题。老张罹患性麻木的原因，就与他的3号性格有关。

性麻木是出现在男性中的一种现象：对自己漂亮的女友或者妻子没有感觉，性生活频率大为降低，而这些可能跟性能力下降毫无关系，这就是性麻木。

性麻木带来的危害主要有：

首先，性厌倦影响夫妻性生活的和美，为夫妻生活笼罩上了一层阴影。

其次，婚内性麻木一旦出现，就会为婚外恋打开一个缺口，性爱的缺失导致夫妻中的一方“红杏出墙”。

再次，男性对性生活感到乏味和厌倦，可使性兴奋度下降，直到造成功能性阳痿的发生。

从九型人格的角度看来，性麻木的现象比较容易出现在3号性格者身上，因为3号性格者追求成功，并擅长制定目标来驱动自己不断努力，这容易导致他们过分投入到对工作、事业的追逐中，从而忽略对自身情感世界的关注，也就容易忽略对伴侣的情感呵护。当然，这不是说3号不爱自己的伴侣，他们只是过分投入工作，有些分身乏术而已。

3号习惯把工作也当作爱伴侣的一种表现。他们注重物质，看轻情感，而通过工作，3号能够提供给伴侣良好的物质条件，比如为家人安排旅行、为伴侣订购他们喜欢的商品、为孩子购买其喜欢的玩具，等等，这恰恰就是3号表达爱意的表现。换句话说，3号人格在情感的表达上，“做”多过于“说”，他们认为拼命地工作也是自己通过实际行动来表达对家人之爱的方式。

人的时间都是有限的，3号把大部分时间都花在了工作上，花在伴侣身上的时间自然就少了，一旦双方的沟通减少，亲密关系就会出现裂痕。

再者，事业的竞争，工作生活的压力，总是让人们身心疲惫。特别是中年男性，上有老，下有小，担负着家庭的重担，重压之下，性生活中难免出现一些问题。问题出现，不去解决问题，却麻木地置之不理，“有性无性”毫不关心，性麻木的问题自然就找上门来了。然而，要想获得真正完美的亲密关系，性和谐是一个基础条件。

因此，我建议3号性格者要学会摆脱“工作狂”的生活模式，意识到人生的价值不仅在于工作，还在于爱情、家庭等生活的方方面面，把注意力转移到自己的情感世界中去，多留出一些和伴侣相处的时间，彼此间多进行精神上的沟通和交流，共同去体验爱情的悲喜，就能爱得更深入、更长久。

九型人格互动指南

3号实干者 VS 3号实干者

当3号实干者遭遇自己的同类——3号实干者时，他们往往很难形成和谐的关系，即便产生关系，也不会长久。

对于3号来说，他们追求成功，喜欢竞争，并认为自己有着绝对的优越感，从而使自己在竞争中获胜。当两个3号走到一起，彼此都追求成功，都具有较强的能力，就容易形成竞争局面。在这一“竞争”中，单方获胜的概率很小，这容易给3号带来深深的挫折感，极大地挫伤了3号的积极性。

两个3号组成家庭的概率很小，即便他们组成一个家庭，也很难共同生活下去。他们往往都是工作狂，都专注于自己的事业，都想追求自己的成功，都希望利用对方来获取自己的利益。因此，他们的生活中常常充满尔虞我诈的争斗，将本该甜蜜的感情生活变成了一场你死我活的战争，没有半点温情存在，这样的感情注定不会长久。当然，他们也可能形成各自为政的局面，互不干涉，也互不关心，表面上看起来他们是相敬如宾的夫妻，实际则是相敬如“冰”。但是，如果3号夫妻能确立共同的大目标，并懂得分工合作，获取共同的成功，也能维持一段较为长久的婚姻，但在婚姻中，3号必须学会正视自己的情感，给予伴侣更多感情关怀。

总之，两个3号相遇，都要学会建立共同的目标，或是选择不冲突、不对立的目标，就能有效避免竞争，友好和平地相处。

3号实干者 VS 4号浪漫主义者

当3号实干者遭遇4号浪漫者，容易出现一个较为和谐的局面，但也存在一些小矛盾。

3号追求成功，并希望人们因为这些成功而尊敬自己，为了吸引他人的注意力，3号常常会塑造有魅力的外在形象。4号追求特立独行，并希望人们因为这些特立独行而注意到自己，为了吸引他人的注意，4号常常会塑造时尚新潮的外在形象。由此来看，3号和4号都看重自己的形象和他人对自己的态度，这使得他们之间有一个大目标，但因为他们的关注点不同，又避免了他们之间的竞争关系，因此，3号和4号能组成较为和谐的关系。

但是，也正是因为他们彼此的关注点不同，矛盾比较容易产生：3号不关注感情，遇到问题时，他们会先处理事情，再处理感情；而4号过于关注感情，遇到问题时，他们会先处理感情，再处理事情。这往往导致两人在生活、工作态度上发生巨大分歧，如果各自都固执己见，矛盾将难以调和。

如果3号和4号组成家庭，他们会是合拍的一对，特别是在生活方式上。他们都追求自我价值的体现，但他们追求的方式又如此不同，进而形成了对彼此的吸引力：3号迷恋4号丰富的内心世界，这和他们自己渴望获得公众认可的感觉十分相似；而在4号看来，3号见多识广，处事老练，让他们羡慕。但随着接触的深入，彼此的矛盾也凸显出来：3号过于关注工作，难以给予4号渴望的感情呵护，就会使4号变得情绪波动或者抱怨指责，或是陷入深深的忧虑中，这种消极悲观的情绪和3号乐观积极的人生态度就会发生冲突。如果彼此都能适当收敛自己的追求，适当关注对方的感受，就能维持一个幸福的婚姻。

总之，3号和4号相遇，都需要建立一个共同的大目标，然后分工合作，高效、优质地完成任务，达到目标。

3号实干者 VS 5号观察者

当3号实干者遭遇5号观察者，可能出现一个较为和谐的局面，但也会存在一些小矛盾。

3号开朗活泼，他们总是积极乐观地面对生活，因此他们多是外向性格。而5号冷静沉着，他们总是静静地观察生活，并不愿意主动出击，因此他们多是内向性格。当3号和5号走到一起，他们能使自己的外向性格和内向性格进行融合，促使双方获得更好的发展。

在双方的关系中，3号常常是主动靠近的一方，他们注重效率，有时会急于求成，冒冒失失地闯入5号的个人世界，使得5号感到自身安全受到威胁，就会越发加强自己的防御机制，抗拒3号的主动接近。

如果3号和5号组成家庭，他们常常是外向和内向性格的完美结合。3号积极乐观的性格是5号渴望的，3号主动靠近的方式也能帮助5号提高自身的主动性，从而使得3号最终被5号所接受，成为伴侣。在3号高歌猛进的过程中，5号能够保持沉着冷静，从而注意到3号所忽略的细节问题，并及时给予提醒，使3号更易成功。但是，3号对于工作的过度关注，使他们很少有时间陪伴5号，而5号又缺少自己的社交活动，难免会觉得孤独，长此以往，5号内心深处的愤怒就会爆发。如果他们能够想办法适应对方的生活方式，则能维持甜蜜的感情。

总之，3号和5号相遇，都需要彼此去适应对方的生活方式，更要在彼此的分歧中寻找共同的目标，并懂得分工合作，取长补短，才易成功。

3号实干者 VS 6号怀疑论者

当3号实干者遭遇6号怀疑论者时，往往冲突多过和谐。

3号喜欢唱独角戏，尽管他们也和别人合作，但他们更希望突出自己的表现，成为工作中的佼佼者，让别人认可他们的成绩。而6号恰恰喜欢怀疑他人，尤其喜欢怀疑那些成功者，这就容易将自己放置在3号的对立面上，激发3号的恐惧和反抗。因此，当他们走到一起，往往不会出现和谐的局面。

因为3号有较好的行动力与执行力，而6号有强大的预防风险能力，往往瞻前顾后、犹豫不决，难下决定，因此二者常常形成互补关系，组成家庭的概率较大，却难以维持长久而稳定的关系：不是3号嫌弃6号懦弱、犹豫、城府深，就是6号嫌弃3号炫耀、肤浅，于是彼此陷入冷战对抗。但对于健康状态下的3号来说，他们开始关注自己的情感世界，6号的怀疑思维就会促使他们从新的角度去认识自己，从而发现真正的自我。而对于健康状态下的6号来说，他们渴望主动前进，6号积极乐观的态度正好能有效激励他们。这时，他们就能形成互助的和谐关系。

总之，3号和6号相遇，都需要彼此学习尊重他人的生活方式，更要懂得相互配合，取长补短，促进双方共同进步。

3号实干者 VS 7号享乐主义者

当3号实干者遭遇7号享乐主义者时，可能出现一个较为和谐的局面，但也存在一些小矛盾。

他们都注重自我利益，都表现得野心勃勃，都渴望成功，并且都能为了自己追求的成功而忙碌不停。因此，他们有许多相同的目标，相同的兴趣、话题，也就能较好地沟通合作。

但他们的关注点也有所不同：3号关注自我利益中的财富和地位，他们喜欢通过社会地位来证明自己的价值，从而建立自我意识；而7号关注的是成功带来的快乐，他们通过占有身外之物来证明自身的存在。而且，双方都是自我的人，因此常常忽视对方，容易激发矛盾。

如果3号和7号组成家庭，他们富有魅力的形象对彼此有着极大的吸引力，随着进一步的接触，他们会发现双方拥有很多共同的兴趣和目标，也有许多共同话题，在不断交流之中，他们的关系也不断亲密。但是，双方都过于看重两人关系中有利的成分，而忽视了关系中的潜在危机。比如，双方忙于工作难以抽出时间陪伴对方，就容易出现沟通上的问题。如果他们能多抽出时间来陪伴对方，并寻找一个共同的目标，共同去体验，比如，每周在一起洗一次桑拿浴，或者每周设定2个小时的相互拍照时间，就能让关系更亲密。

总之，3号和7号相遇，需要3号放缓前进的速度，更多关注过程中的细节，7号也要克制自己自私的享乐主义行为，更多地为团队着想，这样双方才能拥有一次快乐的合作。

3号实干者 VS 8号保护者

当3号实干者遭遇8号保护者时，往往矛盾的局面多于和谐的局面。

3号和8号都追求个人的权力，野心勃勃、富有竞争精神，他们都希望在人群中突出自己。不同的是，8号非常自信，他们不愿意花时间去说服别人，这并不是因为他们害怕，而是希望别人主动为自己让路，他们看重物质、政治和性等多方面的主动权；而3号则常常试图用自己成功的形象来说服别人，因为他们害怕不被认可，只得主动出击，而且他们更多地看重社会地位方面的主动权。由此来看，8号仿佛是3号的升级版，因为注入了过多的自信而自我膨胀，希望自己是领导者、决定者和当权者，希望世界按照他们的想法运转，也就是说，他们对于成功的要求更高。当3号面对强化版的自己——8号时，冲突在所难免。

在九型人格大师海伦·帕尔默看来，3号和8号是“濒临绝种的夫妻类型”，也就是说，他们组成家庭的概率微乎其微。他们都会主动向对方靠近，但在靠近的过程中，8号想要保护对方，而3号想要帮助对方。彼此的方式都过于强硬而自我，常常引起对方的反感和反抗，而且他们都不懂得表达真情，常常造成误会和矛盾，反而将彼此的关系越推越远。当然，如果他们能够敞开心扉，真诚地表达自己心中的爱意，并能够相互信任、相互肯定，也能拥有甜蜜而持久的爱情。

总之，3号和8号相遇，需要3号善用自己变通的能力，避免和8号硬碰硬；8号也要学会肯定3号的成就，只要彼此尊重，也能建立和谐的关系。

3号实干者 VS 9号调停者

当3号实干者遭遇9号调停者时，可能出现一个较为和谐的局面，但也存在一些小矛盾。

他们都具有很强的适应能力，都要寻求别人的接受。而且，他们的性格也能形成互补关系。3号总是目标明确：追求成功，而且能够为了自己的目标不断努力，直到达到目标为止；而9号总是找不到生活的目标，对自己的目标也缺乏投入和动力。当3号和9号走到一起，9号往往以3号的目标为目标，并受到3号实干精神的影响，调动自身的积极性，开始为实现目标而努力奋斗。

但是当双方在实现目标的过程中受挫时，就会对目标产生怀疑，3号会觉得沮丧，或是迅速寻找新的目标；而9号则又会回到以前那种无所事事的麻木状态，情绪低迷，推卸责任，对任何活动都提不起兴趣，似乎每天都在梦游一样。9号这种消极的情绪就容易对3号产生负面的心理影响，导致3号不能快速地寻找到新的目标。

如果3号和9号组成家庭，3号往往是家庭生活的中心人物，他们对9号有着巨大的吸引力。因为9号总是对自己的生活缺乏目标，他们往往在各种选择面前不知所措，这让他们把更多关注投入到伴侣的生活中，以伴侣的目标为目标，而且他们从伴侣的生活中受到鼓舞。容易被影响的9号可能会把3号的迷人形象套在自己身上，然后自欺欺人地告诉自己："看，我找到了我自己。我终于发现了我想要过的生活。"当3号的目标遭遇失败，已有的目标丢失，双方沟通的媒介也就消失，直到3号找到新的目标，这种沟通才会重新启用。

总之，3号和9号相遇，需要9号更多地去适应3号的工作，激励自己更积极主动地寻求自我发展；而3号也要学习9号融入他人的能力，才能构建一个和谐的关系。

第五章　4号：浪漫型

基本特征●自我判断

自测：你是浪漫型吗

请认真阅读下面20个小题，并评估与自身的情况是否一致，如果某一选项和你的情况一致，那么请在该选项上画钩。

1. 我时常觉得自己和别人不同，我是不平凡和独特的。

□我很少这样　　□我有时这样　　□我常常这样

2. 我是一个有品位、有个性和喜欢我行我素的人。

□我很少这样　　□我有时这样　　□我常常这样

3. 我感情丰富，思想浪漫有创意，拥有敏锐的感觉和审美眼光。

□我很少这样　　□我有时这样　　□我常常这样

4. 我会把焦点放在关系和感觉上，找到理想的伴侣对我来说意义重大。

□我很少这样　　□我有时这样　　□我常常这样

5. 我喜欢和我的伴侣保持一定的距离，因为一旦双方亲密就会看到他的不完美。

□我很少这样　　□我有时这样　　□我常常这样

6. 当我不开心的时候，我喜欢独自一人来处理不开心的情绪。

□我很少这样　　□我有时这样　　□我常常这样

7. 被他人误解对我来讲是一件特别痛苦的事。

□我很少这样　　□我有时这样　　□我常常这样

8. 我的创造力、热情和丰富的感情对他人很有吸引力。

□我很少这样　　□我有时这样　　□我常常这样

9. 我对别人的痛苦具有深层同情，愿意支持、帮助在痛苦中的人。

□我很少这样　□我有时这样　□我常常这样

10. 我会深深地被美丽的东西所吸引，不管是人，还是物品。

□我很少这样　□我有时这样　□我常常这样

11. 和不熟悉的人交往时，我会表现得很沉默、很冷漠。

□我很少这样　□我有时这样　□我常常这样

12. 对不符合我品味的人，我会表现出拒之于千里之外的态度。

□我很少这样　□我有时这样　□我常常这样

13. 当遭到拒绝、挫折时，我会变得沉默、害羞，不愿意轻易地向他人表达感受。

□我很少这样　□我有时这样　□我常常这样

14. 我有时会感到忧郁，为遗失的美好而惆怅。

□我很少这样　□我有时这样　□我常常这样

15. 我时常会难为情。

□我很少这样　□我有时这样　□我常常这样

16. 我心中有很多梦想和理想，但有时我很难实现它们。

□我很少这样　□我有时这样　□我常常这样

17. 我比一般人感受更深，对快乐不屑一顾。

□我很少这样　□我有时这样　□我常常这样

18. 我特别容易被不幸的生活所触动。

□我很少这样　□我有时这样　□我常常这样

19. 我总是觉得过去比现在好，经常喜欢缅怀逝去的事物。

□我很少这样　□我有时这样　□我常常这样

20. 我是一个直觉敏感，有创造力的人。

□我很少这样　□我有时这样　□我常常这样

评分标准：

我很少这样——0分；我有时这样——1分；我常常这样——2分。

测试结果：

8分以下：悲情浪漫倾向不明显，情绪自控能力比较强，不会多愁善感。

8～10分：稍有自我倾向，比较重视个人的感觉和体验，对美有一定的执着，但不会被情绪所累，有适度的理性。

11～12分：比较典型的4号人格，情绪感知的能力很强，做事情喜欢跟着感觉走。

12分以上：典型的4号人格，品味独特，比别人更容易哀愁和伤感，时常沉浸在悲伤的情绪之中。

基本特征

在九型人格中，4号是典型的浪漫主义者，他们是天生的艺术家。他们容易被真诚、美、不寻常及怪异的事物吸引，会翻开事物表面以寻找深层的意义，他

4号浪漫型的基本特征	
口头禅	得不到的永远在骚动，被偏爱的都有恃无恐
潜在渴望	更深入地了解自己，看透人生
行为动机	渴望自我了解，内心感受被人认同，我行我素，感情丰富，思想浪漫有创意，拥有敏锐的触觉和审美眼光
潜在恐惧	生命中仍有不足之处，情感世界仍有缺陷
防御机制	内向投射
童年模式	父母的遗弃或漠视
高层心境	本原联系
高层德行	泰然
沟通模式	以自己的情绪为主导
情爱关系	竞争
人际关系	羞愧
自我保护	无畏
安全状态	向1号完美型靠近
压力状态	向2号给予型靠近
衣着特点	身材适中或偏瘦，注重自己的服装打扮，喜欢具有独特气质、高雅的服装
神态特点	眼神会随着情绪变化，时而忧郁，时而快乐，时而悲伤……尽量保持优雅迷人的形象，在陌生人面前往往表现得很冷漠、神秘又高傲的样子
言语特点	话题围绕自身，语调柔和轻飘，语气哀戚，常用词：我、我的、我觉得、没感觉等
帮助自我成长的方式	1. 承认自己早期的缺失是客观存在的 2. 如果发生强烈的情感变化时，自己就会完全投入其中，这就要学会把注意力转移到其他事物上，让自己从这种专注中解脱 3. 发现自己身上那些令人羡慕的特质 4. 为自己能感知他人的痛苦而骄傲，学会自如地运用你的注意力 5. 通过身体的运动来调节心情 6. 坦然地接受悲伤

们对关心的事物表现出浓厚的兴趣，任凭情感的喜恶去做决定，最好的事物总是最能轻易满足他们。在别人眼中他们可能像浮夸的悲剧演员，或是爱管闲事而刻薄的评论家，然而，当他们状态最佳时，4号是一个兼顾创意和美感的人，过着自由自在的生活，并表现得优雅，具有极佳的品位。

发展层级

根据对4号性格者发展情况的分析，可以将其划分为3种状态：健康状态、一般状态、不健康状态。每种状态又分为3个层级，在不同的层级中，4号性格者表现出不同的性格特点。

4号浪漫型的发展层级			
健康状态	1级	热爱生活的自强者	摆脱了盲目的自我关注，想要寻找自我及其意义的基本欲望得到满足，其身份及稳定性方面的问题也得以解决，能够自我更新、进行救赎以及给予别人启示
	2级	自省敏感的人	天生有着自省的意识，十分敏感，能够在探索自己内心情感的过程中时刻保持清醒，将现实与想象区分开来，但又将两者融合到一起，创造出新奇的事物
	3级	富有创造力的人	富有灵感的创造者，他们能从潜意识中找到动力，激发自己的创造潜力，随着不断涌现的灵感，他们往往能制造出新鲜独特的产品
一般状态	4级	富有想象力的美学家	有着丰富的想象力，并有着独特的审美意识，能够将自己的想象与现实很好地融合起来，赋予事物独特的美感
	5级	自我沉溺的浪漫主义者	在偏离现实的道路上更进一步，他们越发重视想象力的美化作用，他们也越来越沉迷于培植有关自身与他人的情绪和浪漫幻想，他们已经开始出现唯心主义的倾向
	6级	自我放纵的人	开始有自我放纵的倾向，当他们遭遇现实生活中的痛苦时，他们不仅不会主动寻找解决的方法，反而会退缩到自己营造的那个想象世界里寻求心理安慰，尽管这种心理安慰只是暂时的
不健康状态	7级	充满怨恨的疏离者	因为长期的自我疏离而开始产生抑郁症症状，他们性格中的悲观情绪开始被放大，他们感到自己的价值在逐渐丧失，这让他们产生了莫大的恐慌感，而这种恐慌感则进一步加重了他们的抑郁心理
	8级	忧郁症患者	抑郁的症状愈发严重，他们开始害怕会因为自己的抑郁及能力尽失而步入灭亡。因此，他们对自己的失望最终转化为消磨生命的自我憎恨，从而期望通过对自己的精神折磨来拯救自己
	9级	自我毁灭的人	完全陷入负面情绪的泥潭中，他们比任何时候都更憎恨自我，世界上的每件事情——正面的、美好的、值得为它而活的事情——对他们而言都变成了一种灾难，他们无法忍受余生还要以此种方式度过，开始用各种方式来毁灭自己

亲密关系

4号性格者十分关注自身的情感联系，当情感关系被激发时，其他一切都变得苍白无力，吸引不了4号的注意力。外界的任何事物都可能激发他们的情感，他们时而欢喜、时而悲伤，时刻变化的情绪也使得他们的亲密关系呈现分分合合的不稳定状态。

4号浪漫型的亲密关系
♂♀ 4号用艺术的眼睛看世界，认为心情、态度、品位都是情感关系的布景
♂♀ 4号有着极强的缺失感，常常将注意力集中在那些别人有但自己欠缺的事物上，并因此自哀自怜“他们有很多，而我什么也没有”。因为这样，常觉得找不到一段绝对心满意足的关系
♂♀ 4号为自己的缺失而痛苦，认为自己不完美，所以不配被爱，也常暗自做好被离弃的心理准备，但这种所谓的准备其实不过是一种自欺的状态
♂♀ 4号总是觉得眼前是不真实的，遥远与不能得到的人反而最珍贵
♂♀ 4号关注未来，把大量的注意力放在等待爱人出现的准备工作上。就好像眼前的一切仅仅是在为未来做准备。在未来的某个时刻，他们会被真爱唤醒
♂♀ 4号忽略当下的生活，不关注身边的人或事，如果你是4号身边的人，你很容易因为无法获得他们的关注而心情沮丧
♂♀ 4号厌倦乏味的日常生活，常认为生活“一定不止这样”。4号常通过戏剧性的行为，甚至破坏性的行为来增强情感关系的激烈度
♂♀ 4号期望复杂的情感关系，他们想要得到的是深度，而不是乐趣
♂♀ 4号喜欢享受追求的过程，而不是快乐，这是一种精致的、苦乐参半的情感体验，一种忧郁的心情
♂♀ 4号追求热烈的爱情，认为只有热烈的爱情才是真正的爱情。当感情炽烈燃烧时，他们会依感觉行事，眼前一切事物都变得空白一片
♂♀ 4号喜欢制造多层次、多阶段的爱情，不容易爱上一个人，也不容易放弃一个人
♂♀ 4号没有安全感，不敢许下长久的承诺，却极端需要被保护、被爱惜。可是，当伴侣想对4号许下诺言时，他们又会避开，不敢接受
♂♀ 4号对情感关系的关注总是忽冷忽热。当你在4号眼前时，他们看到的是你的缺点；当你与他们保持安全距离时，他们又会发现你的优点。这种注意的方式会强化4号的缺失感和被抛弃感，但同样也会让他们对你的情感保持敏感，能够在你遭受痛苦时给予支持
♂♀ 4号用独特的外在行为来弥补内心的缺失感，用艺术的表达来抑制内在的情感。一句话、一个眼神都是意味深长的，极力使爱情在浪漫中实现
♂♀ 如果目前的关系在别人眼中是完满无缺的，4号便会倾向怀念逝去的恋爱

给4号的伴侣的爱情忠告
♂♀ 当4号闹情绪时，不要催迫他们用理性的语言交代清楚原委，因为4号不擅长整理自己的感觉，你的逼迫可能会将他们推入更为泄气和沮丧的境地
♂♀ 不要直接批评4号多愁善感。因为他们觉得任何情绪，不论是正面还是负面，都有可贵的地方
♂♀ 不要替4号的痛苦提供简单的解决之道，除非他们的情绪已陷入无法自拔的危险状态。因为他们视痛苦为创造力的源泉
♂♀ 面对情绪化的4号时，可在适当的时候走开，然后待他们平静后再次支持他们
♂♀ 假如觉得4号这种持续的“推—拉”模式不健康，应坦诚地向他们提出
♂♀ 猛烈的抨击会催化4号的羞耻感，故应该避免使用尖刻的语言，说话要温柔，且时刻表示爱意
♂♀ 欣赏4号柔情似水、善解人意的个性
♂♀ 如果你确定4号是爱你的，则不必在意他们间歇性避开你的行为，反而可以将其理解为一种增添彼此神秘感的方法，以使爱情更持久、更稳固

亲密关系●健康隐患

情绪性过敏：上一秒忧伤，下一秒癫狂

2013年，我去看望恩师齐来增先生的时候，碰巧恩师正在接待一位患者——一个20来岁、长相甜美的年轻女孩小敏。

通过他们的交谈，我知道了小敏的问题是皮肤过敏。

根据小敏的形象气质，我初步判断她是一个典型的4号性格者。因为她身穿一件极富古典韵味的白色丝质长裙，整个人显得有个性又高雅；她习惯把头微微抬起，说话时眼神会随着情绪变化，时而忧郁，时而坚强，时而悲伤……无时无刻不保持优雅迷人的形象；不说话的时候，她总是安安静静地坐在那里，神情忧伤，有一种远离尘世的缥缈感；对我这个突然出现的陌生人，她连瞟都没瞟我一眼，显得冷漠、神秘又高傲。

一提到“小雅”这个名字，我的脑海里就会不由自主地浮现“红色旗袍”四个大字。我甚至清楚地记得，在就诊的那天，她穿了一件大红色的丝质旗袍，腰右侧绣的花纹不是传统的牡丹、梅花，而是一只灰色的猫咪。当天我本

来要去参加一个朋友的婚宴，但因为就诊的患者太多，已经错过了和朋友约好的时间，所以那一刻我产生了一种幻觉："就算我迟到了，也不用新娘亲自过来请吧？"

她看我一脸惊讶的样子，脸上露出得意的笑容，说："好看吧，这可是我亲自设计的，这只猫咪就是我家的小王子。"

"确实挺特别的。"说完这句话，我立即意识到，她是一个典型的4号性格者，于是请她坐下，让她把手伸出来放在脉枕上。

我的话一说完，小雅的脸色瞬间就从晴空万里变成了乌云密布。这时，我才注意到她手上戴着一副长长的红手套。她心不甘情不愿地脱下手套，语气里充满幽怨："医生，你看看我的手，都没脸见人了。"

那是一双和"美"这个字绝无关系的手：整个手背和手指尖都布满了密密麻麻的粟粒大小的丘疹，基底潮红，逐渐融合成片，由于搔抓，丘疹、丘疱疹或水疱顶端抓破后呈明显的点状渗出并且小糜烂面边缘不清。

"你这是湿疹啊。"

"是啊！"小雅的语气带着一丝隐忍的哭腔，委屈地说，"我这毛病都好几年了，总是反反复复，看了好多医生，吃了好多药都没办法看好，因为这毛病，和男朋友都分手了，你说，上天为什么要这么对我？难道是因为我长得漂亮，就必须受这样的苦吗？"

其实，尽管症状不同，但小敏和小雅患的是一种病——情绪性过敏，而导致她们过敏的罪魁祸首，就是她们的性格。

她们都是典型的4号性格者，而4号性格者有一个最典型的特征——情绪化。她们会因一点儿小事兴高采烈，也会因为一点儿小事暴跳如雷，她们总是要在平凡的生活中创造独特的、富有戏剧性的情感经历，似乎这样才能突显她们的与众不同与独一无二。

在爱情中，4号更是坚持这样的理念：如果我不够独特，就没有人爱我。他们不能容忍欠缺"味道"的爱情，总是幻想在平淡如水的寻常生活里，会发生一些可以刺激神经的不幸事故，诸如死亡、别离、灾祸、第三者等。有时亦会无缘无故假想自己被遗弃，需要孤身一人面对冷酷的世界，由此来确认伴侣的重要性，说服自己要安于关系中。

然而，过度追求戏剧性的心理常常促使4号过于强烈地表达他们的情感，做出极端的情感反应：一个极端是痛苦，另一个极端是幻想完全的成功。总之，他们的生活中好像没有不温不火的感觉。比如，当一个4号问自己："我爱他吗？"他们会迅速因为这个问题而完全陷入恋爱中，全然不去思考这个问题的答案。也就是说，4号可以完全陷入自己的空想中，满脑子都是"他伤害我会怎样"，或者"他爱我又会怎么样"，以至于完全不去思考自己对那个"他"的感觉，即4号在完全不确定自己是否爱对方的情况下就开始幻想恋爱的过程。这就好像一个人面对着一块空地都还没想好它适不适合建房子的问题，就开始设想房子建成后该如何装修的事了。这就是4号的典型特征——幻想、富有戏剧性，因此他们习惯将自己的情感放大，再放大。

而且，过度追求戏剧性，尤其是不切实际的空想，终将因为缺乏现实基础而失败。从心理学上分析，过度追求戏剧性其实是一种人格障碍，它的最大特点之一就是喜欢引人注意。这类患者在言语、表情及动作上常过分夸张，好像演戏一样。具有戏剧性人格障碍的人往往追求强烈的体验，为了引人注意，有时不惜损害自身，如自伤、损物、捣乱等，而不顾及个人的尊严。他们在无现实刺激时，便借助想象来激发体验。总之，这类人情绪上不稳定，易大惊小怪，往往给人一种肤浅、无真实感、装腔作势、无病呻吟的印象。

在2012年7月8日的"世界过敏日"，中华医学会发布的一项最新调查显示，紧张、压力、愤怒等情绪，会让很多人反复出现红疹、瘙痒等皮肤过敏症状，这种现象被称为"情绪性过敏"。

美国俄亥俄州立大学医学中心也曾做过一个研究：在一项设计实验中，与"无压力"相比，在适度压力下，研究志愿者胳膊上的水疱要大75%；在高度压力下，水疱甚至会大一倍。而且在第二天，仍会出现强烈的过敏反应。研究结果表明，压力或焦虑会让过敏患者的病情突发或加剧。

英国皮肤病专家也注意到，压力过大还可能引起湿疹、牛皮癣、银屑病等其他皮肤病。在经济不景气的大环境下，皮肤病患者会明显增多。

从现代医学来看，情绪性过敏的原理就是：如果经常精神紧张、情绪激动、熬夜、压力大、睡眠不规律，身体就会释放大量的去甲肾上腺素、肾上腺素等，引起血管收缩、血压上升，进而产生大量自由基，攻击能释放过敏因子的肥大细胞，出现过敏症状。此外，情绪起伏剧烈时，皮肤中还会释放一些神经递质，加剧过敏反应。皮肤这个"压力探测器"通常能引起两种反应，突然的压力增加，通常容易引起红疹、瘙痒等速发型过敏症状；而反复的情绪波动，则容易出现过敏性皮炎等迟发性过敏反应。

中医认为，“悲伤肺”，而“肺主皮毛”，4号性格者因为总是容易并且享受沉浸在忧郁和忧伤的情绪里，就会使得他们的皮肤比其他型性格者都敏感，且伴有气虚症状。对于这样的病症，我主张在方剂上以祛风养血、补肺解郁为主进行辨证治疗。

更重要的是，情绪性过敏的患者一定要懂得适当发泄内心的不良情绪，比如可以在一个人的时候大喊大叫甚至痛哭，减少情绪带来的负面影响，也可以向朋友倾诉内心的痛苦和忧伤，寻求朋友的安慰，等等。

其实，只要4号性格者做到以下3点，就能将情绪性过敏拒之门外了：

1. 要细心观察自身变化。如果某一段时间总是出现各种皮肤不适，可能提示压力太大，需要调整了。

2. 在治疗皮肤问题时，不要过于紧张、焦虑，越担心，治疗效果可能越不好，告诉自己“病去如抽丝”，要耐心一点。

3. 对于经常过敏的人，平时可以多锻炼身体，及时排解压力，尽量让自己处在轻松、愉悦的生活环境中。

性交恐惧症：拥有的一文不值，缺失的价值连城

在28岁的那年冬天，小汪通过相亲认识了小林。从经济条件来讲，两家算是门当户对，两人的外形也还算相配，再加上双方父母频繁催婚，两个人对彼此也都不讨厌，就开始交往。

在恋爱的过程中，两个人也没有碰撞出更激烈的爱情火花，相处的状态一直都是不温不火，一切都很平淡。交往半年后，在双方父母的催促下，两个人领了结婚证。

人们常说，洞房花烛夜、金榜题名时是人生的两大喜事。但对于小汪，洞房花烛夜带给她的是不解、尴尬和痛苦。婚礼当天晚上，为了迎接即将到来的洞房花烛夜，小汪特意洗了个鲜花牛奶浴，换上了新买的内衣，躲在被窝里等丈夫前来。然而，面对妻子的“诱惑”，丈夫小林却不为所动，钻进被窝就睡着了。那一刻，小汪觉得尴尬极了，但她安慰自己：“他一定是太累了，没关

系，以后的日子还长着呢。”

没想到，一个多月过去了，两个人还是没有夫妻生活，小汪心里有些着急了，但她又不知道该如何开口询问。

某一天，小汪突然接到社区打来的电话，问她有没有吃叶酸，因为婚检的时候给她发了叶酸，她如实地回答说：“没吃。”当时小汪的妈妈也在场，听到女儿的回答，觉得奇怪，就问她原因，她如实说了她和丈夫还没有发生性关系的情况。

小汪的妈妈听后大吃一惊，怀疑女婿是不是身体出现了问题，于是就直接询问小林的妈妈，并表示会把小林当儿子看待，如果小林有病就去看病，小林的妈妈表示会询问儿子是怎么回事。

第二天，小林直接找岳母谈话，大概意思就是他身体没问题，心理也没问题，而是把责任推到妻子身上，说是因为妻子扭扭捏捏，他尊重妻子而没有发生关系。

但在和岳母谈话后的第二天晚上，小林突然提出想要和妻子发生性关系。小汪问他：“你是因为家人的压力，还是出于自愿？”

结果，这一句问话把两个人的圆房之夜变成了彻夜长谈，聊天的主要内容是丈夫小林以往的性史。聊到兴奋处，小林还会演示给妻子看。这让小汪知道，他是有性史的，而且还挺丰富，但当时小汪心里并不介意。

聊天到最后，小林甚至对两个人以后的夫妻生活定下了规矩：一周做2次，一个月30天做7次，晚上12点钟之前做完，做之前后洗澡。小林还计划6月份让妻子受孕，因此他决定6月的周一和周四就不上晚班了。

然而，一个多月过去了，小林并没有履行自己的职责，他还是没跟妻子发生性关系。小汪又和丈夫开始了一次长谈。面对妻子的质问，小林又找各种理由，以婚前拒绝过夜给他造成心理阴影，经期过后3天才能进行，旅游太累了不能发生关系，对受孕不好，喝酒了怕中招等借口百般推脱。

面对丈夫的种种借口，小汪感觉心里涌起一股熊熊的怒火：“为什么你以前跟别的女人都能做，偏偏不跟我做？”于是，小汪提出了离婚。

小林坚决不接受离婚，而且大骂妻子对感情、婚姻不负责任。并且，当天聊完后，小林回到他自己的住处，用微信给妻子发来一张截图，图片的标题是《女性性冷淡是什么因素造成的》。很明显，他认为是妻子的性冷淡造成了他的不作为。

在双方父母的介入下，这对夫妻为了自证清白，不得不通过朋友，找到了我。

一番检查后，我发现，双方在生理上并没有什么毛病，那症结肯定就出在双方的心理状态上了。

在分别与两个人进行了深入交谈后，我得出了结论：问题主要在于小林，他有严重的处女情结，患有严重的性交恐惧症。而引发他这种性交恐惧症的根源，就在于他的4号性格上。

4号性格者总认为自己的生命与生俱来就缺失了某个部分，这份缺失感导致他们对身边的一切都渴望建立一种心灵上的情感联结，尤其是在爱情方面，他们比其他人格类型的人更渴望被伴侣真正理解，以共同分享属于两个人的世界。

因为关注缺失，他们总是拒绝那些轻而易举就能得到的东西，将全部的注意力放在那些无法得到的东西上。即便获得了实际生活的成功，哪怕这些成功是他们用多年汗水换来的，他们也不会在意这些辛劳成果，因为这不是他们的关注重点——缺失的东西。比如，当4号得到了想要的工作，他就会想要一个伴侣；当他得到了一个伴侣，他又会想要单身；当他恢复了单身状态，他又想要工作和伴侣。总之，在他们的眼里，拥有的东西看上去总是枯燥和毫无价值的，而得不到的东西则无限美好甚至是价值连城的。

小林的内心其实有处女情结，但在小林以前的性史中，他从来没有遇到过处女，因此他一直觉得遗憾。当他真正遇到身为处女的小汪，他觉得她是上天送给自己的一份礼物，他害怕自己和妻子发生性关系后，妻子的完整性就被破坏掉了。此外，在两人领证前，小林留小汪在他家过夜，但小汪拒绝了，这也给他造成了不小的心理阴影。因此，小林一面对妻子的诱惑，性交恐惧症的症状就来了。

在接受了一系列的中国式家庭型治疗——房事功法及性爱技巧的指导、心理疏导后，小林最终走出了自己的心理阴影，顺利和妻子完成了“洞房花烛夜”，并很快有了宝宝。

躁郁症：追求浪漫，先要区分幻想与现实

小苏是一个典型的4号性格者，追求浪漫主义，喜欢富有惊喜的生活，而最让她觉得印象深刻的惊喜，则是下面两件事情。

“我们是异地恋，他在我过生日的时候悄悄来到我在的城市为我过生日，然后向我求婚。”

“2012年世界末日，虽然我们都知道那是一个谣言，但是我老公还是悄悄地跑回去陪我，下班就出现在我单位的楼下。”

作为一个4号性格者，小苏自然也是十分擅长营造浪漫氛围的。

“我很喜欢蜡烛，喜欢在家把灯关了，放满蜡烛，也喜欢收集不同的玻璃杯，有一次他生日，我别出心裁地做了两个镶钻高脚杯，粘好那些水钻足足花了我两个通宵。还有去年他生日之前，我趁他出差不在家布置生日装饰，买了很多蜡烛和彩色的气球，专门做了我俩照片的投影灯。我光是吹气球就吹到半夜4点，吹好后把气球粘满卧室房顶，然后在墙上打投影灯。他刚好是在生日那天回家，这些布置给了他大大的惊喜。”

但当我问她：“你们每天都习惯这样制造浪漫吗？”

她的回答很理智：“如果每天都制造浪漫可能就感受不到浪漫了吧！只是在特殊节日，或者心血来潮的时候，我会有这种想法。”

我对小苏的印象是：追求浪漫，但区分得开幻想和现实的差距，能够在该浪漫的时候浪漫，该现实的时候现实，因此能和老公维系一段甜蜜融洽的亲密关系。

那么，追求浪漫，但区分不开幻想与现实的4号性格者，会怎么样呢？

容易患躁郁症！

让躁郁症走入大众视线的，是香港著名男歌手陈奕迅。

2013年夏天，陈奕迅在香港举办演唱会期间，多次出现情绪问题，比如对台下观众表现冷淡，没安可（Encore的音译，指演出之后应歌迷要求而返场）就散场，抢歌迷手机，并斥责歌迷，等等。总之，演唱会期间，该歌手有时会突然变得牢骚连连，脾气火暴，让歌迷十分惊讶。但在最后一场演唱会的结

尾，他终于大方承认了，出现这些反常行为的原因，就是躁郁症。

其实，早在2012年完成《DUO世界巡回演唱会》后，他就出现了比较严重的情绪问题。他在这两年间每星期都要与工作人员飞去世界各地演出，所以完成整个巡演后都会倍感失落，情绪起伏很大；情绪低落时，他起床后便会哭。于是他去看医生，被确诊患了轻微抑郁症。他服用医生开的药物，又放了3个月长假，很快就康复了。没想到这次筹备演唱会时，他又再次出现了情绪起伏大的问题，医生诊断他患上了躁郁症。演唱会结束，他就携家人飞去英国度假兼养病。

为什么躁郁症没有找上其他歌手，而单单找上他呢？这与他的4号性格有关。

追求个性的4号性格者总是倾向于在极度的抑郁和极度的亢奋中生活，他们的生活也确实跌宕起伏，甚至在悲喜两个极端之间摇摆不定。他们的情感大起大落，能把爱变成恨，把激情变成冷漠。他们被遥不可及或者具有杀伤力的人所吸引，这种脱离现实的幻想常常使得他们的内在情绪会戏剧性地爆发，甚至可能出现自杀的幻想。这就是典型的躁郁症症状。

在大众的眼里，他是“才华横溢的癫狂歌者”的最佳代言人。

他参加颁奖典礼、演唱会的服装造型从来都是千奇百怪，个性十足；但当参加其他人的纪念演唱会时，大家的造型标新立异，他却坚持穿黑白配的庄重西装；参加抗击非典的募款演唱会，众星们都将文化衫别出心裁地加以改造，只有他是一袭朴实无华的白T恤。

他在演唱会上搞怪，颁奖典礼上搞怪，每一次面对摄像机，他总有数不清的鬼马POSE。真的玩疯起来，他也会醉酒闹事。唱歌唱到最HIGH时，还不小心从舞台上摔下来，风趣地以身示范“一蛋传说”。他是歌坛天王，除却演唱的生活里，却癫得没有一点儿天王的作风。

他接受媒体访问时，总是搞笑不断，对于太八股的问题，比如“聊聊专辑”，他总是不屑回答，他说：“我真的不喜欢回答正经的问题，问八卦就好了，音乐买专辑听了就知道。”

他说：“我本来就是个疯子啊，个性古灵精怪，情绪特别容易释放，但自己有很多感受都压抑了！”

他和妻子结婚8年，经营感情之道，是不定期密谋浪漫，带她和女儿出国度假。他做过最浪漫的事，是妻子某次生日时从法国飞去香港再转机到日本工作，他瞒着她买了机票从香港上机，把蛋糕和鲜花送到她的座位上，制造“机情”。

他在歌艺上才华横溢，他极富感染力的嗓音将爱情里的寂寞与忧伤表达得痛彻心扉，将生活里的苦闷与无奈呐喊得响彻云霄。歌唱，成了他人生中最重要的情感宣泄方式，他沉醉其中，因此当演唱会结束，他会觉得失落，甚至会走不出演唱会的氛围，久而久之，就成了躁郁症的俘虏。

因此，为了避免成为躁郁症的俘虏，4号性格者需要找回自己的理性，认清幻想与现实的差距，这样才能在幻想破灭时不过分激动或过度低沉。每晚睡前，4号性格者一定要花一点儿时间来整理自己的情绪，对心理进行自我识别，每天睡前问一下自己：“我今天过得愉快吗？”如果连续一周自己的回答都是否定的，就要引起重视，及时查找原因，调整自己的不良情绪，比如可以找朋友倾诉，或向心理医生咨询。如果不良情绪已经影响到了自己的生活和工作，已无法自我调整，应及时就诊，综合药物及心理辅导进行治疗，千万不可“讳疾忌医”。

对于已经陷入躁郁症痛苦中的4号，可在医生的指导下服用锂盐类药物，这种药物只要达到足够血液浓度的剂量，就能有效预防“躁”或“郁”的产生。但因为锂盐会有不良反应，所用4号在开始服用时，最好每两天测量血中浓度一次，以免中毒。

心碎综合征：脆弱感性也是一种致命的伤害

31岁的小贾和男友相恋7年，满心期待着在情人节那天会迎来男友的求婚，没想到却在情人节前一周发现男友出轨，而且男友趁机向她提出分手。

当她从男友口中听到“我们分手吧”这句话时，她真的觉得自己的心都碎了，只能呆呆地看着男友离开。

失恋后，她就一个人躺在床上，不吃不喝，心口传来的一阵强过一阵的疼痛，让她几乎无法呼吸。直到家人发现了她的异状，才急忙把她送到医院的心内科做检查，心脏超声检查显示心肌出现扩张，冠脉造影却发现一切正常。根据她的症状，医生给出的诊断是应激性心肌病，俗称心碎综合征。

“我心都碎了！”在失恋时，人们往往会用这样一句话来表达自己当时极度悲伤的感觉。当然，说出“我心都碎了”的人，他们的心并不会因为极度的悲伤而碎掉，却可能会患上“心碎综合征”。

“心碎综合征”于1990年首次在日本发现，但为它命名的是美国约翰斯·霍普金斯大学的亨特·钱皮恩等医学专家。

美国《新英格兰医学杂志》刊载了美国约翰斯·霍普金斯大学亨特·钱皮恩博士领导的一个研究小组的实验报告，报告中指出，悲惨或惊人的事件有可能影响心脏的功能，并且产生类似胸痛、呼吸急促与肺积水这样典型的心脏病发的症状，他们将这些类似于心脏病的症状称为“心碎综合征”。

在1999—2003年，亨特·钱皮恩博士领导的研究小组共接治了19名急诊患者，这些患者出现了与心脏病发作时相似的胸痛、憋气等症状，但与心脏病患者不同的是，在卧床休息和接受基础治疗后，他们就康复了。

这个研究小组接治的患者基本上全都是已绝经的老年妇女。她们患病都受情绪因素影响，比如丈夫、父母或孩子等亲人去世所带来的巨大悲痛，或是遭遇车祸、抢劫等造成的严重惊吓，或是进行激烈争辩和公众演讲等带来的强烈刺激。经过核磁共振等检查后发现，她们并没有患心脏病。

因为亨特·钱皮恩博士领导的这项研究，越来越多的急诊医生和心脏病医生在医治胸痛患者时，会考虑这个新命名的“心碎综合征”。

现代医学分析认为，人在遇到重大的情感打击时，如失恋、突然失去亲人、面对巨大的恐惧等，都会出现类似的症状，因为在这种情绪影响下，交感神经会大量分泌儿茶酚胺、心肌肾上腺素等，在这些激素过量分泌的刺激下，会导致心脏心室收缩无力，出现心尖球形改变，这时心脏的跳动能力突然减弱，造成剧烈胸痛或呼吸困难等类似心脏病发的症状，这就是人们常说的“心碎了”。

通常人在受到刺激时，会应激性释放大量激素例如肾上腺素。通常情况下，这些激素会起到提升血糖、增强心脏供血的作用（为逃跑做准备）。但在“心碎综合征”患者体内，短时间内大量的激素到达心脏，会显著减弱心肌活动，进而影响心脏供血的能力，产生类似心脏病的表现，比如胸疼气短、心律失常等。

一般来说，经过平复心情以及适当的心肌营养治疗，“心碎综合征”的这些症状会很快消失，患者通常会在几天到一周内恢复。但是，如果对“心碎”

症状放任不理，血管痉挛厉害，也会使心脏骤停、呼吸停止，出现猝死，所以不能掉以轻心。

那为什么有的人会患“心碎综合征”，有的人不会呢?

我认为，这主要由性格决定。

在我的医疗生涯中，我也曾遇到过几个“心碎综合征”患者，我发现这类患者在性格上有一个明显的特点：脆弱、感性。

4号性格者喜欢关注内心世界，他们喜欢通过独特的想象力、极强的感悟力，在对目标的追求中实现自我价值。也就是说，他们很敏感，比他人体验更深刻，感觉更敏锐，能够轻易发现每一件事物隐藏的秘密，一个小细节普通人可能毫无知觉，4号却能早早发现。

这种敏感的性格在为4号性格者带来大量超前信息的同时，也极大地影响了他们的情绪，导致他们很容易神经过敏，容易因感情用事而引起不必要的麻烦。因此，敏感的4号性格者易受外界影响，时刻需要别人的肯定和关注，重视别人的看法，旁人一个不经意的眼神或一句不经意的玩笑，都可能使其受到伤害。

即便在爱情和婚姻这样的亲密关系中，4号性格者也十分敏感，伴侣的任何细微变化，都可能对他们的情绪造成极大的影响，导致他们时悲时喜，在情感上总是反复无常。他们被遥不可及的人所吸引，这种脱离现实的幻想常常使得他们的内在情绪会戏剧性地爆发，甚至可能出现自杀的幻想，因此出现“心碎综合征”这样的疾病也就不足为奇了。

因此，在我看来，4号性格者要预防“心碎综合征”，必须做到以下两点：

1. 该哭时就哭出来。美国生物化学家威廉·弗利博士发现，人们因动情而哭时，会分泌更多的激素和神经递质，有助于祛除体内因负面情绪而分泌的化学成分。

2. 积极乐观。美国哈特麦斯学院的罗琳·麦克拉提的研究发现，类似爱、感激和满足这样的情感，都会刺激分泌脑下垂体后叶激素，使神经系统放松，减轻压抑感，体内各组织的含氧量也会显著增加，就像经过了康复治疗一样。心电图还显示，人在积极乐观时，脑部和心脏也有同步电流活动产生，从而使相关器官的运转更加有效。

九型人格互动指南

4号浪漫主义者 VS 4号浪漫主义者

当4号浪漫主义者遇到自己的同类——4号浪漫主义者时，虽然会因兴趣相同而产生亲密感，但也会因同类相排斥而产生一些小矛盾。

他们能够欣赏彼此的独特之处，也能在审美方面达成共识，更有着许多共同的兴趣爱好，能够进行情感上的深入交流，并产生强烈的共鸣，更相信对方，也更能坦诚地面对对方，承认自己的缺点。总之，两个4号遇到一起，往往能成为挚友。

当然，他们彼此间也存在竞争关系，也会因为双方都想压制对方而产生一些矛盾，但因为他们擅长情感沟通，这些矛盾都能很快被化解。

如果两个4号组成家庭，他们可能会因为共同的审美观、温柔态度和强烈的情感表达而相互吸引。但他们都喜欢关注情感中的悲伤和痛苦等负面情绪，因此他们会在彼此的关系中制造隔阂和矛盾，使自己感受失去快乐的痛苦。他们追求完美的爱情，却总能发现伴侣的缺点，对伴侣提出更高的要求，因此双方都会抱怨，都会把对方视作痛苦的根源，开始相互攻击，也就容易陷入感情危机中。总之，两个4号更适合成为朋友，而不是亲密爱人。当然，如果他们对待伴侣能够像对待朋友一样坦诚，这对夫妻爱情的火焰可能会燃烧一生一世。

总之，两个4号相遇，需要彼此坦诚相对，多进行深入的心灵交流，理解彼此的情感，尽量关注事物好的一面，少关注事物不好的一面，就能使自己逃离悲观情绪的旋涡，积极地创造自己浪漫而幸福的生活。

4号浪漫主义者 VS 5号观察者

当4号浪漫主义者遭遇5号观察者时，也能形成良好的互补关系，但也会因性格的不同而产生一些小矛盾。

4号和5号都关注自己的内心世界，他们对世界观充满各种意义和符号的解读。双方都认为在事情的表面之下还隐藏着深层的含义和规则，而且他们相信这些隐含的意义是可以被联系在一起的。他们都认为真正的生活隐藏在虚假的外表背后，但这并不意味着他们就是出色的思想家，他们只是生活在自己的思想世界中，而他们的思想正好不同于社会的主流思想。因此，他们常常因为“局外人”的身份走到一起，以消除自己的孤独感。

他们看起来是相似的，其实不然，他们内心世界的关注点是不一样的。4号会对情感波动格外敏感，5号则是生活在一个充满抽象情景的世界里，精神上的想象能够让他们完全忘记与情感有关的内容。彼此关注点的差异常常引发误解、矛盾，导致他们自我退缩，自我封闭，从而使得他们像黑暗中交错而过的两条船，感觉不到对方的存在。

如果4号和5号组成家庭，4号对自我形象的执着要求会和5号的观察力结合在一起，从而产生一种唯美的距离。他们用充满象征意义的生活方式来相互表达情感，比如写情书、浪漫的牵手等。但是，他们对内心关注点的界限问题常常是矛盾的导火索：5号总是在积蓄自己的能量，他们会控制与他人相处的时间，以此来保护自己；4号则恰恰相反，他们需要大量关注，渴望亲密感觉。这就容易使得4号感觉自己被忽视，从而感到悲伤，开始抱怨，而4号抱怨越多，5号就越想回避，最终导致夫妻双方沉浸在各自的内心世界中，完全拒绝交流。当一段感情没有了交流，也就丧失了存在的意义。

总之，4号和5号相遇，需要4号更理性一点，认可5号的智慧，而5号要更感性一点，给予4号特别的关注，彼此间多进行深度的感情交流，就能避免冲突，形成和谐的关系。

4号浪漫主义者 VS 6号怀疑论者

当4号浪漫主义者遭遇6号怀疑论者时，也能形成良好的互补关系，但也会因性格的不同而产生一些小矛盾。

4号和6号都关注自身的情感，都希望自己是有所不同的，总想让自己在思想或行为上有所突破。而且，他们都关注自身情感中的负面影响，4号能够体会6号的害怕情绪，6号能够体会4号的忧伤情绪，因此在悲伤的时候他们会并肩站在一起，也能够分享战胜悲伤、痛苦之后的喜悦。双方因为相似的命运走到一起，他们同样分享着一股涌动的创造力，这股力量能让他们抛开压力，令人刮目相看。

但他们的关注点不同：4号因为害怕遭到误解和抛弃，而关注于那些正在体验深层情感的人；6号认为自己是被排斥、被压迫的人，他们害怕遭到迫害，他们会非常支持被压迫者的事业。因此双方时常产生分歧，双方都会因为缺乏自信心而抱怨对方，双方都想证明自己，但是谁也不愿主动，就容易形成僵持的局面。

如果4号和6号组成家庭，他们容易在对方身上发现与自己相似的特征——对负面情绪的感知，这种共性会让他们的关系更加牢固。夫妻双方都能够看到对方的脆弱，并给予支持的力量，尤其是当他们看到了人性的美好。但是，夫妻双方也可能因为自身的脆弱而无所作为，陷入负面情绪的旋涡中。4号抱怨6号不关心自己，6号怀疑4号的爱是否真诚，双方都陷入负面的设想中，危机就在所难免。如果他们中的一方能够主动放弃自己的成见，就能有效避免危机。

总之，4号和6号相遇，需要双方尽量看到彼此之间的相似性，而不要执着于彼此的差异上；也需要双方都关注事物发展中好的一面，减少自己的负面情绪。

4号浪漫主义者 VS 7号享乐主义者

当4号浪漫主义者遭遇7号享乐主义者时，也能形成良好的互补关系，但也会因性格的不同而产生一些小矛盾。

4号和7号都是自我主义者，他们都把注意力更多地放在了自己的需求上。4号追求自身的独特，7号追求自身的享乐。而且，7号追求享乐的方式具有多样性，这常常满足了4号追求浪漫、猎奇的心理，而4号独特的审美观也常常给予7号新鲜刺激的享乐。总之，他们能够看到对方身上的独特性。这让4号感到自己是特殊的，而7号则更加自信。他们能够支持对方的独特天赋，当然也可能在无形中对双方的结合寄予过高期望。

但是，4号的忧伤情绪常常使7号感到困扰，由于他们追求绝对的享乐，拒绝任何形式的痛苦，因此他们常常对4号没完没了的忧伤感到不耐烦，这反而更激发了4号的负面情绪，从而导致彼此的矛盾和冲突。

如果4号和7号组成家庭，4号享受悲伤，7号享受快乐，这种差异常常使得他们相互吸引，7号的多种选择和4号的深层情感承诺往往会因为双方的结合而达到平衡。4号通过感觉来体验世界，而7号主要是通过思想，但他们都能够与对方分享心灵和思想上的快乐，并从中追求刺激感。但是7号不是关注情感的人，他们无法忍受痛苦，而4号则认为痛苦是一种享受，他们常常在如何面对深层情感的问题上争论不休。双方都可能感觉被对方所控制。4号因为要控制自己的情绪而不满，而7号则害怕陷入情绪的旋涡中，这就常常导致他们相互疏远。

总之，4号和7号相遇，4号要学会区分哪些需要是可以解决问题的，哪些需要只是为了让自己感到舒服，却可能引发问题的；7号则要真诚地与4号进行沟通，而不是一味地表现出厌烦、疲惫或者拒绝的态度。只要彼此端正对待个人情感的态度，就能形成和谐的关系。

4号浪漫主义者 VS 8号领导者

当4号浪漫主义者遭遇8号领导者时，也能形成良好的互补关系，但也会因性格的不同而产生一些小矛盾。

4号和8号都渴望获得别人的关注，但又过于以自我为中心，有些不讲道理，而且他们获取关注的方式不同。4号常以独特、悲伤的形象吸引他人注意，而8号则常以强硬、权威的形象吸引他人注意。他们被彼此的巨大差异所吸引。和优雅、成熟的浪漫主义者相比，8号感到自己是粗鲁、生硬的。但是对4号来说，狂妄的8号对他们有一种致命的吸引力。当浪漫主义者的戏剧性与保护者对生活的欲望结合在一起时，就形成极其激烈的一种关系。

但是，因为4号关注情感的表达，而8号忽视情感或羞于表达自己的情感，所以4号常常误解8号表达情感的方式，感到8号不关注自己，从而陷入悲伤情绪中。而8号讨厌自己被情感所束缚，认为那是软弱无能的表现，因此他们会选择离开4号。

假如4号和8号组成家庭，他们被看作是贵族与平民的结合，他们会相互吸引。4号要求伴侣提供完整的情感，而8号喜欢碰撞出激烈的火花。他们都很欣赏对方不愿被约束的倾向，因此很可能结合在一起反对社会规则。双方都不愿过无聊的生活，这促使他们用更加强烈的方式表达情感——8号咄咄逼人，要求苛刻；4号的举动也会出人意料，而且他们愿意承受痛苦。总之，他们的爱情生活就如同一部惊险刺激的好莱坞大片。但是，当4号陷入忧郁中时，就会使8号感到困扰，会选择离开，这又会激发4号的愤怒，却恰好帮助4号摆脱了低迷的情绪。总之，他们是极其和谐的一对，是较为常见的组合。

4号和8号相遇，需要4号把注意力放在能让8号支持的项目上，而不要刻意追求8号的关注；而8号则要开始意识到投入到自身情感中的价值，这样双方就能保持和谐的关系。

4号浪漫主义者 VS 9号调停者

当4号浪漫主义者遭遇9号调停者时，也能形成良好的互补关系，但也会因性格的不同而产生一些小矛盾。

4号和9号都十分关注自己的情感世界，他们都沉迷于内心强烈情感的波动，因此他们能够理解对方的情感状态，能够很快拉近彼此的心理距离。而且，他们对情感关注点的不同也会对对方产生巨大的吸引：9号对人态度温和，尽量避免冲突，这常常使4号感到安全；4号的活跃和浪漫也是9号渴望的。

但随着接触的深入，他们又为这种差异感到痛苦。悲伤的4号需要得到9号的更多关注，然而缺乏活力的9号往往难以满足他们的需求，常常使4号感到失望，加重他们内心的郁闷，并最终引发他们对9号的抱怨。而9号会越来越退缩到自己的世界中去，不给予4号所渴望的爱的关注，这样恶性循环，矛盾日益激化。

假如4号和9号组成家庭，从积极的方面来看，他们能够冷静地爱对方，既没有不切实际的期望，也没有无缘无故的抱怨。从消极的方面来看，每个人都把不切实际的期望放在对方身上：浪漫主义者想要在情感上获得永久的满足，而调停者则希望一辈子有人支撑，从而对彼此造成极大的压力。如果他们能够放下彼此对爱的成见，更多地站在对方的立场来看待爱，往往是甜蜜而幸福的一对。

总之，4号和9号相遇，需要4号收缩自己的悲伤情绪，尽量给予9号积极乐观的印象；而9号也要在4号积极乐观的影响下主动寻找自己的目标，并一步步去实现自己的目标，这样才能形成和谐的关系。

第六章　5号：观察型

基本特征●自我判断

自测：你是观察型吗

请认真阅读下面20个小题，并评估与自身的情况是否一致，如果某一选项和你的情况一致，那么请在该选项上画钩。

1. 我喜欢分析、追求知识，为的是要了解这个未知的世界。

□我很少这样　　□我有时这样　　□我常常这样

2. 我喜欢独自制订计划并解决问题。

□我很少这样　　□我有时这样　　□我常常这样

3. 我喜欢一个人分析、思考，找寻生命的意义。

□我很少这样　　□我有时这样　　□我常常这样

4. 我不喜欢过度被计划好的生活。

□我很少这样　　□我有时这样　　□我常常这样

5. 我不擅长对他人说好听的话。

□我很少这样　　□我有时这样　　□我常常这样

6. 当别人企图控制我的生活时，我会很愤怒。

□我很少这样　　□我有时这样　　□我常常这样

7. 平常我不喜欢社交活动。

□我很少这样　　□我有时这样　　□我常常这样

8. 在一群人中我会感觉不自在。

□我很少这样　　□我有时这样　　□我常常这样

9. 我很少思想混乱、情绪激动。

□我很少这样　□我有时这样　□我常常这样

10. 我很少求助于他人，以免欠人情。

□我很少这样　□我有时这样　□我常常这样

11. 很多人感觉我是个冷漠的人。

□我很少这样　□我有时这样　□我常常这样

12. 当我专注地分析思考时，我会忘记日常琐事。

□我很少这样　□我有时这样　□我常常这样

13. 我认为解决问题最好的方法是冷静思考，理智分析。

□我很少这样　□我有时这样　□我常常这样

14. 我对时间及金钱很吝啬。

□我很少这样　□我有时这样　□我常常这样

15. 遇到问题时，我总是倾向于自己解决。

□我很少这样　□我有时这样　□我常常这样

16. 我觉得很难表达自己内心的感受。

□我很少这样　□我有时这样　□我常常这样

17. 我觉得自己不善于做主张。

□我很少这样　□我有时这样　□我常常这样

18. 我喜欢别人欣赏我的学问和知识。

□我很少这样　□我有时这样　□我常常这样

19. 有时我会希望自己有更好的社交技巧。

□我很少这样　□我有时这样　□我常常这样

20. 我是一个理解力强、重分析、好奇心强、有洞察力的人。

□我很少这样　□我有时这样　□我常常这样

评分标准：

我很少这样——0分；我有时这样——1分；我常常这样——2分。

测试结果：

8分以下：观察型倾向不明显，理性力量相对来说不强。

8～10分：稍有观察型倾向，遇事会借助思考的力量，但并不沉溺于思维的游戏，不会独坐书斋，冥思苦想。

11～12分：比较典型的5号人格，有相当强的探索性和求知欲，看重理性和分析。

12分以上：典型的5号人格，以逻辑思维理解整个世界，爱惜时间，喜欢独处，对客观的事物兴趣浓厚。

基本特征

5号十分注重他们的内心世界，他们希望自己能成为一个思想者。因此他们喜欢安静、独立，喜欢独处且重视自己的私人空间。在5号看来，精神上的思考

5号观察型的基本特征	
口头禅	苹果为什么落地；我思故我在
潜在渴望	洞悉天下事
行为动机	渴望比别人知道得多，懂得快，用自己的智慧和理论去驾驭他人，冷静机智，分析力强，好学不倦，善于理性、有逻辑地去处理问题并将情感抽离，不喜欢自己的空间受到骚扰
潜在恐惧	被人取代和驾驭，对身边事物感到无知，束手无策
防御机制	情感隔离
童年模式	活在被抛弃的担忧中
高层心境	全知
高层德行	无执
沟通模式	冷眼旁观
情爱关系	私密
人际关系	图腾
自我保护	城堡
安全状态	向8号领导型靠近
压力状态	向7号享乐型靠近
衣着特点	身材瘦弱、姿势僵硬；着装非常简朴，款式常常是“过时”“老土”的；衣服可能好几天都不换，头发也可能好几天都不洗
神态特点	常常面无表情、安静地倾听着，眼神空洞、迷离，很少带有情绪，喜欢沉思、皱眉、挠头
言语特点	很少说话；语气非常平板，没有情感色彩，言简意赅；语速较慢，声调平和不起伏，正面回答问题，不绕圈子，知识、分析、研究、逻辑能力强；常用词：我想、我认为、我的分析是、我的意见是、我的立场是
帮助自我成长的方式	1. 不要让情感被理性分析取代，不要让精神建构替代真实经验 2. 认识到接触情感不等于受到伤害 3. 认识到自己总是离不开秘密、优越、分离 4. 学会去冒险，去求助，去让私下的梦想变成现实 5. 与他人在一起时，自己感受到什么？把这种感受与自己独处时的感受对比，找到差异 6. 学会坚持完成重要的项目，并把它公之于众，让自己的成果被他人看见 7. 学会容忍他人的需要和感情

比行动更为重要，他们认为世界是复杂的，它会侵犯自己的隐私，所以自己只需要躲在自己的私人空间里，就可以认识外部世界，也可以保护自己，回归自我。总之，5号常常给人以“冷眼旁观”的感觉。

发展层级

根据对5号性格者发展情况的分析，可以将其划分为3种状态：健康状态、一般状态、不健康状态。每种状态又分为3个层级，在不同的层级中，5号性格者表现出不同的性格特点。

5号观察型的发展层级			
健康状态	1级	有远见的梦想家	开先河的幻想家，他们有一种能够参透和领会现实奥秘的奇异能力，能够总领万物的要义，从别人只看到虚无而混乱的东西中发现事物的规律，发现全新的事物
	2级	有觉察力的观察家	感知性的观察者，他们拥有卓越的智慧，能够透过事情的表面，很快地进入较深远的层级
	3级	专注的创新者	他们变得对单纯认识事实或获得技能不感兴趣，而是想用所学的东西去超越以前已被探究过的东西，他们想要“有所推进”，不仅是因为这是对他们能力的更大检验，更是因为他们想为自己创造一小块别人难以匹敌的领地
一般状态	4级	勤奋的专家	他们变得不如健康状态下自信，开始担心自己知道的不够多，总是怯于行动，在世界中找不到自己的位置
	5级	狂热的理论家	他们的兴趣越来越狭窄，越来越怪癖，他们对自身狭窄的兴趣之外的事物投入的时间越来越少，也越来越不愿意尝试新的活动
	6级	挑衅的愤世嫉俗者	他们害怕自己因为人或事的侵扰而延误事情的“进程”，所以决心抵御一切自认为会威胁自己脆弱领地的东西，这常常使得他们富有攻击性
不健康状态	7级	孤独的虚无主义者	无助感加深，所以他们的自我怀疑越来越严重，觉得几乎所有的人和事都成了他们的威胁，因此他们对自认为会威胁到自己的世界的所有人都抱有一种对立的态度
	8级	内心恐惧狂乱的人	随着内心恐惧感的加深，越发不相信自己应对世界的能力，越发逃避与外界的接触，逐渐退回到与世隔绝的状态
	9级	精神分裂症患者	呈现了病态的心理特征，他们幻听、幻觉、失眠的症状越发严重，而且他们也不再相信自己能够抵御世上的敌对力量和内心的恐惧了，他们渴望停止自己所经历的一切

亲密关系

5号习惯抽离情感，这能有效降低他们的物质欲，帮助他们减少与他人接触的机会，更有利于他们在人际交往中保护自己的私密信息。因此，5号可谓是九型人格中最害怕亲密关系的人格类型。

5号观察型的亲密关系
♂♀ 5号害怕亲密的感觉，他们总是竭力避免将自己的注意力集中到情感上，努力克制情感，因为亲密感会让他们觉得紧张
♂♀ 他们喜欢独处，与别人的亲密感觉，是发生在幽静的心灵密室里，唯有自己一清二楚
♂♀ 5号注重思考，往往能够看到语言在表达上的局限性，因此他们很少用言语表达感情和爱意，喜欢透过身体的接触来体会情爱，激起他们内在的感受
♂♀ 5号的感情反应迟缓，他们很少有激烈的表情和动作，别人会因此觉得他们高深莫测，俨如一位世外高人。然而当他们独自一人时，感情就会徐徐浮现出来，这时他们会很了解自己的喜怒哀乐，也知道自己喜欢什么、讨厌什么
♂♀ 5号与人越亲密，越容易产生脱离关系或与伴侣保持距离的念头
♂♀ 5号很容易就会对频繁的接触感到厌烦，他们会选择退出，来考虑清楚自己的想法，会花大量时间反复回顾或预演双方见面的场景
♂♀ 5号不轻易对伴侣做出承诺，而一旦他们做出了承诺，这个承诺就是经得起时间考验的
♂♀ 5号不轻易恋爱，而一旦他们爱上一个人，就容易对伴侣表现出强烈的占有欲，把对方当作自己情感生活的救生圈，常常让伴侣受到很大的情感压力
♂♀ 当5号感到自己是自由的时候，比如不用承担个人责任，也没有人强迫他们去应答时，他们会给予伴侣大力的支持
♂♀ 5号不擅长表达自己的情感，因此他们希望伴侣能够时刻关注自己的情感变化，并及时给予回应

给5号的伴侣的爱情忠告
♂♀ 5号注重个人的私密性，喜欢自由独立的工作，常常沉醉在知识、信息的世界里，因此伴侣要注意多给5号独处的时间
♂♀ 不要逼迫5号参与交际
♂♀ 有问题发生时，在5号面前要表现得客观理性，避免强烈的情绪反应
♂♀ 不要批评5号喜欢单独行动的生活方式，更不要企图将之扭转
♂♀ 欣赏5号的客观、机智，与他们说话要简短直接，切忌喋喋不休，失去重点
♂♀ 当5号从事他们的计划时，尊重他们对隐私的要求
♂♀ 安排自己的生活，培养自己的兴趣和社交圈子，不要时时依赖5号、让他们时刻陪伴你
♂♀ 要想增进你和5号的感情或减轻5号的焦虑，最好的方法是和5号有身体的接触，比如说帮5号按摩、陪5号跳舞等
♂♀ 多和5号谈论新鲜有趣的话题，新知识总是能引起他们的兴趣
♂♀ 5号具有极强的分析能力，因此多和5号深入探讨一些学术性问题，有助于展示5号的这种才能

亲密关系●健康隐患

社交恐惧症：走出内心的城堡，走到他的心里去

2014年12月19日下午1点30分，在四川甘孜某佛学院，华中师范大学2011届性学女硕士彭露露剃度出家，引起大众一片哗然。

彭露露在微博上宣称："我放下的是一切世间法，不单单是硕士性学专业，还有博士分析心理学专业、汉服、古琴等。因为一切世间学术都不能解释宇宙真理与生命真相，唯有佛陀宣示了真理，故而生生世世随学诸佛圣迹。这并不意味着我与世间的人事对立或对抗，上师教我用慈悲对待一切众生，用智慧点亮世出世间明灯。"

尽管彭露露的老师——著名性学家彭晓辉教授认为："她出家不是像别的人因为遇到重大挫折而逃避现实、逃避城市。她不是逃避，她是主动寻求。"但大多数人还是倾向于认为，促使彭露露剃度出家的最大的心理动机，就是逃避。

2011年，一则题为《华中师范大学性学专业毕业生彭露露求职屡屡碰壁》的消息在网络上引起了热议。对于身为学霸的彭露露来说，"高材生"的标签曾令她光芒万丈，但就连她自己也想不到在求职的时候会屡遭拒绝，令她一度心灰意冷，绝望至极。直到她成功应聘北京师范大学珠海分校，圆了教师的梦想，但她最终还是没能坚持走下去，因为遭受鄙视，不被理解已经令她步履维艰。

彭露露出家事件让我联想到了一个名词——社交恐惧症。

如今，随着互联网的日益发展，人们足不出户就可以买到日常所需的生活用品，因此越来越多的人加入了"宅男""宅女"的行列。而长时间宅在家里，缺乏与他人的交流与沟通，就容易形成社交恐惧症，甚至造成焦虑症、抑郁症，产生情感障碍。

社交恐惧症，又名社交焦虑症、见人恐惧症，是一种对任何社交或公开场

合感到强烈恐惧或忧虑的精神疾病，是恐惧症中最常见的一种，约占恐惧症患者的一半。社交恐惧症患者对于在陌生人面前或可能被别人仔细观察的社交或表演场合，有一种显著且持久的恐惧，害怕自己的行为或紧张的表现会引起羞辱或难堪，严重者甚至会对参加聚会、打电话、到商店购物或与权威人士交流都感到困难。

在我的职业生涯中，也遇到过一些出现社交恐惧症症状的患者。我一个朋友的儿子小P就是一位社交恐惧症患者。

小P在一家网络公司做程序设计师，每天下班后，他喜欢打打游戏、跟网友聊天，网上的他活泼风趣，吸引了不少女网友，甚至彼此以“老公”“老婆”相称，很是亲热。但如果有女网友主动问他要电话号码，或是想约他出去见面，他就会百般推脱，实在找不到借口推脱了，他就会删号玩消失。

小P30岁的时候，父母看到身边和儿子差不多大的年轻人都纷纷结婚生子了，但自己的儿子连个女朋友都没有，心里也开始着急了，就发动家里的亲朋好友给儿子介绍对象。一听到这个消息，小P就慌了，不得不告诉父母，他患了社交恐惧症。

在九型人格中，5号性格者是比较容易患社交恐惧症的人，因为5号十分注重他们的内心世界，他们希望自己能成为一个思想者。因此他们喜欢安静、独立，喜欢独处且重视自己的私人空间。在5号看来，精神上的思考比行动更为重要，他们认为世界是复杂的，它会侵犯自己的隐私，所以自己只需要躲在自己的私人空间里，就可以认识外部世界，也可以保护自己，回归自我。总之，5号常常给人以“冷眼旁观”的感觉。

他们渴望建立一个私密的空间，周围都是他们熟悉的物品，他们能在此休息、思考。在这个地方，他们会感到安全，能够躲避来自外界的侵犯，并在这个充满记忆和象征性物品的天堂里整理自己的思绪。为了维持这个独立空间，5号会收集所有他们需要的东西来保证自己的自由，并尽量克制自己的欲望，过节俭的生活。他们能从节制中获得快乐，他们喜欢做一件事情耗费的资源越少越好，因为这样他们就不必担心要去请求他人。

大多数时候，5号为了保护秘密，宁愿忍受分离的痛苦。因为长时间忍受寂寞，使得他们内心极度渴望那些短暂、激烈而极具意义的相遇，他们渴望寻找到知己：那些极少数能够分享他们秘密的人。也就是说，5号喜欢的是私人顾问、个人空间、秘密爱情。因为在和这些人的交往中，5号能够通过与对方交换隐私来获得一种私密的联系，更能通过非言语的亲密性接触，从而使自己感觉到一种秘密的联系。因此，5号认为性生活是生活中感觉最自由的一部分。

为了保护自己的私密空间，5号不会将注意力放在自身的感觉和外界人、事身上，而是将注意力放在如何制造自己与外界的人、事的距离上。他们喜欢隔离，却不会完全撤退到自己的私人空间，或者在自己身边树立起情感的围墙，而是把自己的感情排斥在外，站在自身之外的某个位置来观察一切。这种注意力的支配习惯在面临压力、亲密关系，或者毫无准备的情况下表现得尤为明显。5号可以把自己的注意力全部集中在身体之外的某个点上，通过这种方式让自己消失。

我认为，逃避并不能消除紧张，相反，它会使你感到懦弱，令你责备自己，以致下一次会更加紧张，造成社交恐惧的恶性循环。5号这种习惯抽离的心理和行为常常导致他们与现实脱节，阻碍了他们获得知识背后的真相和智慧，也就阻碍了他们发展。因此，5号要学着从自己内心那座孤独的城堡中走出来，多和其他人交流，才能避免遭受社交恐惧症的折磨，才能过有智慧的生活。

习得性无助：你强烈的无助感，让爱渐渐远去

我在讲九型人格课时，曾挑选了两个有严重情感问题的学员——A和B，对她们进行了有针对性的家庭系统排列的心理治疗。在治疗过程中，学员A情感迸发，失声痛哭；学员B却表情冷漠，面对“家人”的主动亲近，一再退缩。

学员B的情感问题的核心在于孩子。她与丈夫结婚后，就去了外地打工，不久发现自己有了身孕，但丈夫认为当时两人的经济条件太差，没有能力养育孩子，就劝她把孩子打掉。其实，她很想要这个孩子，但又无法说服丈夫，最终只好被迫打掉了孩子。这件事情成了她心里的一道疤，即便后来有了孩子，也没能抹去。

因为孩子这件事，她有些恨丈夫，经常和丈夫吵架、冷战，夫妻感情极度恶化。她想改变这种现状，但又无能为力，为了孩子，她也不能离婚。再说，

她也没有勇气离婚。她有时甚至想通过死来逃脱这让她窒息的生活。

看到她这个样子，现场很多女学员流下了痛心的眼泪，怒其不争，痛心她不爱惜自己，甚至有女学员大声斥责她自私，希望通过“当头棒喝”帮助她找回生活的激情。

课后，我的助理曾想对她进行进一步的采访，她慌忙连连摆手表示：“不用了，不用了，我觉得这对我不会有什么帮助的。”

在学员B身上，我看到了“无助”，进而想到了我看过的一部小说——2002年诺贝尔文学奖得主凯尔泰斯·伊姆雷的自传体小说《无命运的人生》。小说描写了一名14岁的布达佩斯少年克韦什·哲尔吉在上班途中被抓到集中营，从奥斯威辛到布痕瓦尔德，再到蔡茨，老实、乐观的哲尔吉和大多数犯人一样慢慢屈从于越来越恶劣的生存环境，放弃反抗，放弃求助，直到后来身体严重衰竭，丧失求生的意志。

这一刻，学员B仿佛和少年哲尔吉重合了，因为他们身上都贴上了一个标签——习得性无助。

习得性无助，是指人或动物接连不断地受到挫折，便会感到自己对于一切都无能为力，丧失信心，陷入一种无助的心理状态。

提出“习得性无助”这一心理学概念的，是美国心理学家马丁·塞利格曼。

1964年，塞利格曼开始在美国宾州大学攻读实验心理学博士学位。他们当时的一个研究是，从狗的实验中找出恐惧是如何促进适应性行为的。在动物实验室里，他们先让狗学会巴甫洛夫的各种反射，随后将狗放进一个实验箱中，只要蜂音器一响就给狗施加电击，而如果狗跑到箱子的另一边，他们就关掉电击。

但令大家苦恼的是，这些狗并不通过跑到箱子的另一边来逃避电击，它们只是消极地坐在通电的地板上，动也不动，等待蜂音器响起，在难以忍受的电击中哀嚎或惊叫。多次实验后，蜂音器一响，狗就趴在地上呻吟和颤抖，即使把笼门打开，它们本来可以主动逃避，却绝望地等待痛苦的来临。因为没有出现实验者预期的逃避电击的行为，这个实验最终只好停止。

塞利格曼大胆猜想：反复对动物施以无可逃避的强烈电击，会造成无助和绝望情绪。为了进一步验证自己的猜想，在接下来的5年中，他与同事们继续研究无助感形成的原因、治疗和预防，最终得出结论：狗的症状并非由于电击引起，而是对事件无能为力所致，就像人类面对许多无法控制的事件时，也经常试都不试就放弃了。这就是引起国际心理学界关注的“习得性无助”现象。

当人类出现习得性无助感时，他们通常会从3个角度来处理问题：

1. 个人（Personal）：他们也许会将自己投射到问题上，换句话说，倾向于针对问题来内化自己。

2. 普及（Pervasive）：他们也许会认为问题影响了生活中每个层面。

3. 永恒（Permanent）：他们也许会认为问题是不可能被改变的。

大量关于抑郁症的心理学研究表明：长期的无助感是抑郁症的根源之一。塞利格曼在进行了大量关于习得性无助的研究后也开始意识到这个问题，于是开始探索如何克服习得性无助，最终他提出了习得性乐观这一概念，根据这一概念，他认为乐观与无助一样可以习得，并且它是帮助我们摆脱无助最有效的手段，塞利格曼因此开创了积极心理学。

在九型人格中，5号性格者比较容易出现“习得性无助”现象，这是因为注重个人私密性的5号有着强烈的无助感，他们常常觉得自己时刻受到外界的威胁，因此他们必须与他人保持安全的距离，以保护自己对主控权的疯狂追求。然而，这种隔离他人的孤独常常使得他们十分绝望，很难适应生活，对世界也十分反感，并认为自己在社会中已无容身之所，所以他们背对着社会，变得极端孤立和孤独，越来越怪僻，陷入虚无主义的绝望之中难以自拔。

他们不允许他人怀疑、嘲笑和不理睬他们的想法，因为在他们看来，这是侵犯他们隐私和自由的行为，容易激起他们的攻击性。这时的5号会为了维持自己仅存的，且完全一厢情愿的一点儿自信，变得极其无礼：怀疑他人、嘲笑他人、贬低他人、伤害他人。这又容易激起他人排斥，使得5号和他人的关系愈加疏离。

他们极度推崇节制主义，认为只要留下最基本的生活保障品，就能使自己获得独立，并因此不致被任何人或任何事所钳制。他们的节制行为甚至可能达到极端的程度。比如，他们可能把汽车丢掉，一个人窝在一间废弃的屋子里生活，这样他们就不再是“某个体系”的一部分；他们可能漠视自己的身体，从来不注意自己的形象，吃得很差，过着乞丐一般的生活。然而，这种不受现实钳制的行为往往使得5号越发脱离现实，越发感到无助、恐惧。

由此可见，5号之所以感到无助，重点在于他们逃避自身的情感，然而情感并不因被逃避就不存在。尽管5号注重理性思维，总是和逻辑性强的书籍、资料打交道，表现得像个冷冰冰、没有情感的电脑一般，然而，5号毕竟不是机器，而是有着七情六欲的人。纵然他们可能意识不到情感在人际关系中的重要作用，但因为忽略情感带来的种种伤害和痛苦是真实存在的，当5号无法用那些冷冰冰的数据和理性思维来消除这些伤害和痛苦时，他们内心的无助感就会产生。

只有当5号学会关注自己的情感，在任何环境里都不惧怕自己的感觉和情绪，从理论走向现实，才会对世界有更真实的体验，才能为自己找到正确的发展方向，也自然能避免踏入习得性无助的心理状态。

性欲减退：你的痛苦，来自于你对知识的贪婪

我在讲解九型人格的过程中，遇到一个很有意思的5号案例。小安新交了一个男朋友阿宽，阿宽人长得十分清秀，书生气十足，是小安特别喜欢的异性类型，因此她对他一见钟情，并随即展开了热烈的追求。人家都说“女追男，隔层纱”，可小安追阿宽却一点儿也不容易，因为阿宽一开始面对她的追求时总是闪躲退避，直到后来两个人聊起九型人格这个话题，阿宽才开始接纳小安。

小安觉得阿宽是一个典型的5号性格者，因为他虽然博览群书，却不善言辞，尤其不善与人交流，此外，他这个人十分注重个人的隐私，即便他邀请小安去家里玩，也不会让小安参观他在家中的工作室。

随着恋情的逐渐升温，他们住在了一起。当天晚上，吃完了庆祝餐，小安去收拾碗筷，阿宽就去整理房间。等小安收拾完走进卧室后，发现整个卧室变成了一片紫色的天堂，床头优雅的兰花形状吊灯散发出柔和的淡紫色灯光，铺着紫色丝质床单的床铺舒适柔软，床单上洒满了玫瑰花瓣，床头的两个紫色大抱枕上绣着粉色的合欢花。阿宽从背后搂着她，递给她一个漂亮的粉色盒子，打开一看，里面装着一套紫色情趣内衣。

这一切看起来非常美好，但结果却让人有点尴尬，因为阿宽在步入正题前早泄了。尽管小安没有说什么，但阿宽感觉自尊心受挫，从那以后就拿出了当年学习时的用功劲儿，学习各种性爱知识，研究各种情趣用品，从世界各地搜

罗能增添情趣的道具，把自己变成了一个实打实的性爱理论家。但一到实践的时候，他就蔫了，不是早泄，就是勃起无力，他还是将其总结为是自己的知识储备不够，于是更加疯狂地学习性爱知识，还专门报了性学知识研究班。

从那以后，每当小安提出性要求，阿宽都推三阻四，找出种种理由来回避这个问题，惹得小安十分不快。在一次九型人格课上，小安认识了我，当她知道我对性学颇有研究后，就立即向我咨询起男友阿宽的问题来。

在我看来，阿宽的问题很明显，是性欲减退。性欲减退的诊断标准其实很简单：成年而不是老年；缺乏性的兴趣和性活动的要求；持续至少3个月；不是脑器质性疾病、躯体疾病、酒精或药物所致，也不是某种其他精神障碍（如神经症、抑郁症、精神分裂症）症状的一部分。大部分的性欲减退都与心理因素有关，忧虑、抑郁、紧张，遇到重大突发事件、夫妻矛盾等都可能导致性欲减退。从小安的表述来看，阿宽应该也是因心理因素引起的性欲减退。

小安曾提到一个细节，那就是她和阿宽行房时，阿宽从来不和她交流，一句话也不说。这其实就是5号性格者的一个典型特征。5号为了保护自身的私密性，往往缺乏与他人的交流，最容易导致内向、隐忍的性格，进而导致性欲减退。

从心理学的角度来看，5号之所以要和他人保持距离，是因为注重个人私密性的他们害怕自己在和他人的接触中产生太多情绪感受。他们认为拥有情绪、会表达情绪、会变得情绪化的人就是“不正常”的人，唯有理智、客观的人才是“正常人”。所以他们总是逃避人际关系，避免介入感情太深，不喜欢情感上的牵累，认为爱或憎恨会带来烦恼，他们觉得满足别人的期望及投入一段情感关系都是负累和约束，这会打扰自己的情绪和思想世界。

而阿宽对性爱知识的迷恋，也很好地体现了5号另外一个特别典型的特征——贪婪。

5号的惯性情绪就是贪婪。当然，这里的贪婪和之前所讲的吝啬一样，都不同于传统意义上的贪婪和吝啬。5号所贪婪的，是与他们眼中的资源有关的事物，即知识。对于习惯从身体退缩到内心的5号来说，只有丰富的知识能安抚一个害怕去感觉的人，让他不再害怕；只有丰富的知识才能满足一个人的预知感，让其能够保护自己免遭潜在的侵犯。因此，他们对于知识总有无休止的渴求，他们非常喜欢附属，并坚信世间的一切都可以通过书籍得到，甚至是那些人与人之间的情感、情绪的交流，他们也会先通过观察，然后去书中寻找与自己观察相对应的解释，并把这种解释当作某一类情绪、情感的真相，以便自己在下次遇到类似事件以及由此带来的情绪、情感时调用。

5号对于周遭一切不了解的事物，都会主动去收集资料，然后集中所有材料去做进一步的分析和了解。但是，当5号完成资料的收集后，往往会因为不知道事实与数据间到底有多少距离而不敢贸然行动，他们会进一步去寻求更多的资料来核对现有的资料，经过一番缜密的求证之后再采取行动。

此外，5号常常固执于追求知识而疏远他人，因为他们过分看重知识的重要性，误以为追求知识，就必须远离他人；误以为拥有了知识，自己的内心就具备了自我拯救的力量。然而，一味地追求知识，按理性思考问题，能促使理智发达，却可能使其缺乏实际动手能力；而且，远离他人，独自思考，容易陷入自我主义的陷阱，导致看问题片面化、主观化。

在5号贪婪惯性的背后，其实还潜藏着一种优越感。5号往往习惯远离那些要受到他人评判的活动，他们会给予自己习惯性的自我保护，为自己营造一种优越感，认为自己比那些追求认可和成功的人更优越。他们相信欲望和强烈的情感代表着自我控制力的减弱，当他们看到自己能够轻松拒绝那些主宰了他人生活的需求时，会有一种成就感。

为了帮助5号性格者远离性欲减退的伤害，5号就一定要注意避免在贪婪的心理中越陷越深，开始关注他人的世界，真心去关注他人，重视分享习惯的培养，将自身优异的理解能力运用到人际关系上，试着从别人的立场去理解他人，更融洽地和周围的人接触，加强自己与外界的互动和交流，才会让自己得到更多的东西，也才能建立起真正完美的亲密关系。

九型人格互动指南

5号观察者 VS 5号观察者

当5号观察者遇到自己的同类——5号观察者时，能形成良好的互动关系，但也会因性格相同而产生一些小矛盾。

5号追求独立，喜欢在人际交往中制造距离感，以保护自己的私密空间不受侵犯。两个5号性格者通常能在一起相处得很好，因为他们懂得相互尊重对方的界限。在外人看来，他们之间好像没有什么矛盾发生，因为他们很少交流，很少拥抱，但是那种没有说出口的联系却是非常明显的。5号说，在那些能够控制自己情绪的人面前，他们反而感到轻松。他们还说，当他人的期望侵犯他们的沉默空间时，他们会不由自主地进行反抗。

但是，长时间的情感分隔也容易阻碍他们彼此亲密关系的发展，尤其是当发生冲突时，他们都会选择退缩回自己的空间，彼此间没有交流，形同陌路。

如果两个5号组成家庭，他们往往是较为和谐的一对，因为他们不需要言语就能交流，这正是爱情的最高层次。他们虽然住在同一个屋檐下，却各有各的空间。他们会把家里的空间一分为二，平常互不侵犯。他们只在规定的时间才相聚在一起，比如孩子在家的时候或者晚上散步的时候。而且，他们常常在恋爱期间沉默，这正好可以让双方进行非言语的交流，让彼此能够去自由感觉。

如果两个5号成为工作伙伴，他们则容易遇到较大的阻碍，因为他们都不擅长与外界联系，也不注重彼此的交流。在工作中，他们都怀有等等看的态度，总是花很长时间去做准备工作，而对那些要求立即行动的信号视而不见。他们都在希望对方主动迈出一步，这种希望却常常落空，因此他们不得不需要外来的协调者。也就是说，两个5号并不适合同时做一件事情，他们常常互推责任。

总之，无论是在家庭还是在工作中，两个5号相遇，都需要注重彼此的交流，化被动为主动，思考也要辅助实践，才能形成和谐的关系。

5号观察者 VS 6号怀疑论者

当5号观察者遇到6号怀疑论者，能形成良好的互补关系，但也会因性格的不同而产生一些小矛盾。

5号和6号都属于思维三元组，都善于思考和分析，如果他们都受过良好的教育，那他们大部分都能成为钻研很深学问的专家、学者。因此，当他们在一起时，常常能碰撞出许多思想的火花。而且，5号与外界的分离迫使他们的伴侣成为主动者。即便是同样属于内向性格的恐惧症型6号，也不得不在双方关系中充当积极活跃的角色，怀疑论者通常愿意接受影响他人或指挥他人的机会。一个主动的角色能够增强6号的自信，同时也能让5号摆脱情感的包袱。

但他们的差异性也极大地阻碍了他们的进一步交流，5号注重个人的私密性，他们在做决定时只愿意信任自己的想法，因为他们觉得6号不如自己那么知识渊博。5号的这种行为常常激起6号的怀疑心，而面对6号的怀疑，5号往往不会回应，反而退缩到自己的世界中，拒绝与6号交流，这样就容易引发彼此间的矛盾。

如果5号和6号组成家庭，这对夫妻的主要联系是精神上的，即便是在他们情意绵绵的时候，他们都知道，爱的内容不仅仅是感觉。因此，这对夫妻可能不会公开表达情感，因为他们相爱的方式是通过一种安静的联系。比如，在同一个房间里读书，但是互不打扰；在一起吃饭，但是不用强迫自己说话。不过，由于6号总是想得到对方的肯定，因此他们往往把5号对空间和距离的需要当作一种拒绝，但实际上，5号的确需要时间来让自己的真实感受浮现出来，这时他们就容易因为距离感而产生矛盾。

总之，5号和6号相遇，需要6号理解5号天生的距离感，给予他们足够的个人空间，也需要5号主动与6号接触，多和6号交流，这样才能保持长久而和谐的关系。

5号观察者 VS 7号享乐主义者

当5号观察者遇到7号享乐主义者时，能形成良好的互补关系，但也会因性格的不同而产生一些小矛盾。

5号和7号也都属于思维三元组，他们都有好奇心，有探索精神，喜欢接触新事物。同时，他们都有搜集的癖好，也都容易紧张和神经质。当他们走到一起，往往能够在尊重彼此自由的基础上很好地交流，发掘共同的乐趣。

但是，5号是内向的，他们往往孤僻，更喜欢理性的享受，喜欢花很多时间独自做一件事情，如独自阅读、听音乐等。而7号则是外向的，他们活泼，喜欢社交，喜欢阅读，但是不耐烦坐太长时间。也就是说，5号注意力很集中，而7号注意力很分散。因此，5号喜欢探索悲伤等负面情绪，7号则努力回避负面情绪。两者的这些差异常常引发彼此的矛盾和冲突。

如果5号和7号组成家庭，他们往往是相敬如宾的一对，他们有着各自的私人空间，忙着各自的兴趣爱好：5号忙着思考，7号忙着享乐。总之，他们不会时时刻刻都在一起。好在7号总是能找到夫妻双方都感兴趣的事情。而且，他们也因为彼此的差异而相互吸引。5号佩服7号毫不拘束的自然态度，而7号则在5号身上获得宁静。只要他们能够保持交流，任何一方都不会干扰对方的活动，他们的婚姻会幸福长久。

总之，5号和7号相遇，需要7号积极寻找彼此的共同兴趣，引导5号从观察者的位置走出来，加入参与者的行列，而5号也需要更积极主动地面对生活，化思想为行动，才能维持彼此长久而和谐的关系。

5号观察者 VS 8号保护者

当5号观察者遇到8号保护者时，他们能形成良好的互补关系，但也会因性格的不同而产生一些小矛盾。

5号和8号都非常自立，他们都常把自己看作全体之外的人，也容易认为自己受到了排斥，并且愿意和任何威胁他们独立的人抗争到底。而且，他们都喜欢直接的交往方式，富有攻击性，希望保护自己脆弱的一面。因此，他们往往能够尊重彼此的个人空间，也就容易维持和谐的关系。

但是，当双方遭遇痛苦时，彼此可能都不愿意妥协，而且很难因为自己对他人的影响而内疚。5号有时会认为，8号在情感上的痛苦并不是自己造成的，而是因为对方缺乏自我控制。一个在痛苦中的8号有可能会想要报复。复仇也会是双方关系的一部分，主要表现就是8号急于争夺双方关系的控制权。

如果5号和8号组成家庭，他们往往是和谐的一对。8号总是想要的更多，而5号的需求总是最少的。8号是外向型的，而5号喜欢退回到自己的空间。不过，尽管有那么大的差异，这两种类型却有一种本能的吸引力，让他们成了最常见的夫妻类型。在九型人格中，5号性格在安全状态下会向8号靠近，而8号性格在面临压力时，则会向5号发展。双方共有的一条连线让他们在长期相处后会变得越来越像。久而久之，激进的保护者会变得顺从，而观察者则表现出果敢。

总之，5号和8号相遇，需要5号走出自己的象牙塔，敢于为生活奋斗，真实地表达自己的情感；而8号应该相信习惯控制自己情感、保持隐私的5号，彼此信任，才能维持长久而和谐的关系。

5号观察者 VS 9号调停者

当5号观察者遇到9号调停者时，他们能形成良好的互补关系，但也会因性格的不同而产生一些小矛盾。

5号和9号都不愿成为被关注的对象，都喜欢非言语的交流，双方都希望得到对方的理解，但又不想自己提出要求，他们担心遭到对方的拒绝或羞辱。当他们相处时，他们总是很安静，并且享受这种安静。

但是，9号有一种本事，只要是他们认为重要的人，他们就能体察到对方的感受，所以5号发出的非言语信号会有一个非常敏感的接收者。也就是说，在5号和9号的相处中，通常喜欢在一旁关注他人的5号，可能会发现自己突然成了被关注的对象。9号喜欢以5号的需求为自己生活的中心，格外注意5号的一举一动。而5号无法忍受情感上的依赖，当9号对他们期望过高时，他们的态度反而会变得冷淡，这就使9号产生被抛弃感，激起他们内心的怒火，矛盾就此产生。

如果5号和9号组成家庭，他们的爱情是细水长流的，但偶尔也需要泛起一点波澜。两种人的情感反应都很迟钝。9号的情感只能慢慢地表现出来，而5号会在与他人接触时压抑自己的情感。双方在一起时，可能会达成避免冲突的协议，各自允许对方拥有一定的私人空间，让另一半也能独处。调停者多样的活动通常不会让观察者感到不满，只要不影响正常的家庭生活；同样，健忘的9号也不会过问5号封闭的生活。但是，夫妻间的这种疏离感会使双方都专注于自己的生活轨道，使得双方的生活圈越来越远，关系也越来越淡。

总之，5号和9号相遇，都需要双方主动地融入对方的生活圈子，多多沟通和交流，享受亲密关系带来的快乐和成就。

第七章　6号：怀疑型

基本特征●自我判断

自测：你是怀疑型吗

请认真阅读下面20个小题，并评估与自身的情况是否一致，如果某一选项和你的情况一致，那么请在该选项上画钩。

1. 我不会轻易相信别人。

□我很少这样　　□我有时这样　　□我常常这样

2. 我从小就常想着有一天一定要出人头地。

□我很少这样　　□我有时这样　　□我常常这样

3. 我常常会在内心里提防别人陷害和利用我。

□我很少这样　　□我有时这样　　□我常常这样

4. 我要求公平，期望我的付出和我的所得是相等的。

□我很少这样　　□我有时这样　　□我常常这样

5. 我对金钱采取谨慎的态度，严格控制开销。

□我很少这样　　□我有时这样　　□我常常这样

6. 我做事不是一拖再拖，就是一往无前。

□我很少这样　　□我有时这样　　□我常常这样

7. 当一个新项目要开始时，我总是担心出现问题或麻烦。

□我很少这样　　□我有时这样　　□我常常这样

8. 我觉得自己有时充满矛盾，崇拜权威，有时又会质疑权威。

□我很少这样　　□我有时这样　　□我常常这样

9. 我渴望别人喜欢我，又怀疑别人，害怕他们不喜欢我。

□我很少这样　□我有时这样　□我常常这样

10. 我常问自己是否做错了事，因为我害怕犯错而被责怪。

□我很少这样　□我有时这样　□我常常这样

11. 当别人批评我时，我会觉得这是一种攻击而愤怒。

□我很少这样　□我有时这样　□我常常这样

12. 我经常因为疑惑而感到焦虑。

□我很少这样　□我有时这样　□我常常这样

13. 我经常犹豫不决，很在意身边重要的人的想法。

□我很少这样　□我有时这样　□我常常这样

14. 我不喜欢虚伪的人。

□我很少这样　□我有时这样　□我常常这样

15. 受到夸奖或表扬时，我常持怀疑态度。

□我很少这样　□我有时这样　□我常常这样

16. 我做事通常想得太认真。

□我很少这样　□我有时这样　□我常常这样

17. 我常以我的聪明为荣。

□我很少这样　□我有时这样　□我常常这样

18. 我很少做重大决定。

□我很少这样　□我有时这样　□我常常这样

19. 我希望知道别人对我的期待具体是怎样的。

□我很少这样　□我有时这样　□我常常这样

20. 我是一个忠诚、值得信赖、勤于思考的人。

□我很少这样　□我有时这样　□我常常这样

评分标准：

我很少这样——0分；我有时这样——1分；我常常这样——2分。

测试结果：

8分以下：怀疑型倾向不明显，比较自信，对于生活中的变数和危机能采取淡然的态度。

8～10分：有一定的怀疑型倾向，时而为了规避危险做一定的预设和准备。

11～12分：比较典型的6号人格，注意力的焦点放在未知的危机之中，经常感到忧虑和担心。

12分以上：典型的6号人格，非常没有安全感，整天疑虑重重。一旦危机真正来临时，又比较镇定、稳重，危机处理能力强。

基本特征

在九型人格中，6号是典型的怀疑主义者，他们和5号性格者相似，都认为这个世界危机四伏，人心难测，一旦交往不慎，就会被人利用和陷害。但他们又和5号性格者不同，他们不像5号一样享受孤独，而是害怕孤独，恐惧自己被孤立、被抛弃，因此才对人和事都没有安全感。也就是说，其实6号内心里是渴望与人接触，并渴望得到他人的保护的。

6号怀疑型的基本特征	
口头禅	永不停飞的预警机
潜在渴望	感到安全，受到保护
行为动机	恐惧型：渴望受到保护和关怀，为人忠心耿耿，但顾虑多，怕出风头，怕生事端，怕自己力不从心，怕人虚伪、事与愿违 反恐惧型：要证明自己不怕而做出相反行为，有先发制人、后发受制于人的行为心态，疑心大
潜在恐惧	被遗弃，被孤立，对人对事缺乏安全感
防御机制	投射
童年模式	焦虑源于父母的情绪化
高层心境	信念
高层德行	勇气
沟通模式	旁敲侧击
情爱关系	力量、美丽
人际关系	责任感
自我保护	关爱
安全状态	向9号调停型靠近
压力状态	向3号实干型靠近
衣着特点	身材适中、体格强健，常会有肌肉绷紧、双肩向前弯的表现，着装以便于打理为原则，朴实无华，但并不老土过时，深色居多、款式简洁
神态特点	眼神总是焦虑的、不安的，颧骨部位的肌肉总是紧张的，即便在笑的时候也是如此；眼神不断左右移动，时刻关注着环境中的细微变化，有时候会瞪起眼睛盯着别人

续表

6号怀疑型的基本特征	
言语特点	讲话时声带颤抖，语调比较低沉，节奏比较慢，久久不切入正题，常用词：慢着、等等、不一定、我担心、我怀疑、让我想一想、不知道、或许可以的、怎么办、但是等
帮助自我成长的方式	1. 把内心的害怕告诉一个值得信任的人，听听对方的反应，用事实结果来检验自己的思维判断 2. 注意自己是否有从他人行为中寻找潜在企图的习惯；当他人表现出敌意时，首先检查自己是否先表现出了进攻倾向 3. 不要让怀疑为自己关上帮助的大门 4. 打断自己对他人的观察，不要总强调他人是否言行一致 5. 提醒自己回忆那些快乐的记忆 6. 利用自己的想象力，去想象和表达正面的结果。如果注意力总是集中在最糟糕的结果上，那就通过想象力把负面结果夸大，让自己发现原来现实还不是最糟的

发展层级

根据对6号性格者发展情况的分析，可以将其划分为3种状态：健康状态、一般状态、不健康状态。每种状态又分为3个层级，在不同的层级中，6号性格者表现出不同的性格特点。

6号怀疑型的发展层级			
健康状态	1级	自我肯定的勇者	能够肯定自己、信任自己，并与自身的内在权威有一种和谐的关系，同时他们也能够相信他人，并以忠诚的形象赢得他人的信任
	2级	富有魅力的人	拥有一种迷人的个人魅力，能够在无意间吸引别人。他们知道如何引起他人强烈的情感反应，左右他人的情绪。也就是说，他们有一种让他人做出回应的能力，尽管他们自己通常意识不到这一点
	3级	负责任的伙伴	通过负责任地创造和维持互利关系来强化他们的自我形象，为了维持一段真挚的友谊或一段稳定的合作关系，他们会十分忠诚，全身心地投入到这段关系之中

续表

6号怀疑型的发展层级			
一般状态	4级	尽职忠诚的人	他们越发感到维系一段稳定关系的重要性和迫切性，因此他们选择承担更多的责任，常常以一个尽职尽责的忠诚者形象示人
	5级	矛盾的悲观主义者	内心的不安全感逐渐加深，这使得他们变成了矛盾的悲观主义者：一方面他们能够忠实于自己的责任和义务，一方面他们又开始担心无法应付肩上的压力和要求，害怕因此而失去来自盟友和支持体系的安全感。在这种情况下，他们容易产生矛盾心理：我们如何能减轻身上的压力和紧张，又不会让自己尽忠的那些人感到失望甚至愤怒呢？
	6级	权威的反叛者	他们内心的恐惧感越发强烈，他们努力想要控制自己的这种恐惧感，却因为已经与内心的权威失去了联系，常常做出粗暴的反恐惧行为，给人以极富攻击性的印象
不健康状态	7级	过度反应的依赖者	他们一改第6层级时嚣张跋扈的独裁者形象，变得胆怯、懦弱起来，因为他们发现在尝试攻击性行为后无法继续坚持
	8级	歇斯底里的被害妄想症患者	有着更深的焦虑感，这使得他们从自我压抑的抑郁症状态逐渐转变为歇斯底里的被害妄想症状态，这使得他们失去了控制焦虑的能力。当他们想到自己的时候，会变得失去理性和疯狂；想到他人的时候，则充满歇斯底里与妄想
	9级	自残的受虐狂	他们发现歇斯底里的自己只能促使他人远离自己，破坏了自己渴望的亲密关系，并因此滋生出强烈的罪恶感。为了消减这种罪恶感，弥补自己过激行为对他人造成的伤害，他们往往会选择自我惩罚

亲密关系

尽管6号习惯怀疑他人，但他们内心其实是渴望亲密关系的，而且，他们能够对伴侣保持高度的忠诚，愿意面对“婚姻中的问题”，而且觉得有责任去“解决问题”，他们会通过不断做出承诺来表现自己的忠诚。因此，他们往往能够拥有长期的婚姻。

6号怀疑型的亲密关系
♂♀　6号有着强烈的怀疑情绪，他们习惯质疑周围人的企图，怀疑他人好心的问候，并猜测其行为背后的真实想法
♂♀　要建立真正的信任依然是一个漫长的过程，因为6号容易产生疑心，哪怕是一个很小的问题，都可能让双方的关系陷入危机
♂♀　6号十分实际，相信行动胜于感觉，因此不看重浪漫的爱情，着重于彼此做了什么来表达爱意
♂♀　6号不相信他人的承诺，他们会一遍又一遍地对最初的承诺提出质疑。“没有什么是永恒的，我信任我的伴侣吗”这样的问题总是在他们心头缠绕
♂♀　6号敢于面对危险和挑战，当夫妻需要一致对外时，6号会与对方患难与共，变成忠诚的伙伴
♂♀　6号喜欢去设计一个幸福的未来，在他们看来，幸福的未来意味着家庭的责任都履行了，该偿还的房贷都还清了。但是当这样的时刻真正来临时，他们却不太容易感到快乐和轻松
♂♀　在亲密关系中，6号喜欢扮演给予者的角色，这能让他们感到更多的爱。为了稳定双方的关系，6号会选择一种方式来帮助对方实现他或她的目标
♂♀　6号希望影响伴侣，而不希望被伴侣影响。如果6号知道了自己也会被伴侣伤害，知道了伴侣想要控制自己的欲望时，他们就会很生气。他们会产生一种冲动去拒绝这种快乐，去断绝这段关系，或者把自己分割到不同的关系中
♂♀　要赢得6号的信任感需要很长的时间。他们一般都很清楚伴侣的性格弱点，这些弱点妨碍了双方天长地久的承诺，让6号对那些恭维的好话充满怀疑
♂♀　他们很难主动追求快乐，因为当他们开始相信时，疑虑和恐惧也在随之增加
♂♀　6号认为自己能够发现他人内在的企图，如果他们看见了某个别人没有发现的盲点，他们必须把这个问题说出来才会感到安全，否则对方的任何行动都会笼罩在这个缺陷的阴影中
♂♀　6号会把自己的感受投射到他人身上。比如，他们可能认为你不够专一，实际上是他们自己在东张西望
♂♀　6号需要得到肯定信息来消除疑虑。“你会一直爱我吗”对于这样的问题没有正确答案。即使你的回答是肯定的，他们也会怀疑你是否诚心。因此，6号总是不断要对方肯定对自己的爱，不停地问：你还爱我吗？你什么时候会不要我？
♂♀　6号肯为爱人牺牲，愿意成就别人多于追求自我实现
♂♀　6号不容易记得快乐的事，悲观，有不公平感，容易小事化大，情绪失控

给6号的伴侣的爱情忠告
♂♀　6号对伴侣的人格要求有近乎洁癖的倾向，他们对于身边信任的人，特别是配偶、恋人的期望特别高，这是因为这些人罕有地接收过6号对其他人难以付出的信赖，所以会被视为应该在任何情况下都向自己开诚布公的亲密伴侣。因此，伴侣要经常和6号沟通，以便让6号感觉自己是诚实、值得信赖的
♂♀　身为6号的伴侣，请务必让他们知道你每天的行动，他们不是要控制你、干涉你，只是他们必须知道这些才能安心
♂♀　6号的内心充满了恐惧和不安，因此伴侣不要吝啬给予诸如“我不会离开你”之类的承诺
♂♀　6号在激动时很难冷静下来，如果他们发怒，切忌与他们大吵大闹对着干，这只会火上浇油，最好暂时离开，静待他们平息怒气后再与其沟通
♂♀　6号经常无缘无故地感到紧张，伴侣不要指望他们能够对他们的紧张做出解释
♂♀　面对6号的质问，伴侣要保持友善的态度，不要不耐烦
♂♀　不要轻易赞美6号，因为多疑的他们很难相信你的赞美是真心的，只有不断地聆听和支持他们，才是取得他们信任的最好方法

亲密关系●健康隐患

疑病性神经症：猜疑是最大的杀伤性武器

2009年我在参加《午夜讲坛》栏目时，曾和大家分享过一个大女人、小男人的故事。

一个男人下岗了，每天赋闲在家，家里所有的经济开销都是女人在负责。时间久了，男人心里头就觉得特别堵得慌，开始怀疑妻子有外遇，然后就每天不断地查、问，用尽了手段，都没有查到什么实质性的证据。但他还是觉得特别没有安全感，天天在心里念叨："我老婆到底会不会背叛我呢？"

后来，女人发现自己怀孕了，但她当时并不想生孩子，就想去医院做流产手术，男人坚决不同意，一再劝阻女人说："你怀孕了就赶紧生孩子，以后你待在家里，我出去打理公司。"

女人坚持不肯生孩子，男人就很生气地质问："你为什么这样，有这样一个机会做贤妻良母，你怎么还不愿意呢？"

双方的矛盾由此激化，僵持了一段时间后，女人最终选择了妥协，生下了孩子，但两人感情上有了一道很深的裂缝，常常因此吵架。

到了孩子3岁的时候，双方的矛盾最终爆发了：男人怀疑孩子不是自己亲生的，提出要带孩子去做亲子鉴定。这是为什么呢？

原来，男人本来就怀疑妻子有外遇，再加上周围的人天天在他耳边说："你老婆整天打扮得那么漂亮，还天天在外面跑，又有那么多钱，这年月女人只要变坏了就有钱了，女人挣来的钱一定是傍着别的男人得到的。"男人越来越坚信当初妻子不愿意生下孩子，是因为孩子不是自己的，于是就提出要带孩子做亲子鉴定。

而妻子则觉得委屈，抱怨道："我这么多年来辛辛苦苦在外面拼事业赚钱，不都是为了这个家吗？我当初不想生孩子，是你坚持要我生的，结果生下来你又怀疑孩子不是你亲生的，你这是对我极度的不信任，是对我人格极大的侮辱。既然不信任，那还在一起干什么呢？”

亲子鉴定结果出来了，孩子的的确确是男人亲生的。但他的怀疑对妻子造成了严重的情感伤害，妻子最终和他离了婚。

男人的这些行为都表明他是一个典型的6号性格者。6号有着强烈的不安全感和怀疑思想，因此他们在为人处世时相当小心谨慎，总是对环境中可能存在的风险及问题忧心忡忡，常常令自己陷入不安境地。他们对环境中任何细微的变化都十分敏感，这份敏感并不是指体察对方的感受，而是通过敏感地察觉对方的变化来体会自己内心的感受，然后以逻辑的方式根据这份感受梳理出自己对变化的判断，继而判断所处环境是否安全，再决定自己是应该静观其变，还是抽身离去。

总之，在6号看来，怀疑是必不可少的，这有助于他们做出正确可靠的抉择。因此他们认为所有事情都在质疑的范畴之内，别人说的话他们质疑，自己的思想和能力他们也质疑。他们总是设想未来的种种悲惨景象，只为一旦大难来临时能够从容地应对。然而，6号常常陷入怀疑的误区——猜疑中，使得他们过分戒备身边的人，对于别人给予的帮助也要思索几分，那只会遮蔽他们发现善的眼睛。

婚姻中，6号性格者性格中的怀疑和不安全感会导致他们经常需要确定爱人对他们的爱是否属实，并且需要爱人的不断表态和行为上的表现来印证，偶尔他们还会试探爱人的忠诚，以暗示性的询问来寻求所谓的真相，以此获得安全感。他们总是猜测伴侣行为背后的动机，有时甚至臆想伴侣行为背后是否有什么暗示，这就导致他们太敏感，常常给人留下疑神疑鬼的印象，引起伴侣的反感。而且，在婚姻生活中，6号也常常心存疑虑。需要时不时用些手段和方法来检验婚姻的可靠性和爱人的忠诚度。有时候6号的爱人会因为受到质疑而感到非常失望。对此，6号的解释是：“就算伴侣已反反复复地向我表示忠诚，我还是会不时考验他一下。我不是不相信他，只是想让自己的心更为踏实罢了。”

生活经验告诉我们，猜疑能让和谐的家庭产生缝隙，也会让苦心经营的情感毁于一旦。而医学经验告诉我，猜疑还可能引发健康问题，比如罹患疑病性神经症。

疑病症又称疑病性神经症，目前归类为躯体形式障碍，主要指患者担心或相信患有一种或多种严重躯体疾病，反复就医，尽管经医学反复检查显示阴性以及医生给予没有相应疾病的医学解释也不能打消患者的顾虑，常伴有焦虑或抑郁。本病多在50岁以前发病，为慢性波动病症，男女均可发生。

疑病性神经症的治疗一般以心理治疗为主，辅以药物治疗。

1. 心理治疗

疑病性神经症的心理治疗以支持性心理治疗为主，即心理医生开始要耐心细致地听取患者的陈述，让他们出示各种检查结果，持同情关心的态度，与患者建立良好的关系，在患者信赖医生的基础上引导患者认识其疾病的本质不是躯体疾病，而是一种心理障碍。心理医生要在认可接纳患者确实存在明显躯体不适感的基础上，对疾病的性质进行科学合理的解释，避免纠缠于症状本身。

此外，心理医生应引导患者转移自己的注意力，比如环境的变化、生活方式的改变、参加各种社交活动都可转移患者的注意力，森田疗法、认知行为治疗都对消除疑病症有一定的作用。

2. 药物治疗

疑病性神经症的药物治疗主要是针对患者的抑郁、焦虑等情绪症状，可使用抗焦虑与抗抑郁药，如选择性5-羟色胺再摄取抑制剂、苯二氮䓬类药物等。如果病情严重，也可选用小剂量的非典型抗精神病药，如喹硫平、利培酮等，以提高疗效。

而在爱情和婚姻中，6号要想维系完美的亲密关系，不被猜疑牵着鼻子走，往往需要做到以下3点：

（1）6号要和伴侣加深了解，因为了解是互相信任的基础。有一位观众熟悉的电影演员，据说追求他的女孩子确实不少，有的痴情姑娘还专门站在制片厂门外等他。单位有人不免替他的妻子担心，谁知她听了以后，淡然一笑，不介意地说："我了解他。"他的妻子为什么能如此坦然呢？就是因为她太了解自己的丈夫了，知道他的品性，深知他的为人，坚信他不是那等轻薄之徒。所以，她自然也就没有烦恼了。

（2）6号要学着心胸开阔一些，宽容大度，不要轻信传闻，庸人自扰。有些猜疑是根本没有缘由的，有的是误会，有的纯粹是捕风捉影，有的则是小题大做。鲁迅先生有一段描写就是怀疑主义者的形象写照："见一封信，疑心是情书了；闹一声笑，以为是怀春了；只要男人来访，就是情夫；为什么上公园呢，只该是赴密约。”要知道，在社会中，一个人除了和自己的恋人交往以外，还要工作、学习，有自己的社交关系。在对方进行这些正常活动时，怎能无端怀疑、责怪呢？否则，就有“庸人”之嫌了。

（3）6号要对伴侣开诚布公。有话说在当面，有了嫌隙及时弥补。有些猜疑纯属误会所致，一旦把话说开，把事情弄明白，误会当可消释。否则，有话不说，闷在心里，隔阂会越来越大。

抑郁症：习惯性冷战，将摧毁你的幸福

在社会生活、工作压力日益加大的今天，抑郁症在现代社会中越来越成为一种高发病症。

在一个阴雨绵绵的星期天，我遇见了患者刘某——一个典型的抑郁症患者。

从他走进诊室，到坐在我面前，伸出手腕放在脉枕的期间，脸上没有任何的波澜，好像不食人间烟火一样淡然，眼神木然看向远方，动作缓慢显得有些迟钝，话语很少，不爱沟通。冷冰冰，是他给我的第一感觉，根据他的这一系列外在表现，我初步将他归类为6号怀疑型性格。

就诊过程中，他很少说话，总是我问一句，他答一句，而且回答都很简短，一般不超过5个字。

他的妻子告诉我，工作上，许多事情他都喜欢亲力亲为，交给身边的人去做总觉得不放心，老是担心出了这样或那样的问题；生活中，他总是一副意志消沉的样子，对什么事情都提不起兴趣，睡眠质量差，睡梦中总是被惊醒，常感觉头晕乏力。

我问及他们夫妻的感情时，他的妻子脸色有些迟疑，思考了一番后告诉我，他们的感情不太好，因为他经常无缘无故地和妻子冷战，冷战的原因往往让妻子觉得莫名其妙。

比如，有一天，妻子参加部门聚会，回家晚了，结果他不理妻子，妻子多次追问原因，他才告诉妻子：“给你打了十几个电话，你一个都不接！”妻子一看手机，的确有未接来电，便赶紧跟他解释。可他得理不饶人，就是不理睬妻子。妻子心想，一个大男人怎么这么小心眼，一怒之下回娘家待了一阵，两

个人就这么冷战了一周，直到妻子回家主动跟他道歉。

还有一次，他和妻子发生冷战的原因，居然是一个选秀节目。某个星期五晚上，他们一起观看某选秀节目，他支持8号，妻子支持6号，两个人因此就吵起来了，冷战了3天才罢休。

我又问及他们的夫妻生活，妻子扭扭捏捏地告诉我："他好像对那个不太感兴趣，我们一个月有一次就不错了。"

他妻子的这些话，更加验证了我对这个人是6号性格者的判断，而且他表现出的这些症状还恰恰是抑郁症的典型症状。

抑郁症，也称抑郁障碍，是以显著而持久的心境低落为主要临床特征的一种心境障碍，主要表现为心境低落与其处境不相称，情绪的消沉可以从闷闷不乐到悲痛欲绝、自卑抑郁、悲观厌世，有些患者甚至有自杀企图或行为；肢体动作发生木僵；部分病例有明显的焦虑和运动性激越；严重者可出现幻觉、妄想等精神病性症状。

患有抑郁的人会感到情绪低落和消沉，尽管可能被某些一般的生活事件所激发，但低落的情绪迟迟难以恢复，总感到"没劲""没趣"，心中无喜悦感。处于抑郁状态的人总是懒懒散散，做事情缺乏该有的勇气和闯劲，退缩犹豫，缺乏内动力，对生活没有乐趣，对前途失去希望，对活动没有精力，对处境无能为力，觉得生存缺乏意义，认为自己没有用处，而且还会经常觉得疲乏和周身不适。

睡眠不好是抑郁者的又一个显著特征，他们夜里常常要醒来好几次。有时醒来后就再也睡不着，胡思乱想直到天明。睡不好、吃不香、做不动的恶性循环也随之形成。抑郁的人会变得孤僻和自闭，他们把环境、自己和将来都看得一无是处，有的人甚至冒出了厌世的念头，出现自杀观念或行为。

在九型人格中，6号性格者是抑郁症最爱纠缠的对象，因为他们总是生性多疑，凡事喜欢寻根究底，没有安全感，容易悲观、焦虑。大家所熟悉的著名节目主持人崔永元也是一个6号性格者，他就曾因为患有抑郁症而痛苦不堪。

在亲密关系中，患有抑郁症的6号也总是很冷漠，动不动就和对方冷战。而许多感情、婚姻的破裂都是从冷漠开始的，冷漠是婚姻生活中最可怕的，冷战时间过长，就会有一方厌烦这种状态，单方亮出"免战牌"，要么选择逃跑，要么投到新知己的怀抱。

因此，在我看来，6号要想摆脱抑郁症的烦恼，首先要做的就是克制自己习惯性冷战的毛病，在矛盾发生后积极和伴侣沟通解决问题。

对于这位抑郁症患者，我推荐他使用“三步治疗法”。

第一步，心理治疗。

通过心理治疗来改变患者不适当的认知、思考习惯，以及行为习惯。一般来说，心理治疗都是从以下几方面着手的：

1.把注意力转移到愉快的活动上去，积极参加有益的活动，让自己重新活跃起来。

2.进行积极的自我暗示，在困难面前暗暗地鼓励自己的勇气和信心，就是积极的自我暗示。

3.注意自己健全人格的塑造与培养。在日常生活中，注意培养自己遇事不愁、处事不惊、容人容事、不计较小是非的性格，努力摆脱心胸狭窄、目光短浅、自私自利、斤斤计较的不良个性。

4.做最感兴趣的事。如果事业上没有获得成功，想办法增进自己的技能，从最感兴趣的事入手；或者再寻找其他成功的机会。有计划地做些能够获得快乐和自信的活动，尤其在周末，譬如打扫房间、骑车、写信、听音乐、逛街等。

5.良好的人际交往。经常和朋友保持交往的人，其精神状态远比孤僻独处的人好得多，尤其在境况不佳时，朋友是最好的医生。

第二步，情趣治疗。

患者应多接受阳光，因为阳光中的紫外线可以或多或少地改善一个人的心情；还要多进行运动，有时间可以出去旅游散心，因为6号性格者时刻在思考，多活动身体也可以使“大脑”得到意想不到的放松。

此外，患者还可以通过写日记来缓解自己的抑郁心理。有关研究人员做过这样一项研究：他们让一组心理学学生在4个月中，每天用20分钟时间按要求在日记中写下“我最痛苦的事”，并保证会对这些内容保密。这些事情包括手淫之类的性问题、想自杀及其他沉重的犯罪感。结果有些学生边写边哭，有的愤怒、悲伤或忧虑，然而日记最终帮助他们保持了头脑清醒，并且认识到该如何面对这些问题了。4个月后，调查显示他们中的每一位学生都比以前具有更正确的生活态度。此研究说明，把内心痛苦的事通过日记的形式表达出来，对心情抑郁者是一种有效的心理治疗法。

不过，在写日记时要注意以下问题：如实写出自己所遇到的苦恼问题；详细记下事情本身和内心的感受；想写时就写，不必太过考虑语法和修辞是否妥当。

第三步，药物治疗。

情绪的不稳定势必导致身体内激素的紊乱，中医认为，情志长期压抑，会导致肝气郁结；而6号具有强大的思考能力及不安全心理，容易伤精耗神，惊恐伤肾。根据患者的症状，我为他选择了疏肝解郁、强精补肾的中药调理方案。

慢性前列腺炎：“爱”不起来，根源在焦虑

多年不联系的朋友大柯突然打电话联系我，说晚上要请我吃饭。我纳闷地说道：“请我吃饭？你不是在广州吗？”

“为了见你，我可是专门飞过来的。怎么样，一句话，有空吗？”

“你这人，一向是无事不登三宝殿。说吧，你有什么需要我帮忙的？”

“先见面再说。”

大柯把晚餐的地点选在了一家环境十分优雅的海景餐厅，我到的时候，一眼就看到了他，他坐在靠窗的一个位子上，望着窗外的海景出神，手上拿着一个打火机，无意识地摆弄着。他的这一举动，显示出内心的焦虑。

看见我，大柯急忙站起来，朝我挥手，却不小心蹭倒了高脚酒杯，杯子里的酒洒了出来，弄脏了他的衬衫，他一脸懊恼。

吃饭过程中，大柯和我谈经济，谈股票，谈儿女教育，谈了一大堆，却没有谈他找我的原因。他不说，我也不问。

晚饭后，大柯提出要去海边走走，我心想：看来是要步入正题了。

果不其然，在海边溜达了几分钟后，大柯就开口说明了他的来意：“耀堂兄，我这次是专程过来找你的，原因就是……唉，我不知道该怎么开口。”

“是性方面的问题吗？”

“对，我最近几年总是觉得腹股沟隐隐作痛，还尿急、尿频、尿不尽，有时尿完了还有白色的液体，吓得我以为自己得了什么性病，我去医院看了，医生说是慢性前列腺炎，给我开了一些药，可是我吃了药感觉效果并不大，后来换了好几个医生，也不行。可能是因为这个病，我那方面好像不行了，总是提

不起'性'趣，和老婆几个月也做不了一次，我老婆刚开始还能理解，后来看情况没有改变，就有点烦了，老冲我发脾气。其实我能理解她，她正值虎狼之年，这方面需求本来就很大，但我又是这种情况，也难为她了，我也尝试过吃那种药，但吃一次只能管一次，时间久了依赖大，现在不吃就完全不行，我都快崩溃了。前几天，我老婆突然对我提出离婚，我都懵了。你知道，我是不想离婚的，我觉得我俩还是有感情的，再说离婚就得分割财产，势必要分割公司股份，这肯定会影响公司股价的，经济损失也太大了！"

第二天，我让大柯重新做了一次检查，结果显示，他确实患有慢性前列腺炎。

慢性前列腺炎，也称慢性骨盆疼痛综合征，是由于前列腺受到病原微生物感染或因非感染因素而发生的炎症反应，主要表现为会阴区不适，疼痛，排尿异常，常伴神经、心理等症状。国外研究表明，近半数（35%～50%）的男性一生中某时期都会患病。20～50岁男性是高发人群，35岁男性是最高发人群，40岁以后男性前列腺增生伴炎症者居多。

性功能改变是慢性前列腺炎的常见症状，主要表现为性欲缺乏要求或主动，此外还表现为低反应性欲障碍：勃起功能障碍，勃起硬度差，维持时间短；射精过早，由于局部充血敏感，导致未插入或插入不久短时间射精；射精延缓或难以射精，可能与前列腺精阜周围的炎症使兴奋阀"疲劳"有关；射精疼痛，在射精时或射精后发生阴茎、尿道及会阴部的疼痛不适；血精，射精带有血液，与炎症加之充血致毛细血管破裂引起，常常引起患者恐慌。

近年来大量医学研究表明，慢性前列腺炎与社会心理因素密切相关，是常见的心身问题疾病。随着社会的不断进步，生活条件的不断提高，应酬、久坐、饮酒、饮食过辣等现象司空见惯，加重了前列腺被刺激的机会，而社会快节奏，压力过大、熬夜等降低了机体免疫力，或因性活动过多加重了前列腺炎的发病概率。

有心理研究表明，慢性前列腺炎患者普遍存在紧张焦虑心理，这种异常心理可能引起交感神经的兴奋，而a-肾上腺素能神经兴奋使尿道周围括约肌和肛周括约肌痉挛收缩，从而引起排尿障碍、会阴区和尿道不适。另外，部分患者患有性传播疾病而致慢性前列腺炎或以为慢性前列腺炎就是性病等恐惧心理倍增，从而产生抑郁情绪、性功能障碍、心理问题或自杀倾向。

从九型人格的角度来看，6号性格者应该是比较容易罹患慢性前列腺炎的人群，因为6号是比较容易焦虑的人格类型。大柯之所以对妻子“爱”不起来，就是因为他对自己的病过度焦虑。

6号性格者常常有将一切事物灾难化的倾向，他们对周围所碰到的一切事物，总喜欢往负面的、悲观的、严重的方面去幻想或揣测，因此他们时常处于非常不安、焦虑的情绪中，这样会阻碍他们的创造力，减损他们的进取心，使他们变成自己最大的敌人，甚至可能伤害他们自己。他们会自觉地寻找环境中对他们有威胁的因素，而把那种对最好情况的想象视作一种天真的幻想，结果常常给人以悲观、偏激、神经质的印象。

他们有着丰富的想象力，但他们内心强烈的不安全感常常将他们的想象指向最坏的方面，使得他们总想着最糟糕的结果。比如，他们常常会回忆一个在他们童年时让他们感到害怕的人，并想象这个人就站在他们的面前，想象对方的脸部表情、身体姿态、衣服，尤其是他或她看着自己，让自己感到畏惧的眼神。而且，他们还会让自己相信，自己已经和这个人在一个很小的房间里生活了很长一段时间。在这里，他们的威胁者控制了房间里的一切，而且随时会出现在他们的面前，带给他们可怕的伤害。这迫使他们形成高度的警惕心，随时警惕房间里的威胁者，即便是他们手头忙着别的事情，也难以将自己从这种负面的想象中拯救出来。

而且，他们还会将自己的焦虑传染给家人，比如他们可能会无时无刻不担心自己的小孩被伤害、自己的配偶会有外遇，或自己生了重病等，使周遭的气氛也充满了对未知的恐惧。可以说，这种对未知的焦虑和不安充满了6号的身心，结果最后真的弄得他们错误百出。

由此可见，对于慢性前列腺炎，心理治疗也是十分重要的一种手段。对于6号性格者来说，要想远离慢性前列腺炎的困扰，重获完美的亲密关系，就必须学会正视焦虑，去探索它，并与焦虑达成协议。面对那些很多被自己夸大了的危险担忧，6号要学会用客观的思想来平衡自己的负面想法，从而减轻焦虑，把自己生命中潜在的力量释放出来，才能维系一段完美的亲密关系。

此外，我还在长期的医学实践中摸索出了两个比较具有实效性的治疗方法：

1. 中医有冬病夏治、上病下治、内病外治之说，根据这一理论，我采取男病女治、下病上治的方法，用女性乳腺炎方法治疗前列腺炎。祖国医学对治疗乳腺炎积累了丰富的经验，而古人认识前列腺炎比较薄弱，两腺同为腺体，均有腺管，具有分泌功能，所以有治疗的相通性。中医认为，慢性前列腺炎与房劳过度，相火妄动、酒色劳倦、湿热下注、败精瘀阻等有关。我再采用治疗女性乳腺炎经验方做参考治疗，积累了经验，效果良好。

2. 按摩疗法。多次实践证明，我改良的前列腺按摩方法对治疗检查慢性前列腺炎十分有效，并将其发表在2007年1月的《中国性科学杂志》上，具体做法是：在前列腺外上缘适度按压，食指第一指关节弯曲，以增加按压面积，稍停顿2～5秒，促使腺管液体充分引流，然后伸直关节，缓缓自外上向内下按压，分别在两侧叶中间及中央沟处停顿，对侧叶方式等同。按压中央沟时指关节适当弯曲，适当用力停顿，伸直关节缓缓向下，中间位置及下方稍停顿，若尿道口无液体流出，可用手指由尿道后端向前擀。改良后前列腺按摩的特点是：由传统按压7次减少为3次，减少了患者的痛苦，同时比传统方法出“液”率高。一般每周1次，持续1～3个月，但该按摩方法不适用前列腺炎急性期。

肾结石：放下你的恐惧，幸福自然就会来

王大姐在家做家务时，突然感觉腰痛难忍。她以为自己腰痛是因为缺钙了，于是在家休息了一天后，就出门买了许多骨头来炖汤喝。

但后来连续两天，王大姐腰痛的症状不仅没有缓解，还出现了小便困难、小便疼痛的症状，并且有肉眼可见的血尿。她这才意识到事态的严重，于是赶紧给儿子打电话。王大姐的儿子听了母亲的症状后，马上带着她到医院检查。

检查结果出来后，医生的话让王大姐大吃一惊，原来腰痛并不是缺钙导致的，也不是因为风湿和关节炎，而是因为她的输尿管里长了结石。医生建议王大姐开刀取出结石，因为王大姐的双侧输尿管都有结石，而且有中度的肾积水，右输尿管肾盂连接部也有结石，肾脏功能已经受到一定程度的损害，特别是王大姐的右肾功能，如果不及时进行治疗，后果不堪设想。

不过，一听到要开刀手术，王大姐本能地感到害怕，她想着自己都60多岁的人了，万一要是死在手术台上怎么办？可是，如果不开刀手术，病情要是恶化了怎么办？王大姐觉得左右为难。

最终，王大姐还是决定不开刀手术，选择吃中药治疗看看，于是她通过朋友找到了我。

刚看到王大姐，我就觉得她是一个典型的6号性格者。她衣着保守，身体比较紧绷，一进门就四处打量，眼神冷静、机警，极富洞察力，似乎对周围的环境时常保持着警惕。

我和她聊了许久，才慢慢使她放下戒备心。而通过和她的深入交流，我发现她具有6号性格者的典型特征——恐惧。

她不敢游泳，害怕自己被淹死；她不敢骑自行车，因为怕摔倒受伤；她不敢开车，怕发生车祸；她不敢一个人去银行取钱，害怕自己被绑架；她不敢住电梯房，害怕坐电梯的时候遇到电梯坠落……总之，她每天都活在恐惧中。尤其是前段时间，她的哥哥因为肝炎去世，她从此就惧怕肝炎到了惶惶不可终日的程度：她手不敢碰墙，见到痰盂、桌椅等就绕开走；邻居来串门，走后她都要用消毒液擦洗人家坐过、碰过的地方。

她的丈夫就是因为无法忍受这样高度紧张的生活，和她离了婚。她后来也曾交往过几个男朋友，但对方都受不了她这种被害妄想症的生活状态，最终离开了她。她的儿子和媳妇也因为受不了她在家里营造的恐惧气氛，而另外买房居住。她自己也觉得很苦闷，可又控制不住自己。

我由此可以判断，王大姐患肾结石与她的恐惧心理有很大的关系。

中医认为，肾脏是人们表达惊恐之志的主要脏器。惊恐是人对外界突发刺激的应激反应。人在受到剧烈惊恐之时，会出现大、小便失禁，这与肾主前后二阴，肾主两便的功能相符。人受到惊吓后，会突然昏厥，不省人事，这与肾藏精、生髓、充脑有关系。而惊恐在正常情况下对机体是有一定的益处的，可以引起警觉，避免机体遭到危害，惊恐过度会耗伤肾气，使得肾气下陷，二便失禁，遗精滑泄，严重的惊恐，还会导致人的死亡。我在临床遇到过许多因为过度恐惧而患肾病综合征的患者，其中一位患者是国内著名的雕刻大师，因为长期高度紧张，尿中持续出现尿蛋白，这更加验证了“恐伤肾”的说法。在九种型号中，20来岁找我看性功能障碍的6号患者真是不少。

美国新泽西医学和牙科大学的科学家小组曾挑选了400名肾结石患者进行了一项研究，研究结果显示：强烈的焦虑和频繁的情绪问题会严重影响人的身心健康，尤其是会增加患肾结石的风险。

此外，科学家们通过对数据进行比较和分析后发现，与其他人相比，肾结石患者在出现家庭纠纷、工作中遇到问题以及出现财务问题时产生的抱怨、指责是他人的3倍以上。

而从九型人格的角度来看，很多6号都常常会感到恐惧、不安，虽然有时候连他们都说不清楚他们在恐惧什么。其实，每个型号的人的内心都潜藏着恐惧，例如1号最恐惧的是“错”，2号最恐惧的是“没人爱”，3号最恐惧的是“没人赞赏自己”，4号最恐惧的是“被遗弃”，等等，但6号所恐惧的，不是所谓的危险，而是缠绕在心头的那种恐惧的感觉。为了避开这种感觉，6号随时都充满了警惕心和危机感。

在6号看来，生命充满了不可知的变数，但只要能够有足够的准备和负责任的态度，就可以安全度过所有的危难。因此，6号似乎永远在预测着将来的危难，凡事都能让他们联想到各种负面的可能性。他们总是在头脑中想象出各种各样糟糕的状况，并为此感到深深的担忧和恐惧，这种担忧和恐惧又会转换成焦虑不安的情绪。

6号做每件事都显得犹豫不决，也是源于这种恐惧的情绪。他们总是想得太多、做得太少，而他们所想的也只是那些糟糕的情况，并因此退避三舍，不愿面对。6号充满了矛盾，一方面他们对自己所期待的东西充满了向往，而另一方面他们又给自己设下种种心理障碍，让自己不敢行动。当看到其他人采取行动获得成功时，他们会感到深深的失落和焦躁，甚至会产生自我怨恨的情绪。

为了避免自己陷入被害妄想症的陷阱，6号性格者需要克服自己的恐惧心理，增强行动的勇气，6号通过接受心理治疗或者冥想练习，并结合一些身体练习，往往能够更加快捷地达到内心的高层境界。许多6号都会接受精神方面的练习，帮助培养对自身直觉的信任，比如密宗瑜伽——一种瑜伽修炼方法，着重于开发生命能量来超越凡人的境界，透过一种修持的方式，达到个体小我和宇宙大我的融合。另外，进行一些武术练习，也能够很好地缓和6号的恐惧心理。只有克服了恐惧心理，6号才能找回勇气，才能和伴侣拥有一段完美的亲密关系。

而对于肾结石的治疗，我个人比较建议中药治疗。虽然西医方法不少，如体外碎石、微创手术等，但都是以对人体的损害为代价的，而中医药治疗不仅可以避免手术对肾实质的损伤，而且可以更有效地促进肾积水的吸收、感染的消退以及肾功能的恢复。

在这里，我为大家推荐肾病专家张琪教授的验方“消坚排石汤”，临床疗效非常显著。

【组成】金钱草50～75克，三棱15克，莪术15克，鸡内金15克，丹参20克，赤芍15克，红花15克，牡丹皮15克，瞿麦20克，扁蓄20克，滑石20克，车前子15克，桃仁15克。

【用法】水煎，日一剂，早晚温服。

方中，金钱草清热解毒、利尿排石，同时兼能活血化瘀，为治疗尿路结石首选；三棱、莪术、鸡内金破积软坚行气；赤芍、牡丹皮、丹参、桃仁、红花活血化瘀、散痛消肿，再配以扁蓄、瞿麦、滑石、车前子利湿清热；诸药相伍，共奏溶石排石之效。

另外，患病时间长了，会导致正气亏虚，所以扶正应与驱邪兼顾，肾气虚者可以加入熟地、枸杞子、山药、菟丝子等；肾阳不足者，加入肉桂、附子、茴香等；兼有气虚者，可以适当配合党参、黄芪。张教授曾治一肾结石患者，经用一般排石药物治疗无效，后发现患者面色萎黄，气短易倦等气虚的现象，于是在消坚排石汤中加入黄芪30克，党参20克，服药30剂，结石随小便排出。

胃肿瘤：恐惧还是反恐惧，由你来选择

我在济宁讲课的时候，遇到一个典型的6号女性学员。

“我从小就害怕骑自行车，倒不是因为怕摔着自己，是我怕撞着别人，上高中时整个班上就只有我不会骑自行车，心里有些自卑，因此高中一毕业，我觉得不能再因为这个被同学们看不起，就下定决心要学骑自行车。

“我最初把学车的地点选在了我家楼前，一栋楼是四个单元，就从一单元骑到四单元，再返回一单元。但我特别害怕被别人看见，常常是一看见有人来就吓得自己骑着车冲进了单元门洞里。

“后来，我把学骑自行车的地点改为了僻静的马路上，结果自行车的链条掉了，把自己吓得不轻，只得推着自行车回去。

“再往后，父母带着我去农村的晒麦场学骑自行车，晒麦场时不时有人过来晒粮食，为了避开别人，我慌里慌张地骑着自行车掉进了晒麦场旁边的鱼塘里，从此吓得再也不敢骑自行车了。

“孩子大一点儿时，我老公给他买了一辆自行车，我心里又萌生了骑自行车的想法，但我不敢再骑成人自行车，只敢晚上偷偷和老公出去，学着骑孩子的自行车。

“我是东北人，老家离济宁这边挺远的，但我从来不敢坐飞机，就怕发生坠机事故，宁愿半夜坐长途汽车到济南，再从济南倒长途汽车过来。

“我大学刚毕业那会儿，住在叔叔家的房子里，叔叔在那一栋楼里有4套房子，我总是今天住这套，明天住那套，就怕有坏人盯上我。为了防身，我包里总揣着一把30厘米长的匕首，卧室里总会备上高尔夫球杆或是棒球杆，尽管我不会打高尔夫球，也不会打棒球，但我随时准备防范坏人来袭。

“我曾经被一只小狗咬过，因此我特别害怕小狗，进而演变到害怕所有长毛的动物，比如小猫、小兔子、小白鼠。女儿曾经求我说：‘妈妈，我们养一只小兔子好不好？’我就冲她发脾气喊道：‘养什么小兔子，小兔子多脏，照顾起来多麻烦呀！’其实是我自己心里害怕。如果有人在我面前说‘小狗多可爱啊’，我总是表面附和，心里却在埋怨：‘你为什么要和我说狗呢，真是讨厌！’

“我不敢买高层的房子，白送给我我也不要，因为我怕万一停电了，爬楼梯爬不上去。

“我晚上睡觉总是蜷缩着睡，就像婴儿蜷缩在妈妈肚子里的姿势，再热我都这样睡，热就开空调。

“我特别害怕别人大声说话，因为我会被吓得心惊肉跳，我也害怕别人突然拍我肩膀一下，因为会吓得我腰疼。

“我特别害怕一个人走夜路，晚上下班后，我一出店门，就会给老公打电话，和老公说话，一直到我回到家里才挂断。

“尽管我看起来好像和所有人都能打成一片，但其实我内心特别害怕自己被伤害。”

我还认识另一个典型的男性6号性格者，他是一位大学教授，在中医古汉语方面有着很深的造诣。同时，也是我很要好的朋友，他独编和主编的主要著作有几十本之多，却还是成天忧心忡忡，觉得自己做得还不够。他担心自己一身本领无人继承，想招个徒弟，却一直没遇上合适的，心里着急得不行。

他有时候会来我这边小住，我把他安排在临海的一套公寓里，公寓在30

层，他住进公寓的第一个晚上根本睡不着，打电话给我说："耀堂啊，我住在这里真是特别害怕，房子这么高，要是掉下去怎么办？"

他性格内向，不敢表达自己内心的情感，导致情感生活一团糟，两任妻子都先后离他而去，连儿女也对他十分不理解。他郁结于心，久而久之，就得了胃癌。做了胃癌手术后，他对死亡感到特别恐惧。

有一天，一位女主持人送了他一本名为《当绿叶缓缓落下：与生死学大师的最后对话》的书，他认为这是在诅咒自己，虽然出于涵养，他并没有当面破口大骂，但还是私下写了一首打油诗大骂对方，以消心中的怒气。

从以上这两位6号性格者身上，我们能很明显地感觉到他们内心的恐惧。确实，在九型人格中，6号性格者是比较容易恐惧的人。

但这两个人同为6号，生活状态却又截然不同：女性6号身体健康，有一个幸福家庭，事业蒸蒸日上；而男性6号身患胃癌，家庭破裂，事业面临后继无人的危机。导致这种区别的根源，就是他们对待恐惧的态度不同。

6号性格者往往谨慎而多疑，他们从小就学会了保持警惕，习惯去思考人们每一个行为背后隐藏的意图。因此他们对权威也持质疑态度，甚至挑战权威，内心充满恐惧。在这种恐惧心理的影响下，6号出现了两种截然不同的思维方式：一种是恐惧型，另一种是反恐惧型。在生活中，反恐惧型的6号往往能够更真实地面对自身的恐惧，并引导自身的恐惧向正面发展，他们也凭借自身的勇气激发了身体的潜能，从而为自己获得了良好的发展；而恐惧型的6号则容易因为害怕而易临阵倒戈，阻碍自身的发展。

有医学研究证实，心情不佳可以诱发胃癌。尽管人体有免疫检测系统，在出现胃癌细胞时，免疫系统会自动清除癌细胞，使人体恢复正常，但是如果长时间心情不佳，会引起人体内分泌失常，从而导致免疫功能低下，对胃癌细胞的检测能力下降，最终发展成胃癌。

肿瘤专家发现，忧郁型性格易患癌症，这是因为失望、焦虑、忧郁等情绪通过中枢神经降低了免疫系统对致癌物质的防御能力，从而增加了患癌的危险性。

有一项针对胃癌患者的研究结果也显示，受过精神刺激或爱生闷气者患胃癌的相对危险性高；迟缓呆板、淡漠或急躁不安者相对危险性略低；而开朗、乐观、活泼者危险性最低。所以，精神因素与胃癌是有联系的，胃癌也是心身疾病。

而亲密关系对防治有着十分重要的作用。有医学研究发现，已婚胃癌患者的治愈希望高于离异（或丧偶）胃癌患者的治愈希望，这可能与配偶的关心、照顾能够缓解患者的心理压力，降低患者的焦虑、紧张及沮丧情绪，从而提高其治愈希望有关。

由此可见，要想远离胃癌困扰，6号性格者必须学会正视自身的恐惧，勇于表达自己内心的想法，这样不仅能拥有完美的亲密关系，获得幸福的家庭，还能提升身体的健康水平，可谓一举两得，何乐而不为呢？

九型人格互动指南

6号怀疑论者 VS 6号怀疑论者

当6号怀疑论者遇到自己的同类——6号怀疑论者时，尽管会因为兴趣相同而产生亲密感，但也会因同类相排斥而产生一些小矛盾。

6号习惯怀疑他们所面对的一切，这种特质让人感觉他们总是在反对。类似于“是的，但是”或者“另一面呢”这样的表达听起来就是否定的想法，但是6号认为否定思维和逆向思维是不同的。否定思维是贬低，拒绝承认积极的、正确的内容，但是逆向思维是一种澄清，因为它说明了问题的另一面，能帮助人们更全面地看待问题，避免错误的产生。当两个6号在一起时，他们往往会因为反复询问而避免了相互生疑，能够对彼此忠诚，从而有利于形成稳定和谐的关系。当然，当他们过于怀疑对方时，则很难建立起和谐的关系。

如果两个6号组成家庭，他们往往能够相互给予对方力量支持。当他们处于被压迫的位置时，他们会表现得格外出色，因为这时他们对现实充满怀疑。而且，当夫妻双方都对同一外在事件感到焦虑时，他们会团结在一起，形成“我们反对世界”的同盟。这种共同的怀疑会让两个人相互影响，共同坚持错误的观点。自信心的膨胀甚至可能引起严重的灾难。而且，他们都关注于双方关系的精神意义，可能因此忽视了让他们在一起的生理吸引和情感吸引。也就是说，他们想要知道“真正发生”的事情，对肯定和意义的追寻会排挤其他谈情说爱的方式。

总之，两个6号相遇，都需要6号自己能尽量克制自己的怀疑心，敢于表达自己真挚的情感，用公平、公正的态度来赢得彼此的好感和信任，就能维系和谐的关系。

6号怀疑论者 VS 7号享乐主义者

当6号怀疑论者遇到7号享乐主义者时，他们能形成良好的互补关系，但也会因性格的不同而产生一些小矛盾。

6号和7号都属于思维三原则，他们都受到焦虑感的驱使，但他们应对焦虑的方式大不相同：6号在遇到焦虑时非常烦恼，这常常使得他们更加焦虑、悲观，对自己以及前途更为消极，但他们也会排解自己的担忧，转而怀疑自己，怀疑他人的目的；7号则会用一系列的后备计划来寻找快乐，消除自己的忧虑。当他们遇到一起时，7号可能会不自觉地去依赖6号来表现出他们自身固有的偏执，而6号会通过7号的享乐活动来消减一定的焦虑感。不过，因为他们一个看到最好的可能，一个看到最坏的可能，如果掌握不好两者的协调，双方之间的矛盾会多于快乐。

如果6号和7号组成家庭，他们需要相互肯定，才能产生共鸣。7号对快乐的追求能够为6号的怀疑心提供一剂良药。同样，能够在困难时期保持忠诚的6号也能为害怕痛苦的7号疗伤。但是如果7号为获得更大的自由，开始花言巧语，遮掩事实，矛盾就出现了。前后不一致的表现会激发6号的疑心，他们可能威胁退出，以示报复，这常常带给7号带来痛苦感，为了逃避痛苦，7号会选择离开，也就容易导致这段亲密关系的破裂，也会对渴望亲密关系的6号造成严重的心理伤害。

总之，6号和7号相遇，需要彼此互相学习：6号学习7号的轻松，7号学习6号的忠诚，就能够减少彼此的不安全感，获得更多的快乐，也有利于建立一个和谐稳定的合作关系。

6号怀疑论者 VS 8号保护者

当6号怀疑论者遇到8号保护者时，他们能形成良好的互补关系，但也会因性格的不同而产生一些小矛盾。

6号和8号都是具有攻击性的人格类型，但他们对于攻击的理解有所不同：6号是被动的攻击，8号则是主动的攻击。当他们走到一起时，8号往往是十分积极的追求者，这对消除6号的疑虑大有帮助，而且8号通过掌握控制权和提供保护来获得安全感，这与感到不安全的6号正好互补。而当6号将8号视为可信任的权威时，他们就能够对8号忠诚。

但是，6号喜欢质疑权威，当8号的力量不够强大时，他们很难得到6号的信任；而当8号的力量过于强大时，6号又会因为感到巨大的压力而反抗8号，将其看作残暴的统治者，形成强烈的敌对情绪，甚至做出许多不理性的行为。这就容易激起8号的愤怒，进一步加剧彼此间的矛盾。

如果6号和8号组成家庭，他们会是和谐的一对。6号渴望获得权威人物的保护，而8号努力将自己塑造成一个权威人物，因此，当他们走到一起，会因为强烈的互补性而激发出爱情的火花。6号和8号都不喜欢多愁善感的表达，认为行动和灵感比柔情蜜意更重要。也就是说，他们要看到伴侣为了自己的利益付诸行动，才能相信对方的爱意。而且，因为他们都对困难有所准备，往往能够共渡难关，做到不离不弃。但是，当8号对6号投入过多的保护时，就会使得保护变成了干涉，容易激起6号的反抗，而6号的反抗又会激起8号的愤怒，容易导致彼此的对立情绪。

总之，6号和8号相遇，需要8号注意自己保持权威形象的分寸，既不能太强，也不能太弱，否则都不能赢得6号的信任和支持。

6号怀疑论者 VS 9号调停者

当6号怀疑论者遇到9号调停者时，他们能形成良好的互补关系，但也会因性格的不同而产生一些小矛盾。

6号和9号都注重安全感，都希望维持现状，都能够以家庭为重，这常常使得他们走到一起。然而，他们都不是主动性强的人，都觉得以他人的名义行动要比以自己的名义容易得多。结果是，他们既可能相互支持，也可能为了“谁该先做”的问题相持不下。

如果6号和9号组成家庭，他们常常会在爱情中迷失自己的方向。在6号和9号的夫妻关系中，9号往往扮演着安抚、慰问的角色，因为6号会把对夫妻关系的担忧表达出来。怀疑论者在承诺和怀疑之间摇摆不定，调停者对这种感觉也很熟悉，因为他们也会面临选择的难题。这对夫妻在九型人格中形成一条连线，这让他们的角色经常发生互换。压力中的9号会表现出明显的6号特征，这常常会博得6号的同情。这也使得他们能够很好地理解彼此的感受，并给予足够的尊重和支持。但是，在双方都不愿意完全投入的情况下，9号会变得失去活力，如同行尸走肉一般浑浑噩噩地生活，而6号则会坐立不安，努力想要加深同9号的亲密关系，这常常使得9号感觉受到了威胁，因而变得更加被动。

总之，6号和9号相遇，需要双方更加积极主动地对待生活和工作，信任彼此，才能维系和谐而长久的关系。

第八章　7号：享乐型

基本特征●自我判断

自测：你是享乐型吗

请认真阅读下面20个小题，并评估与自身的情况是否一致，如果某一选项和你的情况一致，那么请在该选项上画钩。

1. 我认识很多朋友，我也有很多爱好。

□我很少这样　　□我有时这样　　□我常常这样

2. 我喜欢寻求开心和快乐，我不喜欢那些沉闷的场合。

□我很少这样　　□我有时这样　　□我常常这样

3. 我喜欢新的、充满乐趣的体验。

□我很少这样　　□我有时这样　　□我常常这样

4. 我不喜欢别人强迫我做事。

□我很少这样　　□我有时这样　　□我常常这样

5. 我希望别人觉得和我在一起很有趣。

□我很少这样　　□我有时这样　　□我常常这样

6. 我十分健谈，我常与朋友分享很多好玩的事。

□我很少这样　　□我有时这样　　□我常常这样

7. 在聚会中，我常常成为大家关注的焦点。

□我很少这样　　□我有时这样　　□我常常这样

8. 我对所有人持宽容的态度，不怀疑也不批判。

□我很少这样　　□我有时这样　　□我常常这样

9. 最好有问即答，我不喜欢等。

□我很少这样　□我有时这样　□我常常这样

10. 我通常很难认错，我常会找出一些理由来解释所犯的错误。

□我很少这样　□我有时这样　□我常常这样

11. 我讨厌无聊，喜欢尽可能忙碌，每天的活动都排得满满的。

□我很少这样　□我有时这样　□我常常这样

12. 我喜欢聚餐、旅行以及和朋友一起谈天说地的生活方式。

□我很少这样　□我有时这样　□我常常这样

13. 我逃避与贫穷、依赖和消极的人做朋友。

□我很少这样　□我有时这样　□我常常这样

14. 大部分人觉得我是一个友善、爽朗、精明、活泼和有魅力的人。

□我很少这样　□我有时这样　□我常常这样

15. 我觉得自己是一个头脑灵活、变化快，喜欢新鲜、刺激和精力充沛的人。

□我很少这样　□我有时这样　□我常常这样

16. 我喜欢我行我素，不喜欢接受规范，我总认为“只要我喜欢，没什么不可以”。

□我很少这样　□我有时这样　□我常常这样

17. 我计划的事比完成的更多。

□我很少这样　□我有时这样　□我常常这样

18. 我喜欢刺激和紧张的关系，而不是稳定和依赖的关系。

□我很少这样　□我有时这样　□我常常这样

19. 我通常能够很快从失败中恢复。

□我很少这样　□我有时这样　□我常常这样

20. 我是一个乐观、热心、思想正面，可同时做很多事情的人。

□我很少这样　□我有时这样　□我常常这样

评分标准：

我很少这样——0分；我有时这样——1分；我常常这样——2分。

测试结果：

8分以下：享乐型倾向不明显，对感官的需求不强烈。

8～10分：稍有享乐型倾向，个性活泼、朋友众多，在分享中能找到更多的乐趣。

11～12分：比较典型的7号人格，非常喜欢找乐子，总能为别人带来乐趣。不喜欢独处，讨厌无聊，渴望在团队中被注视，同时娱乐大家。

12分以上：典型的7号人格，只做好玩的事情，并且会好玩地做事情。无法忍受无聊和重复，一旦发觉所做的事情不是那么有趣，会迅速逃离。

基本特征

7号性格者是追求享乐的乐天派，他们天性乐观，喜欢追求新鲜刺激的体验，对于生活中的困难，他们常常抱着一种无所谓的乐观态度。他们总是大大咧咧，精力充沛，言谈举止掩饰不住搞笑，甚至给人一种“没心没肺”的感觉。他们的人生信条是：我的快乐我做主！

7号享乐型的基本特征	
口头禅	只要快乐，难忍孤独
潜在渴望	能开开心心，无拘无束地去寻乐趣
行为动机	活泼开朗，精力充沛，兴趣广泛，时常想办法去满足自己想要的，爱玩，贪新鲜而害怕做出承诺，渴望拥有更多，倾向逃避烦恼、痛苦和焦虑
潜在恐惧	自己的时间和空间被人占有，受人限制
防御机制	合理化
童年模式	对养育者没有认同感
高层心境	工作
高层德行	节制
沟通模式	闲谈式沟通
情爱关系	魅惑
人际关系	牺牲
自我保护	寻找相似者
安全状态	向5号观察型靠近
压力状态	向1号完美型靠近
衣着特点	看心情而定，以舒适为主，也有奇装异服，引领潮流
神态特点	动作不断，满不在乎，活力急躁，动作夸张，眼神灵活、游离
言语特点	语气爽快跳跃，“语不惊人死不休”，沉闷时转移话题，常用词：新鲜、好奇、快乐、不好玩、管他呢、开心就好、爽、无所谓、没事的、这事还没完、快点等
帮助自我成长的方式	1.让自己看到年龄的增长和成熟的价值 2.学会让自己面对痛苦，知道发现问题，需要帮助并不代表自己有缺陷 3.不要沉溺于表面的快乐，而忽视了深层次的体验 4.当内在的偏执情绪出现时，坚持脚踏实地 5.当良好的自我感觉遭到质疑时，尽管愤怒，也要学会控制自己的情绪，继续完成工作；当感情出现问题时，对爱人不要产生极端看法，如果现实很糟糕，要学会接受现实，而不是胡思乱想

发展层级

根据对7号性格者发展情况的分析，可以将其划分为3种状态：健康状态、一般状态、不健康状态。每种状态又分为3个层级，在不同的层级中，7号性格者表现出不同的性格特点。

7号享乐型的发展层级			
健康状态	1级	心醉神迷的欣赏家	他们对现实充满信心，不会为寻找快乐而烦躁；他们会对现实不断接受，怀着一颗感恩的心，用自己的心去欣赏周围的一切；他们发现快乐就在身边，自己只需要接受周围的事物，就可以得到足够的快乐
	2级	热情洋溢的乐天派	他们开始焦虑，对生命丰富性的信仰有所缺失，他们担心生活本身不能满足自己的需求，于是开始积极主动地寻求快乐，他们显得精力旺盛、热情洋溢，他们是热情洋溢的乐天派
	3级	多才多艺的全才	他们担心无法维持自己的快乐，为了确保自己可以获得快乐体验，他们开始形成一种务实的实用主义态度，他们相信，只要自己有足够的自由和财力，就可以过上令人满意的生活。而想要达到这一点，自己必须多才多艺，为这个社会做出贡献
一般状态	4级	经验丰富的鉴赏家	他们期待快乐和满足，他们开始迷恋多样化的事物，不愿错过所有能使自己快乐的事物，他们的欲望不断增加，对很多事物变得越来越有经验，并想要尝试所有的事物，这样他们的内心才会得到满足
	5级	过度活跃的外倾型	他们害怕无事可做，这会让他们感觉焦虑，他们不断地将自己胡乱投入各种活动中，以寻求新鲜的体验，他们冲动不断，并在这种冲动中不断消耗自己的生命
	6级	过度的享乐主义者	他们拥有很多，却并不满足，变得贪婪而急躁，所有需要都必须立即获得满足，甚至会嫉妒一些似乎比自己拥有更多的人。他们变得不愿意与他人分享，也不愿意他人依赖自己，只关心自己的利益。他们冷酷无情，不顾及自己行为的后果，也不愿意承担自己应尽的责任
不健康状态	7级	冲动型的逃避主义者	他们从事的活动给周围的人带来麻烦，他们也无法追寻到自己的快乐，如果痛苦超出了其所能承担的限度，他们可能会更加冲动，逃避现实。他们不会反省自己的所作所为，只会把大量时间都花在自己感兴趣的事情上
	8级	疯狂的强迫性行为者	他们担心自己会完全丧失享受快乐的能力，为了缓解这种焦虑，安抚完全失去了控制且极度不稳定的情绪，他们会强迫自己参与到各种活动中去
	9级	惊慌失措的“歇斯底里”者	面对汹涌而来的现实焦虑，他们发现无处可逃，没有东西可以依赖，于是陷入歇斯底里的恐怖之中，无法以行动或做任何事来帮助自己，似乎只有在恐惧当中迎接死亡

亲密关系

7号在亲密关系中，常常喜欢寻求自己的快乐，喜欢去冒险尝试所有的美好，不喜欢做出承诺，而且经常会见异思迁，有一点儿花心。

7号享乐型的亲密关系
♂♀ 7号喜欢自由自在的伴侣关系，他们不喜欢被束缚的感觉
♂♀ 尽管7号已经进入了一段关系，仍然可能同其他人保持暧昧
♂♀ 7号喜欢刺激和快乐的关系，忽视生活中平淡无奇的一面
♂♀ 7号自我认知较高，常常期待自己的伴侣给自己足够的欣赏
♂♀ 7号非常善于让伴侣高兴起来，他们总是能找到快乐的理由
♂♀ 一旦关系出现了问题，7号往往会选择玩乐来回避，让双方没有讨论问题的时间
♂♀ 7号受不了抑郁的伴侣，常常会选择远离伴侣
♂♀ 分手后，7号是“不能做恋人，但还可以做朋友”的类型
♂♀ 尽管做出承诺很难，但是7号也会在分手后怀念美好的时光

给7号的伴侣的爱情忠告
♂♀ 批评7号时要温和，不要唠唠叨叨，以免让他们感到被冒犯
♂♀ 学着独立，不要强迫7号花很多时间在你身上，因为这会让他们感到被限制、束缚
♂♀ 赞赏7号的幽默机智，以及他们乐于投入新事物的热忱，并乐于陪他们一起体验新鲜刺激的事物
♂♀ 7号通常察觉不到问题的严重性，会过分乐观，因此应常留意他们有没有故意忽略困难的倾向，提醒他们问题若不解决将会埋下祸根
♂♀ 不要受7号大吵大闹的影响，可选择立即离开，待他们平静下来再与之沟通
♂♀ 所有事情都可以跟7号讨论，但语气要尽量保持平和，因他们个性容易冲动，很容易有过激反应
♂♀ 鼓励7号忠于自己的感觉，让他们明白负面情绪不一定是坏事
♂♀ 不要让7号不断说话而令你变成听众，试着参与谈话内容的交流
♂♀ 对于随性而散漫的7号，不要企图用时间表等条条框框约束他们，那只会引起他们的反感

亲密关系●健康隐患

亲吻病：做爱情冒险家，不做健康冒险家

2009年的暑假，在法国留学的27岁女生杨雅晴，展开了一项“在巴黎吻百个男人”的行动。

在开始这项行动之前，杨雅晴只交过一个男朋友，只吻过一个男人。因此，当她把这个突然出现在脑子里的想法告诉朋友的时候，她们个个都张大嘴巴，对她大喊：“你疯了呀？”

但杨雅晴无视朋友们的反对，坚决要执行她的计划，她的理由是：

“你知道的，只要一有奇思妙想出现，它就会变成一个火把，点燃你所有的热情！你也有过天马行空的幻想吧，我就很迫切地想把这个想法变成现实。我告诉自己，要是这个疯狂的想法真的实现了，那我该有多快乐，多兴奋呀！”

杨雅晴成功吻到的第1位男士，是一个在美术馆外面换布景的工人。当她形容那一刻的感觉时，说道：“真像一片落叶偶然飘进了我的口袋里！”

杨雅晴成功吻到的第18位男士，也是学艺术的，两个人拍完吻照之后，还彼此用电邮联络了好一段时间，这位男士在一个月之后成了她的男朋友，还陪她拍下了第100张吻照。对此，她兴奋地表示：“这真是老天送给我的最大的礼物和惊喜！”

杨雅晴坦言：

“常有人向我刨根问底：跟陌生男人索吻，是什么心态？有人说：‘你是为了离经叛道、惊世骇俗吗？’也有人质疑：‘你是女性主义者，想用这个行动彰显女人的身体自主权吗？’更多人断言：‘你一定是想成名想疯了！’但老实说，我从来没想过那么多，我觉得我这样做，既不疯狂，也不是为了在这个网络时代快速成名。我只是借由吻这个浪漫举动，把当下的感动一点一点地串联起来。

“其实吻是人与人之间能量的交流，虽然过程很短，但对方的反应千百种，有人腼腆，有人玩世不恭，有人谨小慎微，有人耍酷，短短几秒钟，就能抓到每个男人最突出的个性。就像探索新大陆，这种体验绝对超突破，超有趣！

“当然，亲吻是有风险的，当时流感正盛行呢！还好我没因为百吻生过病。有人说我侥幸，但我不认为是这样。一来拍吻照只触唇不到一秒，二来我既然做了决定，就愿意自己负责，承担所有风险，所以整个过程我完全没有恐惧，反而因为不断跟陌生人开口索吻，让我变得更加大方，现在做任何事我都不再害羞，而且勇气百倍呢！

“一直到今天，支持我做这件事情的人非常赞赏，看不惯的人还是会用最恶毒的话咒骂我，让我发现不同人对同一件事的态度，竟是那么的天差地别！这可是我以前从没体会过的，而且我很自豪地发现，不管别人夸我还是损我，我都还是同一个杨雅晴，我永远只做让自己快乐的事。”

“就像探索新大陆，这种体验绝对超突破，超有趣”“我永远只做让自己快乐的事”，这些话表明杨雅晴是一个典型的7号性格者。

7号性格者追求快乐，相信对生命的追求是没有止境的，总是有令他们感兴趣的事情等着他们。他们认为，如果生命不去冒险，人生将没有意义。

他们渴望冒险，对于冒险充满了兴趣，对所有的可能都会伸开双臂欢迎，只要是能挑起他们冒险欲望的事情，绝对会被摆在第一位。他们喜欢探索新领域，甚至渴望做那些从未有人做过的事，这能给他们提供奇幻、刺激的体验。他们喜欢做刺激性强的运动，比如攀岩、跳伞、蹦极、深海游泳等，并十分享受在这些极限运动中的刺激感觉。

在亲密关系中，7号也是一个冒险家。他们追求快乐，注重享乐，喜欢新鲜刺激的活动。在日常生活中，他们会费尽心思地安排各种好玩、新奇、刺激的事情，以此来赢取爱人的喜欢，当然，他们也希望能够与爱人一起亲身体验各种新奇、刺激、好玩的事物。他们希望在这些体验中来感受彼此内心的快乐，并把这种快乐看作爱的关键。

但如果你不能理解或跟不上他们跳跃性的生活节奏，抑或对他们表现得不耐烦时，7号人格伴侣内心就会产生一种抗拒爱人的感觉，因为他们会觉得你的态度本身就是一种压力，并因此与你产生距离感。

如果伴侣不仅不欣赏7号求新求变的尝试，还在生活中过多地限制7号的想法及行动，特别是对他们追求自由以及体验生活中的各种负面事物反感和抗拒，则会让追求自由和刺激的7号怒火中烧，引发彼此的争执，此时的7号不但不会与你理论，还会以逃避的方式来避免与你接触，而自己仍旧去体验那些快乐、新奇、刺激的事物。

从九型人格的角度，我十分理解作为7号的杨雅晴“在巴黎吻百个男人”的冒险行为，因为这是她的本性使然。但从健康的角度，我就不赞成她的这种冒险行为了，因为这容易引发“亲吻病”。

亲吻病，顾名思义，就是通过接吻传染的疾病，学名是传染性单核细胞增多症，是一种单核-巨噬细胞系统急性增生性传染病，主要由飞沫与唾液经呼吸道传播，其次经密切接触传播。本病多由EB病毒感染所致，少数可由巨细胞病毒、弓形虫、腺病毒、肝炎病毒、HIV等引起。

有研究显示，亲吻病与疲劳关系密切，当你疲劳时机体免疫力降低，通过直接或间接的接吻，或者是接触到病人的飞沫就可能感染。

亲吻病多见于30岁以内的人群，因为这个年龄段的人接吻太频繁，容易受感染，35岁以上的人则很少见。血清学调查也发现，我国3～5岁儿童EB病毒抗体阳性率达90%，原因就是国人的用餐习惯以及父母亲吻孩子的行为。

本病的临床表现主要有5个特征：

1. 发热。本病的潜伏期不定，多为10天，儿童为4～15天，青年可达30天。多数患者有不同程度的发热，一般波动于39℃左右，偶有40℃者。发热持续一周左右，但中毒症状较轻。

2. 淋巴结肿大。患者常常出现淋巴结肿大症状，故又称“腺热病”。全身浅表淋巴结均可累及，颈部淋巴结肿大最常见，一般第一周就出现，第三周逐渐缩小。淋巴结一般分散无粘连，无压痛，无化脓。肠系膜淋巴结肿大时可引起相应症状，如腹痛等。多数患者出现咽痛，扁桃体肿大，陷窝可见白色物质渗出，偶可形成假膜。

3. 脾肿大。患者常出现脾肿大症状，一般在肋下2～3厘米可触及，同时伴有脾区疼痛或触痛。

4. 肝肿大。患者有时还会出现肝肿大症状，多在肋下2厘米以内，常伴有肝脏功能异常，部分患者有黄疸。

5. 皮疹。有些患者还会出现形态不一的皮疹，如丘疹、斑丘疹或类似麻疹及猩红热皮疹。

亲吻病的预后大多良好，在患者接受抗生素治疗、抗病毒治疗后，一般在2～4周就能痊愈。部分患者的低烧、淋巴结肿大、乏力、病后软弱症状可持续数周或数月，极个别者病程迁延可达数年之久。比如，瑞士网球名将罗杰·费德勒就因为受“亲吻病”困扰，以致比赛整年不在状态，网球名将比利时贾斯汀·海宁、法国游泳名将贝尔纳也曾因“亲吻病”缺席重要比赛，中国篮球明星孙悦刚到美国开始职业生涯时也因为患“亲吻病”影响训练。

此外，亲吻除了易导致亲吻病，还容易导致另外3种疾病：

1. 性病

性病除了通过生殖器传染，还会通过破损的口腔传染。例如，梅毒、淋病非常喜欢口腔内的环境，一旦口腔感染，病菌繁殖非常快。如果一方感染，只要另一方口腔中有破损就很容易感染，特别是深吻危险性极大。

2. 胃病

幽门螺杆菌也是可以通过唾液传播的病菌。幽门螺杆菌和很多症状相关，比如，常感觉到的胃胀、胃痛、不想吃东西、口臭等。幽门螺杆菌在人群中的感染率高达50%，感染后有些人没有症状，但大部分人有轻重不一的各种症状。

3. 肝炎

乙肝和丙肝不仅能通过血液传播，还能通过破损的口腔传播。比如，乙肝携带方在发病期，接吻的另一方恰巧口腔有溃疡或伤口，还没注射乙肝疫苗或是体内抗体不够等情况，就可能把病菌传播给对方。此外，婴幼儿因为免疫力差，也很容易通过亲吻感染肝炎病毒。

因此，我只想建议广大爱冒险的7号性格者，要想避免自己成为“亲吻病”乃至于性病、胃病、肝炎的受害者，在尝试各种新鲜、有趣的事物时，也要顾及自己的健康，这其实也是对伴侣的一种关爱，有利于自己和伴侣共建真正完美的亲密关系。

成人多动症：变随性为专注，他会更爱你

每一次见到小江和大高夫妻俩时，似乎小江都在拼命抱怨大高：

“他总是心不在焉的，就没有认真过！甚至在我和他说重要的事情，希望

他用心听时，他的眼睛也会看着别的地方。当我说话时，他要么在椅子里动来动去，要么就站起来，在房间里走来走去，甚至把背对着我。如果我气得冲他大嚷，要求他认真听我说话时，他会说：‘你嚷嚷什么呀，我听着呢！’他真是太不像话了，每次都把我气得要死。

“他还特别健忘，我给他列好了购物单子，他却买了些不需要的东西回来，因为他忘记带购物单了。

“我也不指望他能帮着我看孩子，因为他要么到时候忘记了让孩子上床睡觉，要么就不管他们，随他们弄坏玩具或是打架。我感觉我像养了3个儿子！”

每次小江说话的时候，大高都坐在旁边一言不发，可是他一刻也没有闲着，不是动动身体，就是敲打桌子，要不就东张西望，在妻子说完之后，他才说：“我很认真了，根本不是她说的样子，我很在意她，我对家庭很负责任。”

小江认为，大高很顽固，故意表现得粗鲁、健忘和漫不经心，以应付自己。大高也倍感冤枉，自己一直都很在意这个家，小江怎么这么不理解自己呢？

我给出的建议是，让大高去医院检查一下，看看他是不是得了成人多动症。没想到的是，不久，大高被确诊，他还真得了成人多动症。

大家都知道儿童多动症，但对成人多动症就了解不多了。成人多动症也是一种精神疾病，实际上是儿童多动症的延续。

儿童多动症患儿进入成年后，他们在人群面前会克制自己，但在别人看不见的时候，还是会注意力涣散，容易厌烦，行为不一，健忘，无法按计划行事，因为他们总是很冲动。“低效工作狂”就是成人多动症的典型代表，这些患者常常会陷入忙碌的“工作狂”状态，但最后的成效微乎其微；还有些成人多动症患者伴随着冲动，但表现形式变了，可能是闪婚、冲动消费、投资或赌博、频频跳槽、超速驾车等。

要想判断自己是不是得了成人多动症，不妨做做下面的测试：

在你回答问题时，选择最能描述你过去6个月中的感受与行为的正确分数。1～9主要测试的是不专心程度，10～18测试的是过动或冲动程度。无论哪一部分的得分是很可能，或非常可能，则符合多动症的症状。

每题有5个选项：从不=0分，很少=1分，有时=2分，常常=3分，非常频繁=4分。

1. 当完成枯燥或重复性的工作时，你会感到难以持续专注吗？

2. 你会经常因身旁的活动或声音而分心吗？

3. 即使有人直接对你说话，你也很难专注地听别人讲话的内容吗？

4. 当必须从事需要有组织规划性的任务时，你会经常难以井然有序地去做吗？

5. 当遇到一件需要多费心思考的工作时，你会逃避或是延后去做吗？

6. 一旦完成任何计划中最具挑战的部分后，你会常常难以完成计划的最后细节吗？

7. 当必须进行一件枯燥或困难的计划时，你会因为粗心而犯错吗？

8. 在生活中抑或在工作上，你会经常把东西放错地方或是找不到东西吗？

9. 你会经常忘记约会或是必须做的事吗？

10. 你会经常觉得内心无法平静或烦躁不安吗？

11. 当你独处时，你会经常觉得难以平静和放松吗？

12. 你会经常像被马达所驱动一样，觉得自己过度地活跃，不得不做点事情吗？

13. 当你必须长时间坐着时，你会经常坐不安稳或扭动手脚吗？

14. 在需要轮流排队的场合时，你常感觉很难耐心等待吗？

15. 你会经常在开会时或在其他被期待坐好的场合中离开座位吗？

16. 在社交场合中，你是否经常发现自己的话讲得太多？

17. 当与他人交谈时，你会常在别人没讲完话前就插嘴或替对方讲完吗？

18. 你会经常在别人忙碌时打断别人吗？

测试结果：

0～16分：不太可能有成人多动症。

17～23分：很可能有成人多动症。

24分或以上：非常可能有成人多动症。

中医认为，成人多动症是由于气血不足、阴阳失调、阴虚阳亢引起的虚实夹杂，治疗时应益气养血，滋阴潜阳，镇静安神，方用黄芪、当归、大枣、煅龙骨、煅牡蛎、钩藤、甘草、浮小麦等。

但在治疗时需要注意辨别肝郁气滞或肝郁化火的存在：

1. 如果患者表现为精神焦虑、抑郁、失眠、腹胀，女性月经量少或月事不行，舌淡红、苔薄白、脉弦，辨证则为肝郁气滞，治疗兼以疏肝理气解郁，加用柴胡、香附、枳壳等药。

2. 如果患者表现为急躁易怒、易发脾气、易打骂孩子，口干而苦，有时头痛、失眠，女子月经过多或经期延长，舌红苔黄、脉弦数，辨证则为肝郁化火，治疗则兼以清肝泻火，适当加用丹皮、栀子、柴胡、龙胆草等。

从九型人格的角度来看，7号性格者是比较容易患成人多动症的人。因为让兴趣引导行动的7号往往是随性的，他们不喜欢接受规范的教条限制，喜欢我行我素，总认为“只要我喜欢，没有什么不可以”，因此7号在行动时总是有点散漫。他们很害怕沉闷束缚，因而在做事的时候很少会列出一份周详的计划，更多的时候是随性而起，想做就去做。

在与人谈话时，他们也多表现得随性而自我。比如当他们兴奋的时候，常常会抓住一个人说很多话，也不管对方感不感兴趣，只顾自己一吐为快。他们喜欢漫无目的的闲谈，且注意力非常分散，他们的谈话似乎都是即兴的，话题不拘一格，可以是体育、餐饮，也可以是从前的电影等，他们海阔天空地谈一些对方感兴趣的事情，当然他们也可能想到什么说什么，喋喋不休，不着边际，白白浪费宝贵的时间。因此，随性的7号常常给人一种“3分钟热度”的散漫印象。这种散漫的个性，其实是很不利于7号在某些方面长足发展的，有的时候，他们还可能被自己的这种散漫个性所连累，给人留下不好或很难放心的印象，从而白白耽误了很多大好时机。

细究7号这种随性心理产生的原因，人们会发现，他们内心惧怕受局限是产生这种随性心理的根源。当7号对某件事情过于投入时，他们心里会由于注意力的局限而出现负面的反对声音，从而令他们感到恐慌，因此他们会以同时关注或选择多种事物来逃避这种恐慌的心理。

因此，要想获得完美的亲密关系，同时远离成人多动症的困扰，7号首先要做的就是扫除自己心中的恐慌，而专注就是扫除恐慌的利器。7号要想培养专注力，比较有效的方法是将自己探索的大目标分解成一个个循序渐进的小目标，每当自己完成一个小目标时，就和伴侣一起庆祝，分享自己达成目标后的喜悦，下一次再试着制定每个小目标。

当7号将“分解目标”的做事方式变成一种习惯后，自然而然也就能够做到坚持了，也就能更多地享受到成功的欢乐，同时，拥有完美的亲密关系。要知道，美国前总统约翰·肯尼迪、篮球明星迈克尔·乔丹、动画大师沃尔特·迪士尼、摇滚明星约翰·列农、画家帕布洛·毕加索、歌坛天后小甜甜布兰妮等很多人都承认或被认为是成人多动症患者，他们往往有活泼的个性和过人的天资，而对感兴趣的事物的狂热则使他们更容易出类拔萃。

马上风：你的“享乐至上”，伤情更伤身

某天，我和朋友一起吃饭时，突然听到一个消息：大卫和女朋友去国外度假，结果死在床上了，死因是“马上风”。大家不胜唏嘘，因为大卫才33岁，可谓是英年早逝。

什么是“马上风”呢？

“马上风”这个词对大多数人来说很陌生，有人甚至以为“马上风”是马上着凉受了风寒，或者以为得罪了哪个部门，“马上封”你的门。其实，“马上风”就是腹上死，即性交猝死，中医称“脱证”，民间叫“大泄身”，即在性行为的过程中突然死亡。因上述情况导致死亡的男性被称作“马上风”，女性则为“胯下风”。发病时男女双方始料未及，往往来势凶猛，令人手忙脚乱，挽救不及时便一命呜呼。

在中国，这种事情显然是不光彩的，没有谁会到处吆喝，知者甚少，这种死亡应激事件夜间发生较多，实际上，“马上风”在国内有相当的比例，只是这方面的报道较少罢了。日本有位法医研究了2万具尸体，尸检报告显示，有170位死于“马上风”。

性交猝死的患者在所有猝死病例中占相当多比例，死因大多是严重的心律失常，如心室颤动、心脏骤停等。“马上风”主要死亡原因是男欢女爱时，交感神经兴奋，血管收缩，血压上升导致“脑中风”或“落心脏”，就是脑出血和心肌梗死。可见，猝死与情绪激动、精神紧张、过度兴奋和饮酒等因素有关，尤其是高度的性兴奋和高频率的性生活，都对心脏的影响很大。

而且临床发现，婚外性行为更容易发生性交猝死。英国心脏专科医生格拉哈姆·杰克逊在“性和健康学会”的报告中指出，性交过程中突然死亡的病例，有75％是发生在性伴侣为非婚姻关系的情况下，而且双方的年龄相差越大，发生突然死亡的概率也就越高。美国医学专家也曾对一名男性进行动态心电图监测，发现当他白天与情人幽会时，心率由每分钟96次突然上升到155

次，并且出现早搏。而与妻子进行性生活时，心率由每分钟72次升到96次，无早搏。这也可能是因为不正当的性关系要比正常夫妻性关系更容易引起兴奋，导致儿茶酚胺类物质释放增加的结果。

而从九型人格的角度来看，7号性格者可能是比较容易出现“马上风”状况的人，因为7号有一个很典型的性格特征——享乐至上，而性爱无疑就是一种快乐刺激的享受。

7号是典型的享乐主义者，他们追求生活中的戏剧性、刺激性，对感官的需求特别强，比如，喜欢美食、服装、身体的触觉刺激，并纵情于欢乐。如果感官活动不断地刺激，他们就觉得生命有意义。也就是说，他们认为生命最大的乐趣是与朋友相聚，把酒言欢，不停地寻找好玩的事情。为了使自己快乐，让自己的需要得到满足，他们不考虑规范，我行我素，认为只要喜欢，没什么不可以。但是他们很注意身体的健康，因为那是追寻快乐的本钱。

大卫生前常常戏言：“牡丹花下死，做鬼也风流！”没想到，一语成谶，他真做了一个“风流鬼”。

大卫性格外向，言辞幽默，由于喜欢全世界各地到处跑，见识也十分广博，有他在的场合就不会出现冷场，所以很受年轻女孩子欢迎，追求者众多，以致他换女朋友的频率也比较快。

我曾问他为什么要如此频繁地更换女朋友，他回答说：“觉得没意思了，就换一个有意思的！”只要女朋友一跟他谈及结婚、买房、生小孩之类的现实问题，他立即就觉得生活变得无趣，变得不快乐了，就想要逃避这些问题，重新找回昔日的快乐，而最快的方式就是换女朋友。

大卫的一个前女友对他的评价十分精准：“他就像一匹难以驾驭的野马，奔放、潇洒、热烈、不羁，喜欢新鲜的事物，总给你一种浓烈和快节奏的感受，他一向简洁、痛快的作风容不得半点纠缠。但在感情上，他是个喜新不厌旧的风流主，他总是那样朝气蓬勃，好像他的胸腔里永远装满了激情的火药，让自己尽情燃烧，他经常以为自己这次真的是动了真情了，因为他又有一种幸福感笼罩了他的身，他的心，似乎是花也好了，月也圆了，真的要白头到老了，可是过一阵子这种你侬我侬的感觉很快就被另一个也好像动了真情的感觉替代……”

7号不但要求自己享受生活中的刺激和欢乐，还希望身边的伴侣也能加入到他们的享乐中来。因此，他们选择伴侣时常常只选择那些有趣、好玩的人，而对那些行事中规中矩的人不屑一顾。而且，当看到伴侣处于痛苦中时，他们很难主动去安慰，反而是本能地躲开。在他们看来，与其面对这些痛苦让自己难过，还不如跑开去寻找那些令自己开心的事情。这看起来似乎没有同情心，但其实是因为7号喜欢把自己置于一个快乐的天堂里，他们不允许痛苦存在于自己的生活中。如果真的存在，他们就会逃离它，去寻找另外一个快乐的天堂。

由此可见，对于享乐至上的7号来说，要避免“马上风”的悲剧发生，7号需要适当克制自己的享乐欲，明白一个人生命中需要充满享受，但是纯粹为欢乐而生存不免将自己的人生狭窄化。

我认为，要预防“马上风”，7号除了要在享乐至上的基础上注意分寸外，还需要注意以下几点：

1. 时间上，清晨与下午两点钟左右血压容易升高，最好避开这个时间段，免得乐极生悲。西方医学鼻祖特尔·比桑庭认为，最佳时间是在晚饭后两小时准备入睡时，最不恰当的时间是在午夜。

2. 有慢性病，如高血压、糖尿病、冠心病等易诱发心律失常、脑出血等的人，要避免过于激烈的动作。若感到呼吸困难，心悸难受，就要中途停止，以防不测。有冠心病者需提前服用硝酸甘油，血压高者应控制在正常范围内。

3. 严重的亚健康，营养不良；过冷过热的环境，喝浓茶，过度吸烟，长途跋涉等；严重的睡眠不足均不易房事。《黄帝内经》提到的“以欲竭其精，以耗散其真”就是把肾精透支光了，容易出问题。

4. 情绪激动，精神紧张，过度兴奋不易房事。不要醉酒房事，古人讲，“醉以入房”“醉不可接房，醉饱交接，小者面黯咳喘，大者伤绝脏脉损命”“大醉入房，气竭肝肠”。

5. 正常性生活有益健康，但需量力而行，久未性爱，姿势招数不要花样百出，过于剧烈。从房事次数《素女经》云：“人二十者，四日一泄；三十者，八日一泄；四十者，十六日一泄；年五十者，二十日一泄；年六十者，一月一泄。”

6. 不可乱服壮阳药，包括伟哥，否则极易导致过分冲动，过分猛烈。

7. “马上风”七成见于外遇、一夜情，新鲜、刺激、紧张，“玩的是心跳”，小心玩着玩着心就不跳了。

8. 不可搂抱过紧，若搂住颈部外侧中段，颈动脉窦受压，会导致心率减慢，血压降低，严重者出现心脏骤停。

9. 万一发生“马上风”，要立即拨打急救电话，同时采取针刺十指尖，掐人中，实施心脏按压、人工呼吸等急救方式。

陶弘景《延性养命录》有云：“房中之事，可以延年益寿，亦可以杀人。譬之水火，知其用者可以养生，不知其用者亦死。”由此可见，保持健康的身体，良好的心态，科学的性生活，“马上风”事件才不会发生。

自恋型人格障碍：自恋的本质是自卑

在书上看到“自恋型人格障碍”这个词时，我的脑子里不由自主地想到了一个人——罗玉凤。

2010年，罗玉凤因其征婚条件而在网络上爆红。在众人看来，她对伴侣的要求真是太高了：

“第一，必须为北京大学或清华大学硕士毕业生。必须本科硕士连读，中途无跳级，不留级，不转校。在外参加工作后再回校读书者免。

“第二，必须为经济学专业毕业。非经济学专业毕业则必须精通经济学。或对经济学有浓厚的兴趣。

“第三，必须具备国际视野，但是无长期定居国外甚至移民的打算。

“第四，身高176～183厘米。长得帅的比较好一些。

“第五，无生育史。过往所有女友均无因自身而致的堕胎史。

“第六，东部沿海户籍，即江、浙、沪3地户籍或广东、天津、山东、北京、东北3省、内蒙古等地户籍。西南地区即重庆、贵州、云南、西藏、湖南、湖北等地籍贯者不予考虑。

“第七，年龄25～28岁。即2006级，2007级，2008级，2009级毕业生。有1～2年的工作经验，2006级毕业生需年龄在28岁左右，2009级毕业生则需聪明过人。且具备丰富的社会实践经验。就职于国家机关、国有企事业单位者不予考虑。但就职于中石油，中石化等世界顶尖型企业或银行者可以放宽条件。现自主创业者要商榷一番了。”

大家之所以会觉得罗玉凤对伴侣的要求太高，是因为在众人眼里，罗玉凤自身的条件实在是算不上出色：身高146厘米，肤色黝黑，五官扁平，突嘴龅牙，学历一般（綦江师范学校获中师文凭，后连读重庆教育学院获汉语言文学专业大专文凭），事业一般（超市普通工作人员）。

但罗玉凤本人并不同意大众的观点，她在某电视节目中大胆夸耀自己：

“我9岁博览群书，20岁达到顶峰。我现在看的都是社会人文类的书，例如《知音》《故事会》……往前推300年，往后推300年，总共600年没有人超过我。”

“聪明是征婚条件中最重要的一条，我阅人无数，少说两三百人，通过我的比较，北大和清华毕业的人比一般人聪明。”

“没有男孩子能在智商上超越我了，只能在身高和相貌上来弥补。”

“有中国人民银行、花旗银行、渣打银行、汇丰银行、交通银行、中国人寿、友邦保险等金融公司驻中国区首席执行官向我表达爱意，愿意与我结婚，而本人觉得他们年老色衰，说不定今天结婚，明天就死掉了，所以不愿意。而且他们全部拖儿带女，实在大煞风景。其中一人被我拒绝后怀恨在心，狠狠地对我说：‘我觉得我们枕头的高度都差不多，你回去好好想想吧。’而本人不予理睬。”

罗玉凤的大胆言论，引来众多的质疑和谩骂，但她似乎对这一切视而不见，听而不闻，依旧用“雷人”的言论刺激着大众的脑神经。

对于罗玉凤的这些行为，罗玉凤的母亲百思不得其解：她之前没有受过啥刺激，咋就变成这样了呢？她一方面担心女儿，另一方面又觉得丢人现眼，可女儿不听她的劝告，令她无可奈何，身心备受折磨。面对别人问她，是否看见女儿上电视的问题，她只好用“没看见，只是听说了”搪塞过去。其实哪里没看见，是丢不起这个脸呀！

对于罗玉凤的这些行为，她在黄泗小学的同事似乎并不感到意外，其中一个同事说：“罗玉凤觉得自己是个大学生很了不起，到黄泗后，和同事们关系搞不好，和学生的关系也处不好。开始，学校让她教六年级，可教了几天后校领导发现不行，又让她教三年级，后又调到教一年级。她想和该校一个男教师谈恋爱，但这个老师看不上她。在事业和爱情都不如意的情况下，她才离开了学校。”

或许正是因为受到了事业和爱情的双重挫折，罗玉凤才有了后来的种种“雷人”言行。

其实，我们在生活中也时常会遇到一些像罗玉凤这样无视客观条件、一味夸大自我的人，这种人多是自恋型人格障碍患者。

自恋型人格障碍患者的典型表现为性格内向、重视自我、妄自夸大、对人冷漠、缺乏同情心、重视别人对自己的评价以至于过分敏感、渴望得到持久的关注和赞美、忌妒心强等以自我为中心的人格特征。这类患者一听到夸奖之词，就会得意扬扬、沾沾自喜；一听到批评之言，就会暴跳如雷、愤愤不平。在和别人相处时，这类患者很少能理解别人的心情和感受。由于这类患者忌妒心强、缺乏同情心，他们人际关系紧张，也容易产生孤独、失望、抑郁的心情，加上自我欣赏、目标过高，常常为遭受挫折和失败而苦闷。

对于自恋型人格障碍形成的原因，经典精神分析理论的解释是：患者无法把自己本能的心理力量投注到外界的某一客体上，该力量滞留在内部，便形成了自恋。而现代客体关系理论认为，自恋性人格障碍者的特点是“以自我为客体”，通俗地说，就是“你我不分、他我不分”。而造成这种现象的原因，则是患者在早年的经历中体验过人际关系上的创伤，如与父母长期分离、父母关系不和或者父母对其态度过于粗暴或过于溺爱等，这样就使得患者觉得自己爱自己才是安全的、理所应当的。

从九型人格的角度来看，7号性格者可能是比较容易罹患自恋型人格障碍的人，因为7号有一个典型的特征——自恋。

每个人都有自恋心理，只是程度不同而已。从心理学的角度来看，自恋是起源于一种源于自卑感的压抑的防御心理，自我由于不能以正常方式满足成就动机，采取了封闭的过度关注自我的外在评价的种种虚幻形式，如名气、赞美，等等，有时会把是否得到他人的关注视为行动的唯一理由。总在追求外在物质所带来的享乐，逃避内心的悲伤、痛苦情绪的7号性格者就具有典型的由自卑引发的自恋倾向。

具有自恋倾向的7号享乐主义者从不认为自己是无能的，他们自视甚高，觉得能做任何自己想做的事。他们认为自己哪方面都好，简直就是完美无缺，达到了自恋的程度。他们认为“自己是全能的”。他们不喜欢“干这一行30年了”之类专业上的赞誉，希望自己是“工作、交友、烹饪、绘画等”无所不能的全才。他们自信“人们只有一个独特的才能，而我可是样样通”。并且，做到这些无须下苦功夫，自己的未来充满无限的可能性，没有必要全力以赴。

而且，为了验证这种强烈的自信，7号只会寻找那些支持他们观点的人，只喜欢与肯定自己价值的人交往。当自己的能力得不到认可时，他们会把原因推给别人，寻找借口，认为即使碰到一件坏事，也不必太在意，因为还有很多其他的乐趣。7号的自恋倾向让他们看上去对他人漠不关心，不能依靠，他们只关心自己的快乐。

如果7号不能改正这点，那么就很难拥有完美的亲密关系。因为从心理学的角度来看，自恋者难以领会真实的不同意见，因为真实的批评作为不同的声音往往打破了自恋者的封闭圈子，让其意识到泡沫之外的世界作为自我的背景并不是自我本身能够视而不见的影子，但自恋者宁愿不去正视这种不受限制的视域而和自己的影子搏斗，寻找曲解、歪曲真实批评的借口，这就使得他们难以认识到真实的世界，因而常常做出错误的决定，反而让自己和伴侣陷入痛苦的折磨中。

由此可见，7号要想避免自己踏入自恋型人格障碍的陷阱，就要试着克制自恋的心理，学会把目光从关注自我的优势转移到欣赏周围人的长处上，多听取他人的意见乃至批评，才能帮助自己看到更真实的世界，做出更正确的决定，赢得更好的发展，拥有更完美的亲密关系。

九型人格互动指南

7号享乐主义者 VS 7号享乐主义者

7号和7号相遇的时候，是两个享乐主义者的交流，他们之间有很多的和谐点，但是也会产生一些沟通上的问题。

他们都精力充沛，无拘无束，乐于追求新事物和新体验；他们不只自己快乐，更会把这快乐与身边人分享；他们崇尚自由，不愿受到束缚；他们在一起常常容光焕发。但最大的问题在于他们都只是关注自己，对对方没有耐心，而且很难承诺于一段关系，给双方关系带来阴影。

如果两个7号组成家庭，对方常常拥有自己理想伴侣的条件，他们“精力充沛、独立、乐观、成功并敢于冒险”，正因为如此，两个7号相结合的夫妻通常会是非常好的玩伴和知己，他们有太多的共鸣点可以分享。但是他们的爱情很难长久，好奇心和对冒险的贪心让7号很难对某段感情保持专一，他们也都害怕“枯燥”或者“束缚”，常常很快就对彼此失去了兴趣。除非他们愿意去感受深层的情感、接受被束缚的正面影响，他们的情感才会发展得更好。

总之，两个7号交往的过程中，双方需要寻找共同的目标和爱好，这是他们之间关系保持稳定的重要前提，另外，如果他们双方都愿意对自己适当约束和克制，他们的关系也可以更加平稳地发展下去，才不至于发生这样或者那样的矛盾。

7号享乐主义者 VS 8号保护者

7号和8号相遇的时候，是享乐主义者和保护者的交流，他们之间有很多的和谐点，但是也会产生一些沟通上的问题。

他们都是自我肯定的类型，他们充满活力，有坚强意志去达成意愿。在积极行动中，7号会比较轻松愉快，而8号则沉稳有力，他们往往合作愉快，都喜欢热闹高兴，在一起常常会很尽兴。但他们往往各有主张，都不愿受到任何束缚或限制，如果意见不合，8号倾向于恐吓，7号则会逃避受控，甚至侮辱或蔑视8号的权威，因此他们常常把小事闹大。

如果7号和8号组成家庭，他们会是一对前景光明又充满能量的夫妻，双方都是能疯狂玩乐的人，他们常常可以拥有创造性的娱乐、满意的性生活以及刺激的冒险，生活也会充满甜蜜。但8号开始想要限制7号的活动时，双方的矛盾就出现了，7号会寻找借口摆脱，他们并不是那么容易点头屈服的人，面对不断加重的压力，7号开始表现出1号的特征，变得挑剔，这样双方经常会形成不断争斗的局面。此外，这对夫妻经常会同时拥有5号的特征，和对方分离，他们只有用一种安全的交流方式来面对双方的问题，才能达到和谐。

总之，7号和8号交往的过程中，双方首先需要建立的是共同的目标和信任，在这样的基础上，他们之间可以获得很多的共同点。另外，8号需要降低自己的控制欲，而7号应该主动承担自己的责任而不是一味逃避或者放纵，这样他们之间的关系才可以更加和谐。

7号享乐主义者 VS 9号调停者

7号和9号相遇的时候，是享乐主义者和调停者的交流，他们之间有很多的和谐点，但是也会产生一些沟通上的问题。

他们都友善而不喜冲突，他们都积极和阳光，7号更加主动、自信，9号更为平稳、大气，因而他们是很好的伙伴。而他们之间最大问题在于彼此都不愿意去面对和解决困难，往往选择容忍和逃避，所以如果问题无可避免，他们就会相互埋怨，7号会愤怒急躁，而9号会退缩躲避，双方会缺少正常的沟通，两者甚至会越闹越僵。

如果7号和9号组成家庭，7号能够给家庭生活带来活力，9号在他们的带领下也会变得兴趣非常广泛。7号让自己的生活充满了各种选择，9号也是那种愿意接受各种思想的人，这种开放的思维让他们都愿意接受多样性的生活。问题在于7号专注于自己的兴趣，9号习惯与7号融合，当9号的需要被忽略而满面愁容时，7号可能还在忙碌自己的事情，他们很可能因此发生冲突。当7号愿意面对痛苦，而9号找到自己喜欢的事情时，他们的关系可以变得更好。

总之，7号和9号交往的过程中，最常见的问题就是7号容易忽视9号的感受，9号不能顺利表达出自己的意见，只能不断保持沉默，这些都会引起双方的误解并造成冲突。如果7号学着多关心伴侣，而9号多表达自己的情感，他们之间的关系常常可以发展得更加顺利。

第九章　8号：领导型

基本特征●自我判断

自测：你是领导型吗

请认真阅读下面20个小题，并评估与自身的情况是否一致，如果某一选项和你的情况一致，那么请在该选项上画钩。

1．我喜欢激励别人。

□我很少这样　　□我有时这样　　□我常常这样

2．我是一个工作卖力的人。

□我很少这样　　□我有时这样　　□我常常这样

3．我喜欢控制大局和授权给别人的乐趣，但是不喜欢被人控制。

□我很少这样　　□我有时这样　　□我常常这样

4．我会保护、支持我的朋友、家人和下属。

□我很少这样　　□我有时这样　　□我常常这样

5．我喜欢被人尊重而不是被人喜爱。

□我很少这样　　□我有时这样　　□我常常这样

6．我有坚强的意志力，相信自己能战胜一切。

□我很少这样　　□我有时这样　　□我常常这样

7．在我的字典中没有“难”这个字。

□我很少这样　　□我有时这样　　□我常常这样

8．我非常讨厌虚伪，喜欢真实。

□我很少这样　　□我有时这样　　□我常常这样

9. 我很有决断力，喜欢让别人按照我的决定执行。

□我很少这样　□我有时这样　□我常常这样

10. 我喜欢逆水行舟，排除万难，勇往直前的感觉。

□我很少这样　□我有时这样　□我常常这样

11. 我做决定之后，很难听从别人的意见。

□我很少这样　□我有时这样　□我常常这样

12. 我喜欢直来直去，不喜欢兜圈子。

□我很少这样　□我有时这样　□我常常这样

13. 我通常喜欢关注弱势群体，支持弱势的一方。

□我很少这样　□我有时这样　□我常常这样

14. 我喜欢鼓励及提升别人的个人力量。

□我很少这样　□我有时这样　□我常常这样

15. 我喜欢把东西放得整齐、有条理，特别是我自己的东西。

□我很少这样　□我有时这样　□我常常这样

16. 别人觉得我很勇敢。

□我很少这样　□我有时这样　□我常常这样

17. 我可以很强硬、很严厉。

□我很少这样　□我有时这样　□我常常这样

18. 我总是喜欢带领和保护一群人冲向宏伟的目标。

□我很少这样　□我有时这样　□我常常这样

19. 我喜欢伸张正义，主持公道，我觉得这是我的神圣使命。

□我很少这样　□我有时这样　□我常常这样

20. 我是一个坚强、自信、果断和马上采取行动解决问题的人。

□我很少这样　□我有时这样　□我常常这样

评分标准：

我很少这样——0分；我有时这样——1分；我常常这样——2分。

测试结果：

8分以下：领袖型倾向不明显，不太习惯作为事情的主导者，也不愿意自己成为主要责任人。

8～10分：有一定的领袖型倾向，比较有责任感，在能力范围内愿意对工作或团队负责，有一定的凝聚力。

11～12分：比较典型的8号，重视控制和领导，不喜欢被人支配。

12分以上：典型的8号，行为作风非常强势，个性坚强、有感召力，有正义感和责任感。

基本特征

8号性格是九型人格中的“统治者”，他们在生活中希望依靠自己的实力来主宰生命，并且喜欢控制身边的一切人和事物。当处于优势时，他们常常毫不掩饰自己的王者风范；当处于劣势时，他们也常常在积蓄力量，等待时机准备反击。他们霸气十足，有勇有谋，绝对掌控一切，他们的人生信条是：一切听我的。

8号领导型的基本特征	
口头禅	赢得了世界，输掉了自己
潜在渴望	自己当家做主
行为动机	渴望在社会里、人群中有所作为，并担当领导者，个性冲动，权威自信，有正义感，自强不息，爱出风头，喜欢替他人做主和发号施令。但怕被人发现自己弱势的一面，不屈服于人，不喜欢被人嘲笑
潜在恐惧	被人支配和指挥
防御机制	否定
童年模式	努力反抗不公正的压迫
高层心境	真相
高层德行	无知
沟通模式	直截了当地提出要求
情爱关系	控制/臣服
人际关系	保护/被保护
自我保护	满意的生存
安全状态	向2号给予型靠近
压力状态	向5号观察型靠近
衣着特点	注重品质，喜欢高档服饰，注重服装搭配，款式多变，凸显力量感
神态特点	面部表情充满自信，微笑中带有威严和霸气，但不严肃，目光犀利，习惯直视对方的眼睛，放松时笑容明朗
言语特点	喜欢直截了当的沟通，语气充满自信，显得强悍和霸道，愤怒时会对人大声吼叫，常用词：你为什么不、我告诉你、跟我走、看我的、做了再说等

续表

8号领导型的基本特征	
帮助自我成长的方式	1. 注意不要总把斗争看作发展信任的一种方式 2. 注意到自己总是喜欢在身边寻找对手，喜欢把身边的人分成两派，不是敌人就是朋友 3. 努力发现他人行为的逻辑性和正确性，允许他人坚持不同的观念 4. 真正的感觉往往是从消沉中产生的，把消沉当作一种感情流露的方式，不要逃避负面情绪 5. 记得把自己的想法和感受记录下来，和自己的强迫性健忘做斗争；用记录下来的想法和感受提醒自己不要强迫拒绝内心的感觉 6. 学会控制感情，在准备发火之前，在心里倒数10下 7. 不要总是从外界寻找问题的根源，学会从自己身上找问题 8. 学会承认错误

发展层级

根据对8号性格者发展情况的分析，可以将其划分为3种状态：健康状态、一般状态、不健康状态。每种状态又分为3个层级，在不同的层级中，8号性格者表现出不同的性格特点。

8号领导型的发展层级			
健康状态	1级	胸怀宽广的英雄	他们不试图去刻意掌控他人，对他人充满同情心，无微不至地为他人着想，是一个宽怀大度的人
	2级	自信的人	他们相信自己将会独立，相信自己不会被现实和他人所控制，按自己的思想去做事情，坚持自己的愿望，扼住命运的咽喉，做自己命运的主人而不是奴隶
	3级	建设性的挑战者	他们希望自己能控制自己和周围的世界，他们喜欢掌控的感觉，那种感觉让他们觉得自己很强大，但是另一方面他们也担心自己变得弱小，于是他们一次次投身于挑战当中，以显示自己的独立和力量，他们富有建设性，是建设性的挑战者
一般状态	4级	实干的冒险家	他们寻求控制，但是他们发现自己的想法不一定有效果，他们表面自信，其实内心在恐惧和担忧，不知道自己的胜算有几成，他们集中精力，务实肯干，改变自己身边的世界，成为实干的冒险家
	5级	执掌实权的“掮客”	他们发现控制愈发艰难，他们希望表现自己的力量，获得别人的尊重，目的并非为了简单获得实际利益，更多是为了满足自己的控制欲。他们把精力更多投射到自己身上，关注的是别人是否服从，对外界的关注反而有所减少

续表

8号领导型的发展层级			
	6级	强硬的对手	他们发现别人不会主动跟从自己，而他们又希冀支配他人，于是开始主动采取重压和斗争的办法，试图让对手屈服，他们态度强硬，是强硬的对手
不健康状态	7级	专制的暴徒	他们感觉别人已在公开疏远自己和排斥自己，但他们决不允许这一现象继续恶化，于是和周围人的斗争升级，准备不惜一切代价战胜其他人，在他们的强压政策下，他人开始不断反抗，他们于是便开始进行残暴的反击
	8级	妄自尊大的疯狂者	他们的残暴引起公然的反抗，开始陷入激烈的斗争中，但是经过一段时间之后，他们如果发现别人并没有把自己怎样，就会觉得自己是坚不可摧的，自己是不可战胜的。他们可谓是绝对的自大狂，认为自己就是神，应当拥有绝对的主权
	9级	暴力的破坏者	他们发觉周围的世界完全失控，自己也将被毁灭，他们的选择是在别人毁灭自己之前，先把别人毁灭掉，他们是暴力的破坏者

亲密关系

8号在亲密关系中，常常喜欢控制对方的一切，不希望恋人控制自己的生活，但在找到安全的感觉时，他们也有可能屈服于对方，并且把自己当作恋人的一部分。

8号领导型的亲密关系
♂♀　8号习惯于按照自己的喜好去行事，不习惯征求恋人的意见
♂♀　8号习惯于监督自己的恋人，希望恋人的行为在自己的控制当中
♂♀　8号常常选择比自己弱小的伴侣，他们希望一切都在控制中
♂♀　8号希望成为关系的主宰，但是如果伴侣拒绝被控制，他们也会感觉很有吸引力
♂♀　8号习惯于保护自己的恋人，像保护自己一样去保护他们
♂♀　8号在困难当中，常常是坚定而有力的依靠
♂♀　8号往往不允许自己表现得柔情蜜意，他们逃避自己的脆弱情感
♂♀　8号如果受到伴侣的伤害，常常会选择报复
♂♀　8号不害怕和伴侣争吵，相反，他们还把争吵当作双方沟通思想的手段
♂♀　8号习惯于承担保护者的角色，不习惯被呵护的感觉
♂♀　8号也可能放下武装，认可自己的伴侣，成为一个真诚的爱人

续表

给8号的伴侣的爱情忠告
♂♀ 欣赏8号的热情、勇气、正义感和承担力
♂♀ 以诚实和直接的态度与他交往，任何隐瞒的行为都会被8号视作懦弱无能的低劣行径，招致他们的对抗
♂♀ 8号具有超强的控制欲，无论家里的大事小事都喜欢自己做主，往往忽视了伴侣的意见，伴侣对此要多包容、少抱怨
♂♀ 8号害怕被控制，这种情绪可能体现在对日程安排、私人物品和个人空间的控制上，伴侣不要过多地干涉他们的行为，而应尽量给予尊重和支持
♂♀ 8号是霸道的，在双方意见不统一时，他们会以攻击性或伤害性的言辞来质询、挑战你，这时你应该保持头脑冷静
♂♀ 原谅8号的无心之失，许多时候他们的挑衅都只是出于一时的负面情绪反应，过后便会忘得一干二净，而且他们发怒时的粗俗语言也并不代表恶意中伤或人身攻击
♂♀ 8号虽然性格冲动，但他们也很恼怒情绪化和歪曲道理的人，对方出于意气的针锋相对会让他们恼羞成怒
♂♀ 不要公开与8号对抗，他们在发怒时会迅速偏向某一极端，连他们自己也很难保证不会做出后果严重的行为来。所以当他们情绪失控时，最好退后并静待他们的愤怒平息，然后再与他们深入地交谈
♂♀ 在8号发怒时，以平常心对待他们的咆哮，告诉自己这不过是另一种沟通方法而已
♂♀ 多和8号沟通，他们不能容忍伴侣给予含糊不清的信息，或是很少和他们进行真诚而直率的情感交流，他们会将其看作是背叛的行为，从而展开报复
♂♀ 支持强势的8号释放内心软弱的情绪，给予他们安全感

亲密关系●健康隐患

高血压：与其强势操控，不如温柔以待

小杨有着让人过目不忘的外形特征：身高180厘米，体重将近300斤，眼神犀利充满攻击性，面部表情显得自信，微笑中带有威严和霸气，但不严肃。以九型人格的角度来看，这是一个8号性格者的典型外形特征。

8号领袖型是九型人格中的统治者，他们希望依靠自己的实力来主宰生命与世界，并且喜欢控制身边的一切人和事物。当处于优势时，他们常常毫不掩饰自己的王者风范；当处于劣势时，他们也常常在积蓄力量，等待时机有力反

击。他们霸气十足，有称霸世界的欲望，且有勇有谋，希望掌控一切。但是，他们也往往容易受肝脏疾病、高血脂、高血压等疾病的困扰。

在诊治过程中，面对我的提问，小杨总是有问必答，直截了当，毫不扭捏。这点也很符合8号的性格特征。8号性格者性格直率，常常给人以敢想、敢说、敢做的果敢印象。这是因为他们习惯遵循自己的感觉和冲动。早在童年时期，他们就能够迅速地把自己的冲动变成行动。这是他们的一种生存方式，让他们能够在思考之前就采取行动。

高血压，是小杨前来就诊的主要原因，他还总是觉得口干，并且有下肢水肿的症状。通过血压计测量，我发现他的血压高达190/110mmHg；查看他的舌苔，发现他舌淡，边有齿痕，苔白厚；摸他的脉象，发现他脉弦滑，由此我判断他是肝阳上亢，脾虚湿盛较重。

我告诉他，当务之急是把他的血压降下来。

高血压一般分肝阳上亢和肝肾阴虚两种证型。肝阳上亢的人经常脸色发红，脾气也相对比较暴躁，特别容易着急，这种人血压的波动比较大；肝肾阴虚的人经常会觉得口渴、腰酸腿软、头晕耳鸣等，一般血压波动不大。很明显，小杨的情况属于前者。

医学研究发现，从性格的角度而言，高血压患者往往有着共同的“高血压性格”：个性过强、容易激动、争强好胜、遇事急躁、过分自负、多疑多虑、克制能力差、具有攻击倾向、常感到时间不够用而心理压力过大等，这类人患高血压的风险要大于其他性格的人。具有敌意或愤怒压抑的人遇到挑衅时，容易引起过强的心血管反应，血压升高；敌意和愤怒被压抑的人对应激的神经内分泌或血流动力学反应的水平比敌意低的人高，这种交感神经参与的反应可能会增加血管内壁损伤和连续的动脉粥样硬化物质的累积。

从九型人格的角度来看，8号性格者之所以比较容易引发高血压问题，就是因为8号往往很强势，对人对事都有极强的控制欲。

8号性格是九型人格中的“统治者”，他们在生活中希望依靠自己的实力来主宰生命，并且喜欢控制身边的一切人和事物。而且，他们有一种敏锐的感觉，能够对他人的行为是否公正做出判断，还能习惯性地判断出谁是掌握权力的人。因此，他们的内心所关注的总是“谁是这里的负责人”以及“那个人做事公正吗”这类问题。

他们常常关注权力和控制，喜欢展示自己的力量和能力。他们似乎充满能量，总感觉自己比其他人更强大。他们霸气十足，有勇有谋，绝对掌控一切，他们的人生信条是：一切听我的。

他们渴望控制一切的心理使得他们常常认为“自己就是权威”“自己就是规则的制订者”，因此他们对于任何企图规范他们行为的做法，都十分敏感，他们会觉得这些做法很讨厌，并因此产生叛逆心理，直到他们不再受到外界干扰。这常常使8号表现得过于强势，容易引起他人的反感，甚至激发冲突。

即便是在亲密关系中，他们也经常以否定的方式、挑衅的态度表现出对抗伴侣、维护自己威势的状态，给人一种盛气凌人的感觉。即便他们发现是自己错了，也不愿认错，因为他们为了保持自己的权威者形象，总是否定自己软弱的一面。他们认为一旦示弱就会被人乘虚而入，从而让人伤害到自己，所以一定要时刻保持强硬的状态。但是长期的盛气凌人，甚至是嚣张的气焰反而引起了伴侣对自己的对抗和攻击，这又让8号人格内心的战斗欲望更加强烈，使得他们以更加强势的态度和霸道的行为来捍卫自己的“领导地位”，从而陷入无休止的战争之中，让自己身心疲惫。特别是当他们独处的时候更是会感受到内心的脆弱，甚至会产生一种无力感。

小杨自己坦言：“我对权力和控制特别关注，讨厌被人束缚，我希望自己得到最大的自由，希望自己是最强者，所以每到一个地方，我都要确认自己的位置，会不会有人试图控制我，如果有的话，我就会努力让自己不被控制，如果没有的话，那么我就要控制周围的一切，一切必须按照我设想的样子去进行。我会让自己的影响力发挥到最大，范围广到自己所到的每一个地方，我时常觉得我的影响力可以更大一些。在家里，我也要做绝对的老大，家里的所有财务都要我来掌管，妻子没必要出去工作，安心在家里做贤妻良母就很好，但我老婆不听我的，非要出去工作，结果家务没人做，我们因此常常吵架。”

而小杨的妻子则表示：“我老公的控制欲特别强，很多事情都要以他的观点为首要考虑，如果我据理力争就会引发争吵，然后他就会给我扣一顶‘大女人’的帽子。时间久了，我对他产生了逆反心理，总是用性格中最坚硬独立的一面对付他，他为此大发雷霆。后来，自从他有了高血压这个毛病后，我一直都尽量忍让他，他说什么就是什么吧。不过，好像他生气少了，血压也就没那么高了。”

医学研究证实，大喜、大悲、大怒时，中枢神经系统会出现应激反应，一方面，可引起大脑皮质及丘脑下部兴奋，致使去甲肾上腺素、肾上腺素及儿茶酚胺分泌增加，使心脏收缩力加强、频率加快，心输出量增多；另一方面，小动脉会加大收缩力，使血管外周阻力增大。两方面作用相加使血液循环的速度加快，血压迅速升高、心跳加快、心肌耗氧量增加。当情绪稳定后来自大脑的神经冲动减少，交感神经活性减低，心跳减慢，小动脉舒张，最终使血压有所下降。

针对小杨的情况，我给他的治疗方案以疏肝解郁、健脾祛湿为主，同时建议他要注意调节情绪，多吃清淡食物，注意控制体重。半个月后，小杨来复诊时，双下肢水肿基本消失，血压也降到了160/90mmHg，再一次印证了性格理论和中医结合治疗疾病的有效性。此外，小杨还告诉我，自从他试着调节自己的情绪，不再那么强势后，他和妻子的关系也比以前亲密了许多。

在此，我也建议所有8号性格者学会控制自己的愤怒情绪，确保肝脏健康，才能保持气血畅达。

由此可见，8号性格者要想远离高血压困扰，在进行药物治疗的同时还要关注心理活动，适当进行心理活动的调节，学会控制自己想要征服世界的强烈欲望，学会看淡人生，努力保持心态的平和宁静，这样才能避免掉进高血压的陷阱。

脂肪肝：身体经不起怒火的一再焚烧

小陆是一位24岁，体形偏胖的女孩，她前来就诊是因为她最近总觉得胸闷，并伴有月经不规律、畏寒、便秘等症状，情绪上也变得特别易怒，希望吃几副中药调理一下身体。

我第一眼看见小陆时，就觉得她比较倾向于一个8号性格者，因为她的言行都带有典型的8号特征：面部表情显得自信，微笑中带有威严和霸气，但不严肃；眼神有一种温和的威严；说话声音洪亮，且比较符合8号女士的身材特征，一副保护者形象。

我半开玩笑地问她：“你小时候是挨爸爸的揍多，还是挨妈妈的揍多？”

她爽朗地大笑，说：“我小时候可皮了，挨的揍太多了！”

她的脉象和舌苔显示，她是肝郁气滞，经行不畅，于是我问她：“你是不是经常生气？”

“哎呀，你怎么知道的呢？”她一脸惊讶地说，“我这个人啊，脾气比较暴躁，感觉自己有时候就像个炮仗似的，一点就着。比如说吧，有一次，我和我前男友去吃火锅，明明是我先到的，服务员却给比我后来的人先安排座位，我脾气一下子就上来了，凭什么不讲究先来后到？我去找那个服务员理论，嘿，那服务员一副拽得不得了的样子，看得我更来气了，后来就吵起来了，差点动手。可我那个前男友不帮我就算了，还一个劲地把我往后拽，气得我肝都疼了，一出门我就把他给踹了。你说，这样的男人，要他有什么用？

“刚才在你们医馆门前停车时，明明是我先看到的车位，结果被另外一辆车给抢了，我气得不行，真想开车过去把那辆车撞飞。”

“那你觉得自己总这样生气好吗？”

“我当然知道总生气不好，人们不是说生气的女人老得快嘛，我也想改，可我这脾气一上来，心里就憋得像快要爆炸似的，不发泄出来不行。所以我总是摔东西来发泄，什么鱼缸、碗、盘子、玻璃杯、枕头……我都摔过，这一年我因为发脾气都摔坏了四五个手机、两个iPad了。因为这个，我男朋友正和我闹分手呢，搞得我烦死了。医生，你说我是不是有什么毛病啊？我指的是心理上的毛病。”

“我不是专业的心理医生，没办法为你做专业的心理鉴定，不过我建议你看看九型人格方面的书，你的性格比较倾向于九型人格中的8号领导型，8号有一个典型特点就是脾气暴躁，你需要注意调节情绪，因为你总是处在易怒的情绪中，很容易得脂肪肝。”

“哎呀，医生，我上个月体检刚好查出我有中度的脂肪肝呀。”

正常人在摄入结构合理的膳食时，肝脏的脂肪含量约占肝脏重量的3%～5%，但在某些异常情况下，肝脏的脂肪量则明显增加。当肝脏的脂肪含量超过肝脏重量的10%时，就称为脂肪肝。

肥胖是造成脂肪肝的重要原因，营养素摄入不足也会引起脂肪肝，另外，酗酒、糖尿病、肝炎患者吃糖过多等也是不可忽视的原因。脂肪肝前期症状隐蔽，往往在体检时因无触痛性肝大而被发现，但也可因右上腹痛、触痛及黄疸而被发现。常有肝区疼痛或不适，食欲减退，脘腹痞胀，便溏，少数可有轻度黄疸。

中医认为，“肥人多痰湿”，痰浊与气血相结，日久停于胁下，从而形成了脂肪肝。在九型人格看来，8号性格者因为拥有强烈的控制欲，这往往使得他们食欲过盛，很容易因为长期摄入过量食物而导致身体肥胖。通过与小陆进一步交流，我发现她还有侧翼9号的特征，她对别人发怒后往往伴有自责，并且希望通过吃东西来发泄自己的负面情绪。

中医认为，肝脏所主情志为“怒”，因此肝病患者多急躁易怒。脂肪肝属中医“积证”的范围，而“积证”与情志失调关系密切。在中医看来，肝主疏泄，因为“肝藏血”，而“血能载气”“血能养气”。在正常的生理情况下，如果肝的疏泄功能正常，既不亢奋也不抑郁，那么人体就能很好地协调自身的精神情志，表现为精神愉快，心情舒畅；反之就会表现为郁郁寡欢、急躁易怒等，而经常生气就会气血逆乱、心神无主、气血不和，进而脏腑功能紊乱，百病丛生。小陆月经不调的毛病，就与她肝火旺盛有很大的关系。

从九型人格来看，8号习惯遵循内心的感觉和冲动行事，高兴的时候就笑，愤怒的时候就发火，他们从不克制自己的情绪。他们意志坚强，性格极具攻击性和扩张性，无论在任何场合，他们都是一等一的战士，披上铠甲，便会勇敢杀敌。他们不惧怕与人对质，甚至可以说喜好与人作战，通过连场大大小小的战役，他们借此锻炼自己本已强韧无比的斗志，使其更上一层楼。总之，8号常常给人以暴躁易怒的强硬印象。

即便是在爱情中，他们也不乏争斗的心态，常常用激烈的争吵来激起热情。一方面，这是8号直率的性格使然，认为事无大小都可以摊开来讨论得一清二楚，将真相弄个明白，他们不会理解欠缺是非标准的情景究竟是怎么一回事。另一方面，他们也想用吵架来探听伴侣的心事和底线。他们自己在心理上异常强健，也要求伴侣不可过分脆弱，不能什么都唯命是从。当他们大声咆哮时，实际上期望对方也报以铿锵坚定的答复，爱理不理的冷淡响应或一副惊弓之鸟的受伤害模样，会遭到他们的轻视，令他们怒不可遏。“宁愿大吵大闹地争辩，也不要含含糊糊地收场”，是8号自信与伴侣的正确相处之道。

但8号如果不懂得克制内心的愤怒，往往容易发展为暴发性人格障碍，其特点为对事物往往做出暴发性反应，稍不如意就火冒三丈，易于暴发愤怒冲动或与此相反的激情；易与他人冲突和争吵，特别在行动受阻或被批评时，这极大地阻碍了他们与伴侣建立完美的亲密关系，也容易引发脂肪肝等肝脏疾病。

由此可见，8号性格者要想远离脂肪肝的困扰，就一定要学会克制自己的怒火，即使生气也不要超过3分钟，努力保持一颗平常心，更冷静、更理性地思考问题，做到心身并治。同时，8号还可以通过适当的娱乐来达到调节情绪的目的，如听音乐、看喜剧，可使人分泌一些有益于健康的激素：酶和乙酰胆碱等物质，能使胃的蠕动变得有规律，有利于消化功能的改善，避免脂肪肝出现。

性亢奋：性是两个人的事，别忽略他的感受

张小姐在微信上问我："老公身材高大魁梧，平时酷爱运动，体力也很好，但他在性事上的表现还是让我很吃惊。我知道中国男人平均的性交时间是6～8分钟，美国人是7～9分钟，而他竟然可以达到1小时以上。平时，他从未服用过任何壮阳之类的药物。我想问，我老公这样正常吗？"

王小姐在微信上向我求救："王老师，请救救我吧！我感觉自己已经没办法再忍受他了，我快要崩溃了。我们结婚一年多了，我发现我老公在性方面的需求特别强烈，几乎天天要同房，而且就算我拒绝他，他也还是强行要求过夫妻生活，我好话、道理都讲了，却还是浇不灭他的欲望，我真是觉得身心疲惫，现在，我甚至萌生了离婚的念头。"

曲先生苦着脸找到了我，吞吞吐吐好半天才说出了他的烦恼："我和我老婆结婚都10年了，孩子都9岁了，可我发现我老婆还要求我像热恋、蜜月期一样每天都要'交功课'。要是我拒绝，她就会大发脾气，说我不爱她，闹着要离婚。说真的，我现在都害怕回家了，尤其是一到晚上上床休息的时候就恐惧不安。要不，您给我开点补药吧？"

我给张小姐、王小姐、曲先生的建议只有一个：带你的伴侣前来就诊，他（她）可能是患有性亢奋。在我看来，这3个人的伴侣的性要求已经旺盛到伴侣难以忍受，而他们自己仍不一定能得到完全满足，甚至性欲远远高于正常年龄的同性，不分时间、地点都会随时有性的要求，否则就浑身难受不自在甚至抓狂，这部分人已经需要到医院咨询就诊了。而后来的检查结果也证实了我的猜测。

性亢奋，又叫性欲过盛或性欲过旺，中医称阳事易举，它是指性欲望、性冲动过分强烈的一种病症，临床特点为出现频繁的性兴奋、性行为要求异常迫切、同房频率增加、每天要求有数次性活动、同房时间延长等。

一般来说，青年人每周1～2次性生活为正常，新婚夫妇或婚后久别重逢者的性生活频数稍有增加亦为正常。但如果天天进行性交，甚至不分昼夜多次要求性生活，久战不休还不能满足性欲要求，就是性亢奋了。男性性亢奋，纵欲日久会影响身体健康，而且会出现后期性功能障碍，如阳痿。而且，男性性亢奋会引起女性的厌恶，造成夫妻性生活不和谐，甚至影响夫妻感情。

内分泌失调是导致性亢奋最常见的因素。人体内有一个密切相关的系统管理着整个生殖活动，那就是下丘脑垂体性腺轴，人类性行为和性功能的保持与这一轴系的正常运转密切相关，只要其中某一环节出现障碍，就可以导致性机能障碍。人的性活动除了这一轴系影响外，也受到大脑皮层的影响。倘若大脑或下丘脑中枢出现病变，或对性激素敏感，令存在于下丘脑的性欲中枢过分活动，或垂体前叶促性腺激素或雄激素分泌过多，都会导致性欲亢进。

心理因素也是导致性亢奋的一个重要原因。1983年，帕特里克在其著作《嗜性成瘾》一书中称性欲亢奋为“性成瘾”，他指出，性成瘾与药物成瘾相似，这种性成瘾状态支配他们的意识、思维和生活，导致出现每日的性成瘾活动，他们性欲亢进的程度，呈现出一种强迫性的要求，不考虑任何条件和环境，去寻找性接触。

从具有强迫性这一特点来看，似乎1号完美型和8号领导型都容易踏入性亢奋的深渊。但我认为8号才是九型人格中比较容易患性亢奋的人格类型，因为8号和7号一样有“纵欲”的倾向，所不同的是，7号希望借着无止境的追求享乐来避开痛苦，这是一种反向表现恐惧的形态；而8号纵欲的情绪焦点是一种想要完全掌握生命节奏的迫切冲动，即他们想要控制一切的欲望，因此他们总是无惧生活中各种新奇经验，并乐在其中。他们专注于能让自己感到活跃和快乐的一切，他们可能会拥有许多嗜好，像性的追求，乃至于“软床、美酒和大餐”。基本上一切能给他们带来生理上和心理上的快感的东西，都是他们所追求的对象。

这些遵循感觉和冲动的心理所引发的纵情享乐，固然可以让8号感觉到实实在在的经验所具有的不可思议的强大作用，也能在一定程度上缓解他们平日的压力，但也可能导致他们因为过于沉迷于兴趣中而自我遗忘，或是极度“我执”，即变得过于强势，从而激发种种的矛盾和冲突。

因此，在亲密关系中，8号常常专注于自己的欲望当中，他们常常去体验自己对生命的掌控感，但是他们却常常可能会忽略爱人内心的感受。他们认为“人应该自己争取想要的一切”，如果爱人不主动表达自己的好恶，8号伴侣就会把爱人的表现看成是认同，并且要求对方支持和配合自己的决定和行动。

他们对爱人的埋怨常常不予理睬，也不采取行动去进行安慰，他们认为一切都是对方自己选择的，所以理应承受应有的结果。如果对方一再强求，他们甚至会觉得对方不可理喻，并且会以极端的态度去对待对方。

由此可见，8号要想远离性亢奋的困扰，获得完美的亲密关系，就必须注意在遵循自己的感觉和冲动时，给自己多一些理性思考的时间，多关注伴侣的感受，这样才能有效规避因冲动行事带来灾难，才能真正和伴侣建立起完美的亲密关系。

九型人格互动指南

8号保护者 VS 8号保护者

两个8号相遇的时候，是两个保护者的沟通，他们之间有很多的和谐点，但是也会产生一些沟通上的问题。

两个8号在一起常常会富有激情和活力，会有英雄所见略同的感觉，他们都意志坚定而实际，不会空谈，比较务实，两个人在一起常常可使美梦成真。特别是两个8号旗鼓相当时，双方往往可以建立足够的信任，彼此尊重，真诚地相互沟通。问题是他们的关系常常是不稳定的，他们彼此都有很强的自尊，会不自觉地去争夺主导权和控制权，难以做到平等对待和分享，常常会引发一些摩擦。

如果两个8号组成家庭，双方常常能感觉到生活的活力，有一种本能的吸引，在很多方面都可以达成共鸣，也会有很多相似的见解，常常能一拍即合。但是由于他们双方都比较强势，只关注自己想要的，常常忽视了对方的感受，所以在一起时往往会大吵大闹，如果双方谁也不肯示弱，那么他们很可能会因此而分道扬镳。

两个8号在一起，需要寻求共同的发展目标和共同的利益，否则他们在彼此的斗争上会造成很多内耗，另外，他们中如果有一个8号懂得妥协，那么双方间的关系就能够发展得更好。他们就像两只关在了一个笼子里的老虎，为了避免内耗，一方就要懂得示弱。

8号保护者 VS 9号调停者

8号和9号相遇的时候，是保护者和调停者的交流，他们之间有很多的和谐点，但是也会产生一些沟通上的问题。

8号颇具领导风范，在两人之间也很有领导力，9号往往会被8号的大无畏精神所吸引。同时，9号对8号也有安抚作用，能带给他们所需要的平静和安详的感觉。8号累了，可以回到9号的包容和安稳里休息，学会9号的平稳安详，而9号也可以学会8号的自信和自我肯定。不过，8号的强势也会造成9号的退缩封闭，进而进行消极对抗，从而使得双方的关系陷入僵局。

如果8号和9号组成家庭，8号常常把兴奋的情感带入双方的关系中，激发伴侣的能量，8号的欲望和9号的忘我常常会让他们共同追求舒适的生活，这对夫妻能够在家里和睦相处，对伴侣和朋友都十分慷慨。不过，8号具有控制欲，而9号也确实很少会拒绝，但是双方并不能总是产生支配和顺从的关系。如果9号情绪低落，常常会选择不去配合，这样8号往往会挑起争端，而9号会不断选择逃避和转移注意力，把问题搁置下来，从而可能引发更大的矛盾。

总之，8号和9号相遇，8号需要学会妥协和柔性，9号需要学习生气的积极意义，这样双方就都能受益。

第十章　9号：调停型

基本特征●自我判断

自测：你是调停型吗

请认真阅读下面20个小题，并评估与自身的情况是否一致，如果某一选项和你的情况一致，那么请在该选项上画钩。

1. 我很容易满足现状，但别人总喜欢强迫我做出改变。

□我很少这样　　□我有时这样　　□我常常这样

2. 我不擅长排列事情的先后次序。

□我很少这样　　□我有时这样　　□我常常这样

3. 我通常会迁就，适应别人而忘记了自己真正的需求。

□我很少这样　　□我有时这样　　□我常常这样

4. 在无意识的情况下，我会表现出自己的愤怒。

□我很少这样　　□我有时这样　　□我常常这样

5. 我喜欢与大自然接触，每天都抽出时间放松自己和解放心灵。

□我很少这样　　□我有时这样　　□我常常这样

6. 我对一些有争议的事情很难做出决定，因为我总想照顾到方方面面。

□我很少这样　　□我有时这样　　□我常常这样

7. 朋友很喜欢找我倾诉，因为他们觉得我是一个好听众。

□我很少这样　　□我有时这样　　□我常常这样

8. 当朋友和我在一起时，他们会觉得放松、舒适和平和。

□我很少这样　　□我有时这样　　□我常常这样

9. 我容易耽搁事情，别人会觉得我被动和优柔寡断。

□我很少这样　　□我有时这样　　□我常常这样

10. 我不喜欢命令别人，当别人命令我时，我会反感和变得倔强。

□我很少这样　　□我有时这样　　□我常常这样

11. 我喜欢按照平时习惯和例行的方式生活。

□我很少这样　　□我有时这样　　□我常常这样

12. 别人喜欢我是因为我善于接受他人，诚实和不会妄下评论。

□我很少这样　　□我有时这样　　□我常常这样

13. 名誉、地位和竞争都不是我的渴望。

□我很少这样　　□我有时这样　　□我常常这样

14. 生活过得随意和舒适对我非常重要。

□我很少这样　　□我有时这样　　□我常常这样

15. 我时常因为问题而烦恼，但不去解决问题。

□我很少这样　　□我有时这样　　□我常常这样

16. 我通常都很平稳，也很平静。

□我很少这样　　□我有时这样　　□我常常这样

17. 我相信“忍一时风平浪静，退一步海阔天空”，喜欢与世无争。

□我很少这样　　□我有时这样　　□我常常这样

18. 我有求必应，很难说“不”，很容易分散注意力。

□我很少这样　　□我有时这样　　□我常常这样

19. 我相信问题随着时间的推移自然会得到解决，没必要急在这一刻。

□我很少这样　　□我有时这样　　□我常常这样

20. 我是一个平和、友善、随和、包容和忍耐的人。

□我很少这样　　□我有时这样　　□我常常这样

评分标准：

我很少这样——0分；我有时这样——1分；我常常这样——2分。

测试结果：

8分以下：调停型倾向不明显，比较有主见，不喜欢以别人的意志为转移。

8～10分：有一定的调停型倾向，不喜欢争执和纠纷，喜欢充当调停者的角色。

11～12分：比较典型的9号人格，重视人际关系的和谐，忽视自我感受，很难表达自我观点，让人感觉立场不明确。

12分以上：典型的9号人格，随和、友善、宽容，认为人与人之间和谐很重要，常为了这个目标做出让步。

基本特征

9号性格是九型人格中的和平主义者，他们心中最大的渴求是和谐，为了追求周围的和谐，他们不惜牺牲自己的意志，成为一个跟随者和没有主见的人。他们对于和谐的希望非常强烈，他们害怕冲突，并觉得只要一切能够恢复平静，自己的意见微不足道。他们不懂拒绝，也很少坚持，他们的人生信条是：为了和平，我愿意把自己忘记。

9号调停型的基本特征	
口头禅	不是没有能力下决定，而是早已决定不下决定
潜在渴望	被他人接纳，与人和平共处
行为动机	渴望人人能和平共处，怕冲突，怕得罪人，不争名夺利，性格温顺，与世无争，爱好自然，不好出位，懒懒洋洋的感觉，没有个性，慢条斯理，让人产生满不在乎的错觉。忍一时风平浪静，退一步海阔天空。有时会委屈自己、维持人与人之间的和谐
潜在恐惧	与人群疏离
防御机制	自我麻醉
童年模式	对父母的附和
高层心境	爱
高层德行	行动
沟通模式	追求和谐的交流
情爱关系	融合
人际关系	跟随
自我保护	爱好
安全状态	向3号实干型靠近
压力状态	向6号怀疑型靠近
衣着特点	身体柔软无力，给人东倒西歪的感觉，慢走多于快跑，站多于走，坐或躺多于站，喜欢穿宽松舒适的衣服，装束简单且随众
神态特点	保持面容的和善、淡淡的微笑，很少大喜大怒，即使生气也只是面容稍微阴沉

续表

9号调停型的基本特征	
言语特点	谈话时节奏慢腾腾的，语气常常不坚定，常常在询问，习惯肯定对方的观点，常用词：你说得太对了、是这样的、无所谓、随便、都可以等
帮助自我成长的方式	1. 注意到自己总是想办法获得他人的积极评价，借此找到自己的位置 2. 不要让举棋不定的困惑取代自己的真实感觉和愿望 3. 让工作有计划地展开，设定最后期限来帮助自己集中精力 4. 不要保留自己的意见，把它说出来 5. 不要把注意力转移到不必要的替代品上，如食物或电视，要及时注意到这种情绪的出现 6. 注意到自己有压力时会变得顽固 7. 通过想象来释放自己的愤怒，如想象自己说出或做出最糟糕的事情，直到内心的怒火得到消减

发展层级

根据对9号性格者发展情况的分析，可以将其划分为3种状态：健康状态、一般状态、不健康状态。每种状态又分为3个层级，在不同的层级中，9号性格者表现出不同的性格特点。

9号调停型的发展层级			
健康状态	1级	自制力的楷模	他们达到完全自制，能够对自己达到完全的自控，并且和整个世界和谐统一在一起，他们找到了自己内心平静的钥匙，他们可以控制自己的内心，而且能够给这个世界带来平静
	2级	有感受力的人	他们为了追求内心的和平感，倾向于把自己的地位降低，他们对于无我的境界相当有感受，他们赞叹无我的伟大，他们强调自己是大自然的一部分，他们看世间万物，总能用无私的眼光去看待，他们对整个世界相当有感受力
	3级	有力的和平缔造者	他们具有很强的同理心，他们能进入到他人内心的深处，知道他人的心情，他们清楚他人渴求什么，也了解他人恐惧什么，他们可以迅速找到不同事物的共同点，他们是求同存异的专家，纷争常常被他们化解于无形之中。因为有了他们，世界才会更加和谐地运行下去

续表

9号调停型的发展层级			
一般状态	4级	迁就的角色扮演者	他们开始担心和害怕自己的行为，认为它们有可能损害和谐，于是他们就开始降低自己的欲望，试图迁就，他们对一切问题的答案都是“随便”，或者是“你看着办吧”等，这样下去，别人常常不自觉地触碰到他们的底线，让他们受到本不应该承受的痛苦
	5级	置身事外的人	他们觉得自己不能改变什么，试图逃避问题，希望事情能够顺其自然，自己什么都不需做，即使他们在做一件事，也是心不在焉的，他们将自己和要解决的问题隔离，他们就是一个置身事外的人
	6级	隐修的宿命论者	他们为了追求平静的内心，在面对问题的时候，不是想着抗争，而是把这一切看成是老天命运的安排，他们是宿命论者，他们和世界隔离，进行隐修，他们认为只要耐心等待，一切都会好起来
不健康状态	7级	逆来顺受的和平主义者	他们注重自己内心的和平，为此，他们甚至不愿意承认有问题存在，而当外界因为他们没有尽到责任，给他们许多惩罚时，他们常常会选择逆来顺受，他们不去反抗，既然内心的和平那么重要，那么选择逆来顺受就好了
	8级	抽离的机器人	当现实的压力达到了他们无法承受的地步，他们依然不愿意去面对，他们依然固守内心的和平理念，他们要转移自己的思绪和感情，让仿佛元神出窍，他们就像机器人一样存在，他们已经没有了自我意志
	9级	自暴自弃的幽灵	在重重压力的挤压之下，他们的内心和精神最终被压碎，他们的人格已经支离破碎，他们的整个思想开始混乱，他们找不到自己存在的意义，成了自暴自弃的幽灵，在人世间来回飘荡

亲密关系

9号在亲密关系中，常常喜欢把注意力集中在对方身上，与对方融合，丧失自己的意志，一切围绕着伴侣转。但他们外在的顺从常常伴随着内在的不满足，因为他们的内心缺乏自我，自我意志不能得到伸展，也会隐藏不少矛盾。

9号调停型的亲密关系
♂♀ 9号常把伴侣的兴趣爱好和需求看作是他们自己的，一切围绕着伴侣转，仿佛自己和伴侣就是一个人
♂♀ 9号可能因为对方的行动深受鼓舞，并且深深卷入其中，也可能因为很不认同对方，从而顽固地与对方僵持和抗争
♂♀ 9号能够轻而易举地察觉恋人的态度，但是他们很难发现自己的感觉
♂♀ 9号常常把双方关系的控制权交给对方，让对方做决定，如果对方的决定没有产生好的效果，他们会因此而抱怨
♂♀ 9号总是能够强烈地感受到恋人的愿望，并且会为实现对方的愿望而不断努力，甚至把对方的愿望变成自己生活的动力
♂♀ 9号一旦陷入一段关系，就很难放手，分手就像割肉一样，这意味着自己认同的一部分消失了
♂♀ 9号即使和恋人在一起味同嚼蜡，但也会习惯性地去保持关系，他们习惯性忽视自己的真实愿望
♂♀ 9号如果想要摆脱一段关系，常常犹豫不决，既不想分手，又不愿好好过日子，处于不断煎熬之中
♂♀ 9号如果没有找到依靠，可能会不加选择地四处留情，或者参加一些活动来麻痹自己，忘记自己的真实需要

给9号的伴侣的爱情忠告
♂♀ 感谢9号所做的努力，更多地将注意力放在他们做得不错的事上，而不是他们做得不好的事上
♂♀ 不要经常使唤9号做这做那，他们面无表情时，正是表达不满的时候
♂♀ 做一位好听众，帮助9号思考他们想要什么、不想要什么、目标又是什么。9号如果没有找到依靠，可能会不加选择地四处留情，或者参加一些活动来麻痹自己，忘记自己的真实需要
♂♀ 欣赏9号的仁慈、有耐心、亲切、善良
♂♀ 鼓励9号说出自己的看法，而不是一味附和认同自己
♂♀ 经常提供轻松自在的对话环境，让9号在平静的状态下，对你敞开心扉进行沟通
♂♀ 保证不会因为9号的沉默而离去，因为他们缺乏自信心，有时会觉得自己没有留住他人的能耐
♂♀ 温和地提醒9号要负责任的事，因为他们有无法辨认事情优先次序的毛病
♂♀ 承担更多的决策任务。因为9号常常把双方关系的控制权交给对方，让对方做决定，如果对方的决定没有产生好的效果，他们会因此而抱怨

亲密关系●健康隐患

偏头风：暖一堆人，不如暖一个人

网上最近很流行一句话："暖一个人，叫暖男，暖一堆人，叫中央空调。"暖，是指情感上的暖，心理上的懂得。暖男，就是指像煦日阳光那样，能给人温暖感觉的男子。

从九型人格的角度来看，暖一堆人，或许应该叫2号或9号。2号和9号是最容易成为暖男的人，因为他们都常常关注别人的需求而忽视了自己的需求，但他们的"暖"又有主动和被动的区别：2号是给予型，是主动给予他人温暖的暖男；9号是调停型，是害怕冲突而被迫妥协的暖男。

大米就是一个标准的9号暖男。"温暖"，这是人们评价大米时用得最多的一个词。

在妻子心目中，大米是一个典型的暖男。他温和细腻，能够洞悉和体察别人的情感；他勤劳肯干，是顾家爱家的生活家；他体贴周到，懂得照顾人，能让别人觉得如沐春风，给身处不安之中的人提供安全感和舒适感。结婚10年来，两个人从来没有红过脸，因为家里的大小事都是妻子做主，有时候两个人意见不一致，大米也都是让着妻子，即便妻子的决定错了，大米也从来不责怪妻子。

在朋友和同事的眼中，大米是一个典型的好好先生，就像一个现实版的哆啦A梦。朋友有事找他帮忙，他几乎是有求必应。家里亲戚找他借钱，他也从不拒绝，而且从不催着还。同事在工作中出现了一些小的纰漏，找他求情或帮忙，他也总是抱着"大事化小，小事化了"的态度，尽力帮同事弥补失误。

一切看起来似乎很美满，但某一天，大米突然感到剧烈的牙疼，去医院治疗后，牙疼倒是消失了，他的左半边脸却疼了起来，而且一见风就疼得厉害，因此他出门时都用一块手帕蒙着左脸。后来为了减缓疼痛并躲避异样目光，甚至将步行上下班的习惯改成了开车。

通过朋友介绍，他找到了我。我根据他的症状：左侧脸部疼，牵扯半边头疼，风刺激疼痛症状加重，血压140/110mmHg，多汗，嗜睡，胃酸多，舌苔黄厚等，诊断他是患了偏头风，于是我为他开方：

川芎6克、白芷6克、全虫3克、蔓荆子12克、僵蚕10克、天麻10克、菊花12克、生石决明20克、白附子10克、夏枯草15克、生薏米30克、黄柏10克、地龙12克、凤凰衣12克、瓦楞子10克、茯苓10克、白术10克。

服药治疗半个月后，大米的症状有明显的减轻。

偏头风，又名偏头痛、边头风，是指头痛偏于一侧者。《丹溪心法・头风》记载：“偏头风，在左而属风者。”中医讲“高巅之上，唯风可到”，头位于人体最高处，就像山峰一样，因此头痛多因风邪引起，其他病邪如寒邪、湿邪等，需要“狐假虎威”，借助风邪在我们的头上“兴风作浪”。

中医认为，五脏六腑与自然界的五行有配属关系，肝胆对木，而木对应的是风。如果一个人情绪波动大、爱生气、肝气郁结不舒畅的话，则容易引动人体的“内风”，也叫“肝风内动”，这也是头痛的重要原因。

而从九型人格的角度来看，9号性格者因为经常压抑自己的内心需求，为了追求和平而一再妥协退让，久而久之，就比较容易出现偏头风的毛病。通过与大米的深入交谈，我了解到，大米在发病前的一段时间里心情特别郁闷，因为他家里遇到点事，急需用钱，不得不催当初那些找他借钱的亲戚还钱，结果几个亲戚居然避而不见，找朋友帮忙时也发现朋友百般推脱，这让他特别生气，但他又不愿和人发生冲突，因此这股怒气就憋在心里。当妻子因此几次三番地责备他时，他内心的怒火再也按捺不住，冲妻子大发脾气，两个人就此吵了起来，甚至闹到了要离婚的地步。结果吵完没几天，大米就出现了牙疼的毛病。

追求和平的9号因为害怕冲突，尤其害怕自己在冲突中受到伤害，所以选择以他人的需求为先，将自己放在了一个配合者的位置上。因此，他们总是表现出心胸开阔、有耐心、随和、好相处的样子，这让他们身边的人感到稳定和自在，更让他们自己觉得安全。9号往往给人以“生活中最具菩萨心肠的超级老好人”的印象，有时候甚至给人一种好得过分的感觉。

为了避免任何可能发生的冲突，他们习惯忽视自己的需求，在生活中从不挑剔，也不讲究条件。而置身于社会中，每一个人都有自己独特的位置，这个位置都是社会强加给你的，不能逃避。比如作为儿子，或者作为父亲，或者作为职业人，在这些位置上社会对自己有一定的要求，但9号在这些位置上，常常只是为了获取和平的心境，迁就周围人的要求，不会主动地扮演好自己的角色。于是，他们开始自我放逐，成为别人要求下的复制品，成为别人希望的样子。他们在长期的不断被复制的过程中，对自身出现的变化和表现的行为常常不能区分是自己的愿望还是环境强加给自己的要求。

比如，在婚姻中，他们变成妻子要求的丈夫，或者丈夫要求的妻子；在工作中，他们成为老板要求的职员；学生时代，他们是老师期待的学生。他们不断地服从社会和他人加给自己的角色，不断地迁就他人的观点，逐渐变成了一个普通人。他们的衣着普通，穿着依照社会习俗，行为遵守众人观点，缺少自己的坚守，9号将“迁就”一词演绎得淋漓尽致。

在亲密关系中，9号常常会为了和伴侣和谐相处，不断迁就自己的伴侣，而压抑自己的想法。表面上他们和自己的伴侣风平浪静，内心却是波涛汹涌的，这就给双方的关系埋下了隐患，长此以往，很可能在生活中给双方都带来意想不到的巨大伤害，还会因心中长期积聚种种坏情绪而引发身心疾病，比如偏头风这类疾病。

因此，为了远离偏头风的困扰，9号必须学会宣泄自己的愤怒，这样才能真正认识自我，想问题、做事情才能真正拥有自己的角度，才能作为一个独立的人参与到双方的关系中，也才能与伴侣形成真正和谐的亲密关系。

性冷淡：倦怠的习性，伤的不只是感情

托尔斯泰说过：“幸福的家庭都是一样的，不幸的家庭各有各的不幸。”夫妻间美满的性爱是幸福家庭的基础，不幸的家庭多因不和谐的性而产生。

据凤凰网报道，中国大概有1/4的家庭受无性婚姻的困扰。在30～39岁的人群中每月性生活少于一次的比例是12.4%；在40～49岁的人群中，每月性生活少于一次的比例是25.6%。中国人民大学潘绥铭教授曾有一项调查，大陆45～55岁的男性每月性生活不足一次的属“下岗”状态；55～65岁的男性每年性生活不足一次的属“退休”状态。43%以上的男性受到早泄困扰，30%的女性从来没

有过性高潮体验。在遇到性问题时，从未寻求过任何帮助的男性为29.5%，女性为39%，大量的患者要么选择离异，要么自我压抑。据人民网报道，“中国式离婚”中性问题是主要原因，其中北京、上海因此分手的接近或超过半数。

可见，性爱的和谐是家庭和谐及心身健康的根本。北京中医药大学教授、古代房事养生学专家宋书功教授也曾感叹道：“房事养生学，养生第一学。”

小张和小李结婚半年有余，在外人眼里他们俩夫妻恩爱有加，生活甜蜜，但是其中的酸甜苦辣只有他们自己能体会。

丈夫小张是典型的9号调停型性格，万事以和为贵，从不招惹是非，做起事情来也懒懒散散，并且从小就害羞腼腆，遇到自己喜欢的女孩也不敢上前搭讪，所以一直都没谈过恋爱，直到家人给他相亲找到了现在的妻子小李。

妻子小李则是标准的3号实干型性格，典型的女强人类型，做起事情来总是激情澎湃、热情洋溢，并且走到哪都挂着自信的笑容。自信的女人最美丽，也最有魅力，所以小李从小就很受男生欢迎，从初中起就开始谈恋爱了。小李之所以从无数追求者中选中小张作为结婚对象，主要是看中了小张老实憨厚这一点。但两人结婚后，小李就发现了一个很大的问题——小张这个人平时很懒惰，就连性爱也不积极，像封冻似的，总得靠小李的主动和热情，才能勉强泛起一点爱的浪花。更让小李生气的是，有一次她给小张买了“伟哥”，想借此让两个人来一场彻底的激情，但没想到小张吃了药之后竟然睡着了。面对性生活中总是像一潭死水的老公，小李觉得万念俱灰，忍无可忍地向小张提出了离婚。小张自然是苦苦哀求，不愿离婚。

俗话说得好，“一日夫妻百日恩”，两个人既然能走到结婚这一步，说明小李对小张也不是没有感情的，因此在小张的苦苦哀求下，小李心软了，答应给小张一个改过自新的机会。小李深知：没有性的婚姻是很难幸福的，于是她对小张提出了一个要求：必须去看医生。以前小李让小张去看医生，小张总是千方百计地推脱，因为他觉得这件事情实在没法说出口，这太伤害他作为一个男人的自尊了，但在离婚的威胁下，他只能妥协。

通过朋友介绍，小李陪着小张从聊城赶来，找到我求诊。经检查，小张患有前列腺炎。和小张交谈后，我大致了解了他的病因。他从小生活在父母不和的环境里，父母每次吵架都让他觉得恐惧不安，他渴望和睦，但事与愿违，又不敢面对，觉得自不如人，小时候就暗自哭泣，大了就靠自慰排解愤怒与恐惧，久而久之就有了小腹坠痛，尿意不尽，偶尔射精隐痛等症状，这让他开始害怕性生活。

从九型人格角度来看，3号实干型性格的小李与9号调停型性格的丈夫小张好似冰与火互不相容的关系，而这种极不协调的关系也使得夫妻二人在性生活中缺乏默契，再加上身体上的异样，导致二人久久未能实现求子梦。针对这对夫妻的情况，我选择从3个方面对他们进行治疗：

第一，心理疏导。即从心理学角度，运用九型人格的分析方法对他们的动机、欲望以及恐惧之处加以分析，使他们缓解因性格不同而带来的种种矛盾。

第二，药物治疗。采用中西医结合的方法综合治疗调理。

第三，技巧与功法练习。通过我独创的养生功法练习及技巧教授与引导，使他们在房事中更加默契。

如此三管齐下，就能使得这对夫妻的各项身体功能慢慢恢复正常，达到生育所必备的各项条件。

3个月后，小李陪着小张再次前来复诊。小李见到我，就表现出一副神秘兮兮的样子，非得让我给她把把脉，我把过脉之后，对小李说：“你这脉象平稳，身体各方面都调理的不错了，还有……我觉得你该买个试纸试试啦！”这时小李“扑哧”一声笑了，高兴地宣布说：“我已经在医院检查过了，我——怀——孕——了！”听到这个消息，我打心眼里为他们高兴。对于医生来说，最大的荣耀就是听到患者的喜讯。

多发性肌炎：消极抵抗，不如积极表态

我曾接诊过一位多发性肌炎的患者老朱，他被双下肢肌肉疼痛困扰多年，先后在河北平安医院、山东济宁医院进行住院治疗，但都没什么明显的效果。他听说我在治疗一些疑难杂症上颇有效果，于是就抱着希望找到了我，希望我帮他解决腿部疼痛的病症。

多发性肌炎，是一种以肌无力、肌痛为主要表现的自身免疫性疾病，主要临床表现以对称性四肢近端、颈肌、咽部肌肉无力、肌肉压痛、血清酶增高为特征的弥漫性肌肉炎症性疾病。通常本病在发病数周至数月内达高峰，全身肌肉无力，严重者呼吸肌无力，危及生命。因此，及早诊断和治疗十分重要。

通过对舌苔、脉象的观察，以及我与老朱的交谈，我发现他言谈语气偏弱，底气不足，是典型的脾气虚弱症状。中医认为，“脾主身之肌肉”。即脾气健运，则肌肉丰盈而有活力。如脾有病，则肌肉萎缩不用。而嗜睡乏力也是脾气虚的主要症状。因此，我认为老朱病症的根源是脾虚，因此我给他开方“四君子汤”，为他补脾益气。

四君子汤出自《和剂局方》，由人参10克、白术10克、茯苓10克、炙甘草5克等四味中药组成，是益气补中、健脾益胃、强心镇静、抗癌降糖、增强免疫力、抗疲劳、恢复体力、增强男女性机能的经典名方，有“天下补气第一名方”的美称。

通过与老朱的交谈，我判断出他是一个典型的9号性格者。我问他：“你是不是特别害怕和别人有冲突？”

“是啊，我这个人非常害怕和人起冲突，宁愿自己吃亏也不愿跟人吵架。我觉得，咱作为男人，就应该大气一点。”

“你那可不是大气，是怂。”老朱的老婆插话了，“医生，你不知道，别看他长得五大三粗的，其实可怂了。比如说吧，有一次，我俩坐火车去西安旅游，我先上去找座，他拎着行李在后面慢慢走，我发现有人占了我的座位，就让他站起来，对方不同意，我俩就发生了口角，结果他来了之后不仅不帮我，还劝我说什么‘别人坐了就坐了，咱俩不是还有一个座吗’……你说，他这样气人不？”

“出门在外，谁都不容易。”

“好，这事就不说了，我再说一个事儿。我们家楼上住了一群小年轻，一到晚上就聚会，跺得楼板咚咚响，折腾到半夜一两点才消停，搞得我们都睡不好觉，我让他上楼去说一说，让他们声音小一点，他非但不去，还说什么‘咱们戴上耳机睡觉就好了’。你说他怎么这么能忍呢？最后还是我自己上去说的。”

从九型人格的角度来看，老朱是一个典型的9号性格者。

9号性格者追求和谐，是九型人格中的和平主义者。他们关注自我存在的状态，强调以享受“休闲、安逸、和谐”的状态为自己的内心追求。因此，9号性格者非常惧怕环境中充斥着“纷争、麻烦、压力”等因素。为了避免自己的生活中出现以上负面因素，他们往往会要求自己以顺从的态度和接受的方式面对环境中的人、事、物，刻意不让自己表达任何意见或内心需求，以避免自己成为和谐环境中的不和谐因素。

在亲密关系中，9号也总是竭力去避免冲突的发生，他们会千方百计支持自己的伴侣，认同他们的想法和决定，陪自己的爱人去做他/她所喜欢的事情，如果意见有不合的地方，他们常常会采取言听计从的方法，不希望意见不合引起分歧，影响到恋人的心情。

但9号也是追求自主、希望掌控自己生活的人，因此他们也讨厌受别人管束、逼迫，尤其是对那些强迫自己采取行动的人，他们往往感到非常生气，因为这破坏了他们理想中的和谐氛围。当然，由于9号温和的个性，他们在面对自己不喜欢、不愿意去做的事情时，很少表现出激烈的反抗行为，多是用间接、消极的方法来表达愤怒。他们最常采取的消极抵抗措施是：延缓行动、把注意力转向其他事情、坐等敌手走开、变得固执，等等。在他们看来，与其公然表达不满不如用固执来对抗。如果他们生气了，或者感觉受到胁迫，他们会坐下来，什么也不做，不反驳、不威胁，但是也不逃离。他们采用被动攻击的模式，用固执的沉默来告诉对方，事情不会按对方的意愿发展。

因而，当伴侣要求9号办某些事时，他们会惯性地表示同意，但未必去做，届时会制造许多借口来推辞，因为他们内心是不同意的。他们不是没有想法，而是为了避免与人冲突而不去讲自己的想法。他们采取阳奉阴违的态度，目的就是把自己的愤怒发泄出来，这样，他们自己会畅快起来，跟伴侣的关系也会处理得更好。

从心理学的角度来看，这是因为9号面对问题的选择是防御，他们缺乏主动进攻的精神。会坚持自己内心的和平，他们会防御别人来打搅自己的内心。如果别人因为他们的不作为而来批评他们，那么他们常常会勃然大怒，认为别人侵犯了自己的内心领域；如果别人要求他们做事，他们也会觉得对方在干扰自己，让自己开始焦虑，不能平静，他们就会痛恨那些给自己带来问题的人。然而，为了保持和谐，他们又不得不采取不作为的抵抗态度，即哪怕天塌下来了，自己只要装作没看见，那么就还是一切太平的。然而，9号这种压抑内心怒火的消极抵抗态度，不仅对自身健康十分不利，还常常容易激发伴侣的怒火，从而使自己和伴侣的关系陷入僵局。

老朱双下肢肌肉疼痛的毛病，就与他面对矛盾，选择习惯性消极抵抗而不是积极表态的9号性格有关。老朱的外形是9号性格者中最常见的外形：身形较圆润，一方面是因为他们不会让自己做太多消耗体力的事情，另一方面是因为他们喜欢用吃东西的方法来化解焦虑，这也是9号容易患肥胖症的主要原因。而老朱正是因为长期缺乏运动导致肌酸激酶偏高，从而产生双下肢肌肉疼痛症状，因此我着重建议老朱多做运动，运动不一定要激烈，做散步、慢跑、游泳这类有氧运动就很好。

由此可见，为了避免在自我迷失的困境中越陷越深，远离多发性肌炎的困扰，在和他人意见不统一时，9号需要学会积极表态，适时表达自己的观点，让别人知道你的立场，以便促进彼此间的良好沟通和合作，才能与伴侣建立起真正完美的亲密关系。

九型人格互动指南

9号调停者 VS 9号调停者

两个9号相遇的时候，是两个调停者的沟通，他们之间有很多的和谐点，但是也会产生一些沟通上的问题。

他们都安静温和，希望和谐，对别人还是自己都不苛刻，乐观而豁达，这使得他们在一起常常会很惬意，也会有很多共鸣。但是他们都寻求和谐而不愿意主动提出问题，从而在和谐的表面之下有很多矛盾，双方常常在隔阂中痛苦忍受和不断回避，最终导致必须面对冲突。

如果两个9号组成家庭，很少会发生冲突，他们对彼此也不会施加很多压力，这让他们在一起常常特别舒服，关系也会非常稳定和长久。问题在于双方都不主动，在一起常常没有一个固定的意见，两人会因此经常迷迷糊糊。夫妻关系如果出现问题，双方都习惯回避而带来更多隐患。若要更好相处，他们要更加独立，拥有自己的想法，每个人都有自己的兴趣，每个人也都有自己的奋斗目标，而不要单纯把爱人当成生活的中心，做到这些，他们常常会成为最好的伴侣，因为他们本身就是都愿意帮助对方的性格，是彼此支持的最好典范。

总之，两个9号相遇，都应更多地关注自己的需求和目标，知道坚持自己的方向，而不是为了和谐，将注意力完全放在对方身上，这样才能有效避免可能存在的隐患，从而营造一个良好的亲密关系。

附　录

提升亲密关系的功法

呼吸静心疗愈法：让能量循环流动

心、脑、腹三大中心

九型人格理论认为，人的智慧存在着精神智慧、情感智慧和本能智慧3种形式，而这3种智慧分别对应于人体的3个中心：大脑、心脏、腹部。

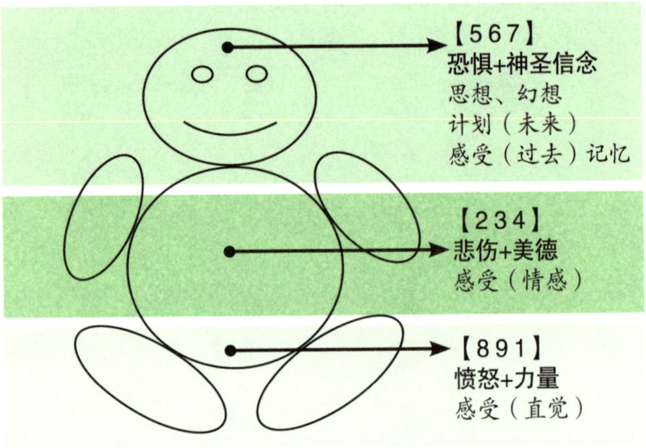

图3 九型人格与人体的3个中心

1. 脑中心

脑中心，也称思考中心，以思考和理性为导向，产生精神智慧的是思维的中心，包括5号、6号和7号人格。

脑部中心是我们思考的所在，举凡分析、记忆、投射有关他人和事件的观念，以及计划未来的活动等都受此处影响。这个区域对应位置是“第三眼”，也就是西藏密宗冥想所运用的观想中心。

如果你是5号、6号、7号等以头脑为主的人格类型，那么，你具有以思想来回应生活的倾向，你们在看待世界时往往会受到心理能力的影响。这些人格的人们往往有丰富的想象力，以及分析和联结思维的绝佳能力，他们懂得运用心理能力来尽可能地减少焦虑，控制潜在的麻烦，以及通过分析、想象、预测和计划来获得一种确定的感觉。也就是说，在任何时候，这些类型的人们都能浸淫在自己的思考中而获得全然的满足。对这些类型的人而言，思考（通常是无意识的，通常难以控制）是处在这个具有潜在威胁的世界中，防范恐惧于未然的方式。

2. 心中心

心中心，也称情感中心，以感受和感性为导向，产生情感智慧的是感觉的中心，包括2号、3号和4号人格。

心中心是我们管理情绪的地方，借由那些无言的感官经验，告诉我们有什么感觉，而非我们对事情的想法。情绪变化从最强烈、戏剧化到最细微、几近无声的感觉都有。我们从这个中心感觉到和他人的联系，以及一种追求爱和充实的渴望。这就是小苏训练和许多基督教练习中所要打开的中心。

如果你是2号、3号、4号等以心为主的人格类型，在看待世界时往往会受到情商的影响，喜欢透过关系在世界运作，有时候被称为“形象类型”，因为他们在乎别人的眼光，以及它和自己的关联。具体来说，这些人格类型的人会使自己的情绪、感受与别人保持一致，从而维持自己与别人之间相互联系的感觉。不论别人有没有意识到，他们都能快速感受到别人的需要或心情，并加以回应：一个成功的关系能驱逐这个中心特有的空虚感和渴望。因此可以说，这些类型的人们比其他人格类型的人们更加重视别人的评价并期望被认可，因为他们需要用它们来获得自尊和被爱的满足感，使自己得到持续不断的承认和关注。

3. 腹中心

腹中心，也称本能中心，以行动为导向，产生本能智慧的是身体的中心，包括8号、9号和1号人格。

腹部中心（有时也称为身体中心）和思考、感觉对照起来，这个中心是我们本能的焦点，也就是存在感。透过这个中心，我们将肉体经验和人群、环境建立起关系。这是我们在物质世界中行动所需的能量和力量来源。这个中心的所在位置，即中国和日本所称的丹田，也就是禅修的焦点。

8号、9号、1号等以腹部为主的人格类型，常常把焦点放在存在本身，具有以行动“存在”这个世界的倾向，在看待世界时往往会受到身体感觉和内在本能的影响。他们的本能就是行动，即使他们已经思考过整个细节，还是会基于根本的感觉，去谈论正在打基础的决定和行动。他们以“自我遗忘”闻名，因为他们可能觉察不到对自己而言真正的优先事项为何。他们通过行动在这世上补充能量，并缓和愤怒——对1号和9号的人而言，愤怒只有在少数时候才被直接表达出来。也就是说，这些人格类型的人们会运用自己的地位和力量去过自己想过的生活，而且他们的出世策略可以保证他们在这个世界中的位置，同时还可以将不适应感降到最低。

需要注意的是，每个人都有大脑、心脏和腹部，因此人人都能拥有与之相应的3种智慧，并会在实际的生活中自觉或不自觉地应用到以上3个中心，但每个人格类型的人会偏好其中一种，作为他们感觉并回应事件的主要渠道。因此，不要狭隘地看待九型人格的3种智能中心，而使自己陷入又一个类型的牢笼之中。

呼吸静心疗愈法

能量医学认为，我们每个人体内都有一个内在的能量系统，中医所说的“气”就是机体能量磁场发出的能量波经过人体的经络游走于全身，形成一个能量的积聚。有量子磁场就有正负流的存在，当人体中量子流失去了平衡，那么各种各样的病就会随之而来。

九型人格依据各型号的外在表现，可分为3类：外在高能量（3号、7号、8号）、外在中能量（1号、2号、6号）、外在低能量（4号、5号、9号）。

从中医“整体观念”来看，内外能量是一种辩证统一的关系，有内就有外，外在的表现低能量，内在往往表现高能量。因此，通过“能量种植”“能量流动”，整合平衡资源，帮助有需要的人达到“内圣外王”“阴平阳秘，精神乃治”的健康状态。

呼吸、体温、脉搏、血压，是生命的四大体征，也是衡量人体能量状态的4个重要因素。而无论是印度教、瑜伽、佛教，还是中国的传统气功、太极，都把调节呼吸视为平衡人体能量的一个最重要的手段。

在九型人格看来，呼吸就是生命，要想获得生命的觉醒，首先应该觉醒的就是我们的呼吸，通过对呼吸的操练和逆向操作，突破一层层精神的、情绪的堵塞，调整、平衡我们的能量中心，让体内能量进入循环流动的状态，才能获得身心的健康，最终深入自由的生命内核。

如果你感觉你体内的能量已经处于失衡状态，不妨跟随我，尝试一下呼吸静心疗愈法。

第一步：现在慢慢闭上你的眼睛，让身体处于一个最放松、最舒适的姿势，好，头部放松，放松——肩开始放松，四肢放松。

第二步：现在请将你的注意力放在你的呼吸上面来，吸气，吐气，再来一次吸气，吐气，可以将你的手放在你的腹部，去感受自己的呼吸，伴随呼吸进入你的内在，你的注意力随着气体从鼻子吸入，到咽喉，到膈肌，到腹部。好，现在你的注意力已经在你的内在了，注意你的内在有什么变化，你正在想什么，留意你身体的感觉，聆听你的身体，感受你潜藏在心灵深处的意识思想（停2~3分钟）。

第三步：如果觉得自己的思想开了小差，将注意力转移到你的呼吸上来，通过对呼吸的注意进入自己的内在，你看见了什么，看清楚你深藏在潜意识里的面孔，那是另一个你，你可以和自己对话，发觉自己的缺点，挖掘自己深藏的优势（停2~3分钟），现在尝试自己和自己对话。

第四步：睁开眼睛回到现在的屋子里，感觉很轻松。

九型人格的呼吸静心

1号的呼吸静心疗愈法

在九型人格中，1号性格者属于腹中心，习惯把焦点放于存在本身，在看待世界时往往会受到身体知觉和内在本能的影响。因此，1号呼吸静心的关键在于放松横膈膜：

使用平常的胸式呼吸时，1号吸气的时候要缓慢而平稳，轻柔地伸展横膈膜和胸腔，然后毫无保留地把气呼出来。当然，最好是用腹部缓慢呼吸，而不是用胸腔呼吸，这样静心的效果会更好。

如果1号感到焦虑，就试着分散能量和感受到全身，或转移到缓慢的腹部呼吸，不把气往上吸到胸部。1号还可做动作或是发出声音，来帮自己从焦虑中解脱。

假如1号的焦虑还是不能缓解，可试试抗焦虑呼吸方法：

深深地吸一口气进入腹腔神经丛，横膈膜就会像橡皮圈一般被扩张开来。注意，吸气的时候，1号一定要放松自己的胸腔和横膈膜，这会使得吸气时间比呼气时间长3～4倍。

2号的呼吸静心疗愈法

在九型人格中，2号性格者属于心中心，他们的焦点主要在于寻求与他人的连接，而且他们有充沛的情感智慧可以带到他们的关系中。因此，2号呼吸静心的关键在于加强对自我的关注。

慢慢地、满满地将气体吸入腹中，而不是胸腔中，并且试着将身体能量传递到腿和脚，建立自己与地面的连接。在这个过程中，2号要留意什么正在发生，并给自己几分钟，试着不去想任何人，保持专注在自己身上。

如果2号感觉透不过气来，可以将焦点从内心的感觉挪开，转移到自己的身体上去，比如，2号可以起立，稍微移动一下；待呼吸恢复顺畅后，再回归到内心。更重要的是，2号与他人在一起的时候，练习回归到自己的呼吸和内在的感觉上来，这才是真正帮助2号找回自我、认识自我的办法。

3号的呼吸静心疗愈法

在九型人格中，3号属于心中心的中心，他们的焦点就是要满足他人的期待，达到目标，争取成功。因此，3号呼吸静心的关键在于关注内在感觉的体验。

花几分钟或更长的时间去跟随自己呼吸的节奏，深入腹部呼吸，而不仅是胸腔呼吸。呼气的时候尽可能地放松，放任呼吸。注意，身体的节奏和呼吸的节奏要保持协调，这样有利于将积聚在胸腔的力量输送至全身，化解3号在身心上的强硬，让3号在放松中都能感受到内在的生命力。

4号的呼吸静心疗愈法

在九型人格中，4号是心中心表现最突出的一个，4号的焦点是探寻生命中的深层连接。因此，4号呼吸静心的关键在于聚焦于平衡呼气和吸气。

如果你是偏向3号的4号，很可能会积聚能量在你的胸口并且在吐气时屏住，所以要缓慢、深沉地呼气并在吐气时放掉，以释放胸口和横膈膜的紧张。

如果你是偏向5号的4号，你可能没有吸入足够的氧气，因此要练习用胸腔和腹部来积攒更多的能量。

无论4号用哪种呼吸方法，最终的目的都是为了获得平静、稳定的呼吸，使自己的系统充满能量，连接到自己的体内来。对于情绪化十分严重的4号，建议使用前面提到的抗焦虑呼吸法。

5号的呼吸静心疗愈法

在九型人格中，5号属于脑中心，他们的焦点是寻求知识。因此，5号的呼吸静心的关键在于加强与他人的心灵连接。

聚焦于缓慢地扩展你的横膈膜，深化你的呼吸，这会让你增强与身体的连接，让你更加接纳自己的感觉和情绪，从而与他人建立更多的心灵连接。一开始时，你可能会感觉到不舒服和焦虑，但只要你一次一步，一个呼吸一个呼吸地学习容忍增强，你将会提升对生命力的容忍度量。注意，呼吸到胸腔则会同时为你的个人感受和你的同理心开启更多空间，给予你更多与他人进行内心连接的可能性。

6号的呼吸静心疗愈法

在九型人格中，6号属于脑中心的中心，他们的焦点是寻求在智力上了解事物。因此，6号静心呼吸的关键在于缓和内心的恐惧。

每天做腹式呼吸练习，慢慢地、长长地深呼吸，伸展横膈肌，呼气的时候尽可能地放松，要意识到自己的预警系统被竞争和斗争所激活，这样能够帮助你保持冷静，减少焦虑。在感觉腹式呼吸困难时，6号可转为胸式呼吸，以提供更多的能量来解决困难和挑战。当6号发现自己在想着问题或担忧事情时，而且屏住了呼吸，这就要回归到稳定呼吸的练习中。

当6号因为突然受到惊吓而发生呼吸局促等呼吸障碍时，则可采取这样的呼吸方法来迅速平复呼吸：

坐在一张舒适的椅子上，使呼吸加快、加深，就好像自己在使劲吹一个气球一样，将空气迅速地吸入你的肺里，然后很快地呼出来。将这种快速吸气、呼气的过程持续2分钟以上，然后闭上眼睛，放慢呼吸，注意在每次呼吸后都要停顿一下，持续放慢呼吸几分钟，直到呼吸局促等症状消失。

7号的呼吸静心疗愈法

在九型人格中，7号也属于脑中心，他们的焦点是寻求多元化的选择、创新的念头，寻求更多乐趣和挑战的可能性。因此，7号呼吸静心的关键在于深入自己的感觉。

进行腹式呼吸，关注身体下部分的感官，体会一下脚踏实地的感觉，比如，你可以想象你正在往地上扎根的感觉。当你意识到身体在承担头脑中的愉悦和焦虑时，可试着让这些感觉回归到腹部和腿部，这些情绪就会变淡很多，直到最后你完全感觉不到这些情绪对你的影响，你就真正进入高层的静心状态。当然，要达到高层的静心状态很难，需要7号每天坚持呼吸静心练习。

8号的呼吸静心疗愈法

在九型人格中，8号属于腹中心，他们是基于身体的类型，他们的焦点是寻求公正和力量。因此，8号呼吸静心的关键在于柔化自己的力量。

配合手边的状况，专注于掌控你的呼吸，避免以胸式呼吸作为提高效率的一个自动化反应，练习腹式呼吸来舒缓、放松自己，就像生气的时候要慢慢地做10次呼吸。当你的体内能量巨大时，呼气的时候要完完全全地放松，让自己不受任何控制地放松。在你对情形做出反应之前，先要跟随呼吸，跟上你内在的所感所觉，做一个短暂的停歇。这样的停歇会让强烈的情绪迅速变淡，从而避免你做出极端的行为。

9号的呼吸静心疗愈法

在九型人格中，9号属于腹中心的中心，也是一个基于身体的型号，他们的焦点是寻求和平。因此，9号呼吸静心的关键在于走出舒适区。

运用清晰的呼吸来适应你的身体、感受和直觉，这能让你知道自己真正想要的是什么，而不会随波逐流。刚开始静心呼吸练习时，你可以尝试练习胸腔呼吸，这能够增强你的体能和活力。练习一段时间后，你需要练习腹式呼吸，它能够帮助你增强更多更深层次的能量。注意，在做静心练习期间，要保存身体内的能量，即要学会避免让那些不重要的事情，如聊天、饮食和看电视等消耗体内的能量。

古代房事养生功法：提升性能量

前列腺按摩新法

前列腺按摩是诊断治疗前列腺疾病的有效手段，笔者在上万例的前列腺按摩中改良了手法，取之有效，介绍同道，以供参考。

传统的方法是自前列腺两侧叶由外上向内下按压，每侧各重复2～3次，最后中央沟自上向下按压一次，使前列腺液自尿道外口溢出。

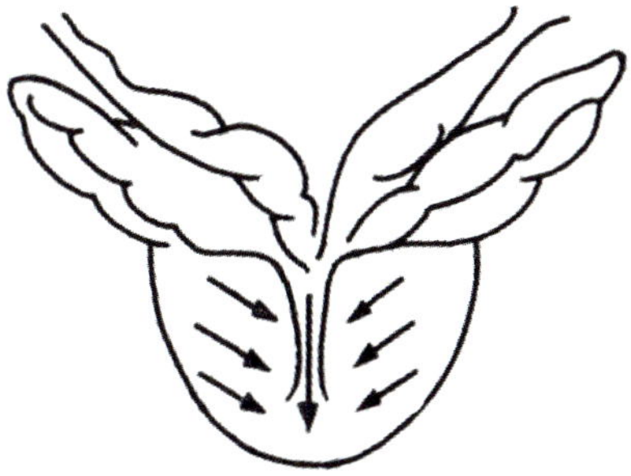

图4 传统的前列腺按摩方法

改良的方法是在前列腺外上缘适度按压，食指第一指关节弯曲，以增加按压面积，稍停顿2～5秒，促使腺管液体充分引流，然后伸直关节，缓缓自外上向内下按压，分别在两侧叶中间及中央沟处停顿，对侧叶方式等同。按压中央沟时指关节适当弯曲，适当用力停顿，伸直关节缓缓向下，中间位置及下方稍停顿，若尿道口无液体流出，可用手指由尿道后端向前擀。

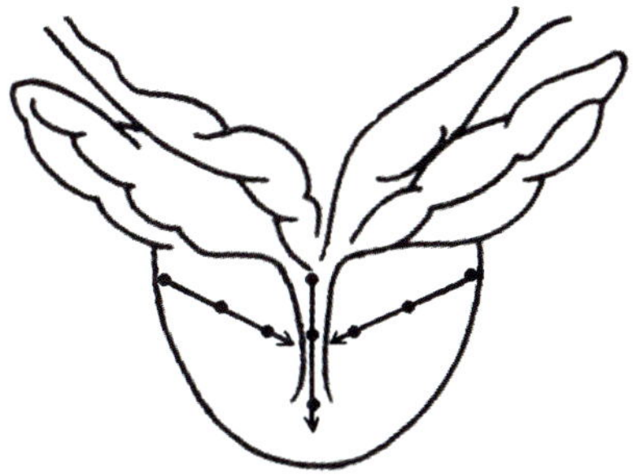

图5 改良的前列腺按摩方法

注：图中的点为停顿点

改良后前列腺按摩的特点是：由传统按压7次减少为3次，减少了患者的痛苦，同时比传统方法出“液”率高。笔者曾遇到过百余例多方按摩不出患者，采用此法，每每奏效，另外要注意禁忌证。

男性蹲式排尿疗法

慢性前列腺炎（CP）在所有年龄与种族的男性中患病率为10%～14%，约

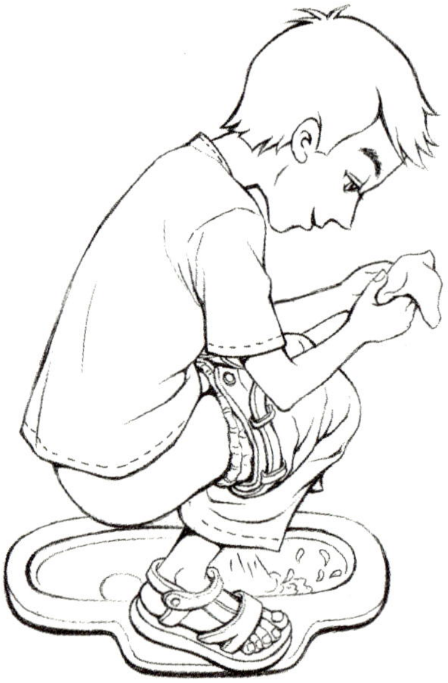
图6　男性蹲式排尿疗法

50%的男性在一生中曾经出现过或一直患有前列腺炎，前列腺炎是50岁以下男性最常见的泌尿生殖系统疾病，在50岁以上的男性中列第三，占泌尿外科门诊的25%，然而，当前医学界对该疾病的研究和理解仍充满着困惑，在分类、病因、诊断和治疗等方面存在着较大的争议。临床上长疗程的治疗、不理想的疗效都困扰着医师与患者，笔者选择慢性前列腺炎患者进行综合治疗的病例，同时采取蹲式排尿组进行对照，有显著的临床意义。

20世纪80年代，一些研究者通过多种方法证实，慢性前列腺炎和前列腺痛患者较健康人有更明显的前列腺内尿液反流，并提出“化学性前列腺炎”的发病机制。膀胱经和前列腺部尿道平滑肌的张力增高或痉挛引起的前列腺部尿道压力升高，加之男性尿道长而细，尿道与前列腺呈直角，使尿道的压力增大，在尿道外括约肌部位产生尿液旋涡和尿乱流再上升进入前列腺部尿道，可以导致前列腺和射精管内的尿液反流，造成“化学性”前列腺炎、精囊炎，甚至附睾炎。有学者认为这是前列腺炎发生的诱因，也是使前列腺炎难以治愈和易于复发的原因之一。虽然以后的研究必定将更加深入，但至今没有解决的办法。

蹲式行为排尿由于周围的肌肉群对前列腺的压力，不利于尿液逆流，同时还有利于促进引流。前列腺每天静态分泌液体0.5～2毫升，只有保持良好的分泌状态才能不因尿液的干扰而产生炎症。

男性朋友会注意到，小便后有便意，当蹲下解大便时，会排出不等量的小便，这就是残尿。前列腺炎，前列腺增生时更为明显，还往往伴有排尿费力或尿不尽之感。采用蹲式行为排尿能明显减少残尿的症状。

另外，据资料表明，男性膀胱肿瘤是女性的2.5倍，虽不能证明站立和蹲式与患病之间的关系，但美国国立身体中毒研究所的专家对此做出的解释是：膀胱患癌的可能性和尿液在膀胱中存留的时间成正比。原来尿液中有一种可以致癌的化学物质，此种物质可侵害膀胱的肌肉纤维，破坏其细胞，促发其癌变。研究人员将每小时排出的尿液和相隔2～3小时排出的尿液相比较，后者所含的致癌物相当多。所以蹲式排尿能有效解决残余尿，减少对膀胱的刺激，尤其是中老年及前列腺疾病患者。

蹲式排尿方法简便有效，又不需要任何花费，不过想改变行为习惯很难，不少男性朋友心里难以接受，不认同，总认为丢了面子，怕别人或家人笑话。笔者为了观察病例，让所有患者均改变行为习惯，但最终坚持者较少。只有深受病痛折磨，经济条件有限的患者能坚持。其蹲式方法是，不可坐式，不可过度用力，缓缓自然流出。疗程需要3～6个月，最好长期坚持。对于疾病需综合治疗，蹲式行为仅是手段之一。

蹲式排尿对前列腺的益处，2007年在《中国学科学》首期发表，后被人民网等近千家媒体转载，2009年瑞典将此种排尿方式立法，2014年《扬子晚报》热议。此法已逐渐被大众接受，不少人反映效果很好。

阳痿手疗新法

阳痿，也叫勃起功能障碍（ED）是一种常见的男性性功能障碍，目前公认的定义是：不能达到和维持足以进行性交的勃起。阳痿的治疗经历了不同的发展阶段，许许多多有关性的传统学说与陈旧观念遭到了质疑和推翻，过去有单一的心理学分析过渡到二元治疗理论（即心理与行为治疗相结合）甚至多元治疗理论、性心理治疗、口服药物治疗、真空负压吸引装置（WCD），尿道药物治疗，阴茎假体植入治疗等，使阳痿的治疗手段大为增加。笔者从事性学医疗多年，从中总结了一种治疗阳痿的行为按摩新疗法，行之有效，介绍同道。

原理，阴茎是由3条相互平行的海绵体组成，有一条腹侧的尿道海绵体及两条背侧的阴茎海绵体。阴茎勃起即动脉血液快速流入，同时静脉血液流出减少，海绵体充血变硬使阴茎勃起，也叫正相勃起。松弛状态下的阴茎通过其他方法使海绵体充满血液达到勃起的目的，这叫“负相勃起”。

阴茎的勃起过程非常复杂，是在中枢、交感、副交感神经内分泌多种激素的调节参与下完成的，而“负相勃起”可人为利用化学、物理等方法完成，如WCD、阴茎海绵体内注射（ICI）等。

阴茎海绵体有其较强的伸缩性，根据解剖特点，尿道海绵体存有较多的血液，可以通过手指行为方法由近端向远端按摩（如同中医中的“会阴穴”对“阳痿”的关系），可以使海绵体中的静脉血液逆流至尿道海绵体及龟头部位，并通过尿道海绵体与阴茎海绵体之间的静脉交通支流入阴茎海面体。

阴茎海绵体的根部被阻断反流，通过反复按摩挤压，海绵体的血液逐渐增多，阴茎就可以被动勃起。

呼吸强肾功法

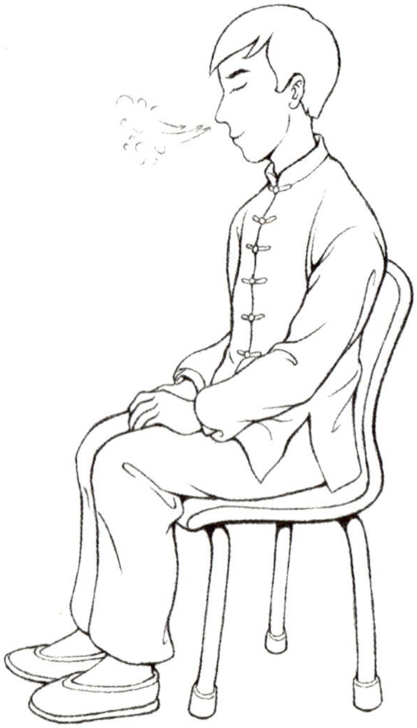

图7　呼吸强肾功法

晨起及临睡前，最好对时，如早、晚8点。如有条件选择子午阴阳交替之时。坐或取站立，用鼻孔吸气至胸腔再到腹部，放松肩部，让腹部胀起来。用嘴吐气，将体内的气缓缓呼出，直到不能呼出为止。让肌肉放松，意识里感觉全身的浊气都吐出来。然后再吸气，吐气。注意，吸气时，将舌尖顶在上腭。对于忙碌的人群，也可在车上，办公室练习。此法具有强肾、强健筋骨之效。每次练习15分钟为宜。

提肛益肾，提时伴随吸气，放时伴随呼气。长精固精，长寿不老，永葆青春。打坐呼吸，可采取散盘、单盘、双盘之法，具有调节神经、改善血液循环、聚能强肾之功。需要专业指导。

还阳卧功法

选择安静舒适的位置，平躺，全身呈放松状态，两只脚心相对，两腿似一个0形，双脚后跟慢慢向会阴处收拢，能顶着会阴最好，慢慢练习，不可强求。两手心分别垂放于大腿的根部，手指朝向腹部，形成上下两个“交流”的能量场，很快可使阳气和肾气充盈起来。

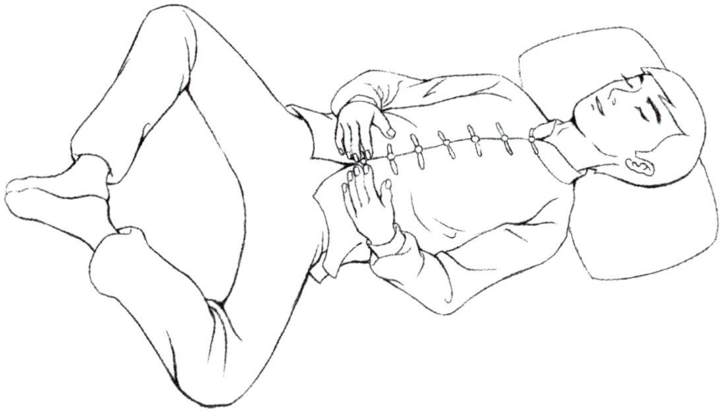

图8 还阳卧功法

混元卧功法

与还阳卧一样，选择舒适仰卧的姿势，脚心相对，双腿呈环形，双手重叠，放在头上，手心对着头顶中心百会穴。此功法既能补肾气，又可放松头部及全身，利于气血循环。对失眠、神经衰弱也有较好的疗效。

注意事项：上述两种卧法具有较强的补肾效果，易出现性兴奋。所以要静心定意，不要让肾气之精华化为浊精流失。可吸气、舌抵上腭，以提肛闭目的方式去除心烦意乱。

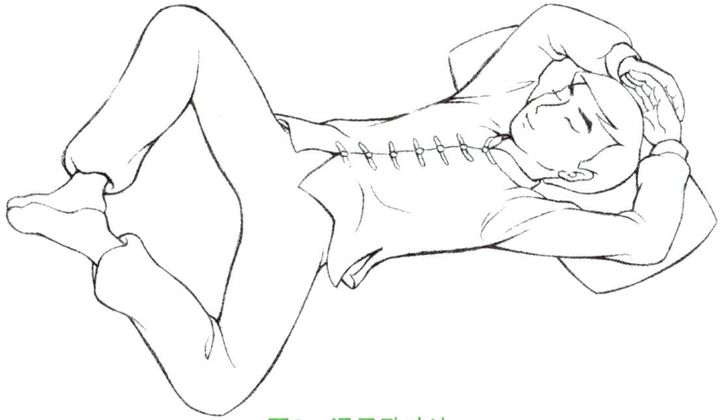

图9 混元卧功法

铁裆功法

铁裆功是一套保健强身功，有良好的提升性能力功效。民间练习者情有独钟，但由于“谈性色变”，羞于公开传播。铁裆功练精，运动练气，饮食练血，静心练神，所谓练精化气，以气化神，神足血气旺，精血气神旺，性能力也变得强劲。铁裆功向来秘传不宣，其流派众多。实际上就是外生殖器的按摩，促进局部血液循环，增强海绵体强度，提高勃起功能。

一般平卧体位，站立也可，自然放松，鼻吸口吐，呼吸均匀，注意力集中到外阴上。将左手放在脐上，右手托起双睾丸，轻度按摩双睾丸81次；然后右手放在脐上，左手进行按摩，次数同样是81次；左、右手交替按摩会阴部（阴囊下至肛门前区域）81次；以肚脐为中心，左手逆时针按摩腹部81次。再以右手顺时针按摩腹部81次。

在练功过程中出现阴茎勃起是正常现象。每周有1～3次较好，在睡前醒后进行练习。一般15分钟为宜。精神状况不好、压力大时不要练习。疲劳的状态下不可勉强，否则会适得其反，不利健康。进行铁裆功练习时，要思想纯粹，消除邪念，摒弃“性”幻想，以健康健身为导向，“按摩”养生，自然放松，平和安详。

搓八穴功法

1. 搓腰眼。腰眼居“带脉”，为肾脏对应部位。肾喜温恶寒，常按摩腰眼能温煦肾阳、畅达气血。民间就有腰部不适、乏力采用掐腰、捶腰增加气力之法。中医认为，用掌搓腰眼，不仅可以疏通带脉和强壮腰脊，而且还能起到固精益肾和延年益寿的作用。

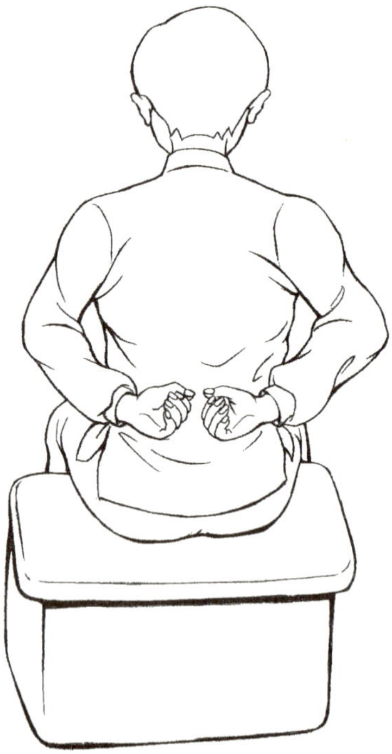

图10 搓腰眼

2. 搓委中。委中穴在腘窝正中，古云

“腰背委中求”。当行房过程中，腰背肌肉群协调性不佳，容易有阳痿早泄的感觉时，就要经常按摩此穴，配合气沉丹田，意在百会，自然气息运行顺畅，行房就不会“半途而废”。常按摩对腰背、下肢痿痹、小便不利、遗尿阳痿等有效。

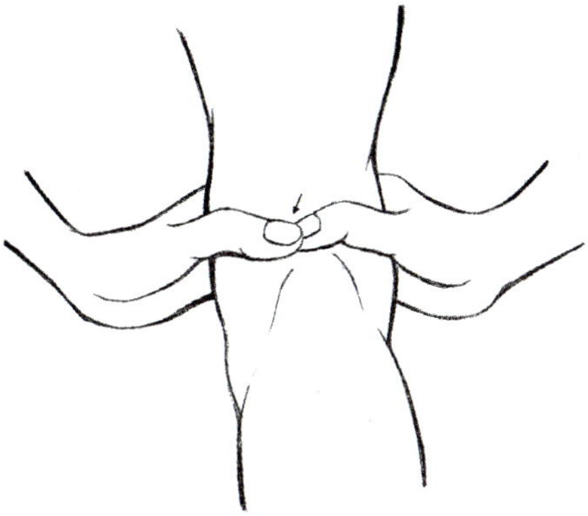

图11 搓委中

3. 搓命门。命门穴位于第二、三腰椎棘突间，搓命门有催情的作用，能改善性冷感，平衡和恢复性功能，还对虚损腰痛、遗尿、早泄等有效。如女性行此法，可以缓解月经不调等症状。

4. 搓气海（下腹部正中线脐下1.5寸处）。气海穴即古代所谓“丹田”所在之处。搓气海有助于元气聚集，亦可促进腹部的气血循环，再配合向下推动或局部温灸，可助任脉之经气向下运行以利性功能，并可改善遗精、频尿的症状。

5. 搓关元穴（丹田）。关元穴位于脐下四横指处。该穴是任脉上全身性强壮要穴。经常用手指点压、按摩刺激，具有培补元气、调气和血、益肾健腹，增强脏腑功能，提高机体免疫力。可防治高血压、高血脂、肥胖、腹痛、腹泻、便秘、阳痿、遗尿、头晕、失眠、痛经等症。

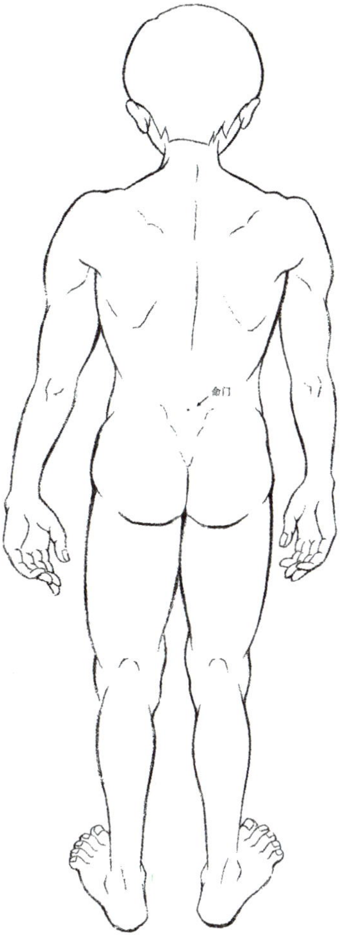

图12 搓命门

6. 搓太溪穴。太溪穴位于足内侧，内踝后方与脚跟腱之间的凹陷处，双侧对称，左右各一。此穴被称为无不良反应的“伟哥”或“伟嫂”。用对侧手的拇指按揉，也可以使用按摩棒或光滑的木棒按揉，注意力量柔

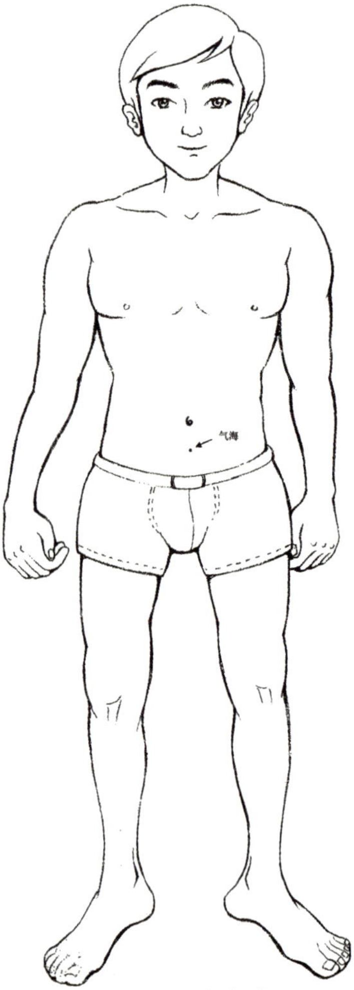

图13 搓气海

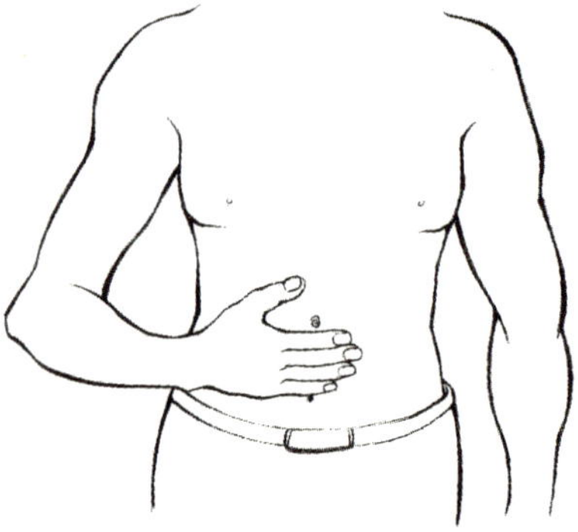

图14 搓关元穴

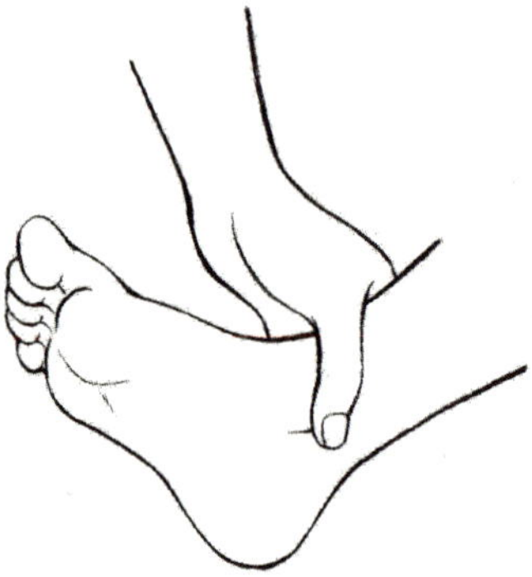

图15 搓太溪穴

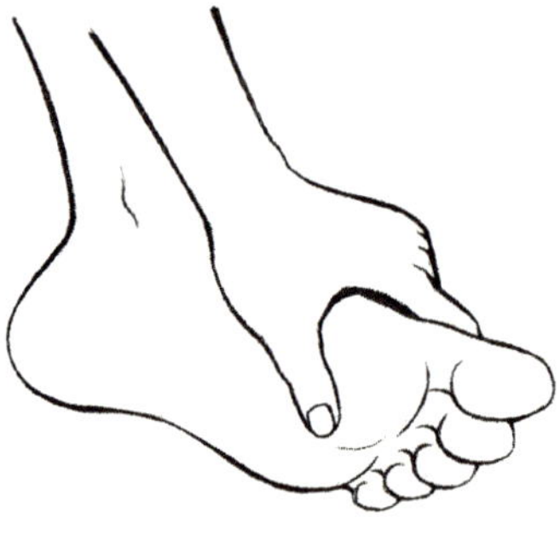

图16 搓涌泉穴

和，以感觉酸胀为度。此穴如千年野山参，具有强肾固本、滋阴益肾之功效。对头痛目眩、咽喉肿痛、耳聋耳鸣、月经不调、小便频繁等也有较好疗效。

7. 搓涌泉穴。此穴是人体足少阴肾经上一个非常重要的穴位。即当脚屈趾时，脚底前凹陷处。《黄帝内经》：“肾出于涌泉，涌泉者足心也。”按摩涌泉穴在养生保健方面具有重要的作用。对昏厥中暑、癫痫惊风、头疼头晕、咽喉肿痛、小便不利、足心热有效。

8. 搓肾俞穴。肾俞穴在第二腰椎棘突下，旁开1.5寸。坚持按摩、击打肾俞穴，可增加肾脏的血流量，改善肾功能。

按摩八大穴，静坐闭气，舌抵上腭，目视头顶，每次10～15分钟；有些穴位可在散步时边走边击打，在公园休息、坐车时，均可搓按，每次30～50下。如此可永葆精力，保健养生。

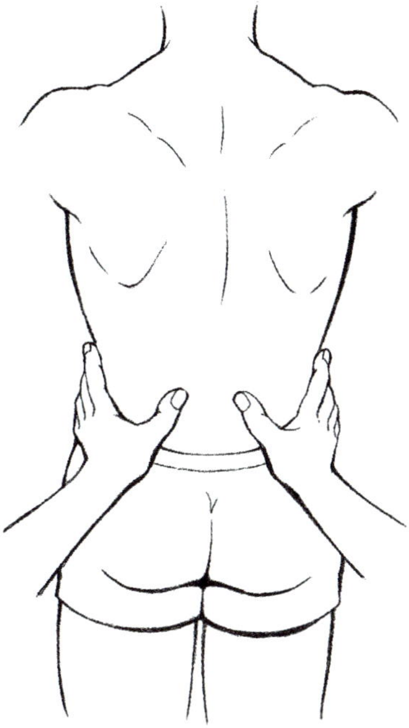

图17 搓肾俞穴

强肾功

1. 侧身搓肾式：选择舒适位置，仰卧闭眼，两手自然放松，放在身体两旁，鼻吸气，从口吐气。向左横卧，两手的手掌摩擦产生温热。右手贴在背部的腰骨上，在背骨的右侧部位（肾脏部位）以下摩擦30下。向右横卧，左右相反做同样次数。以上动作重复3～5次。

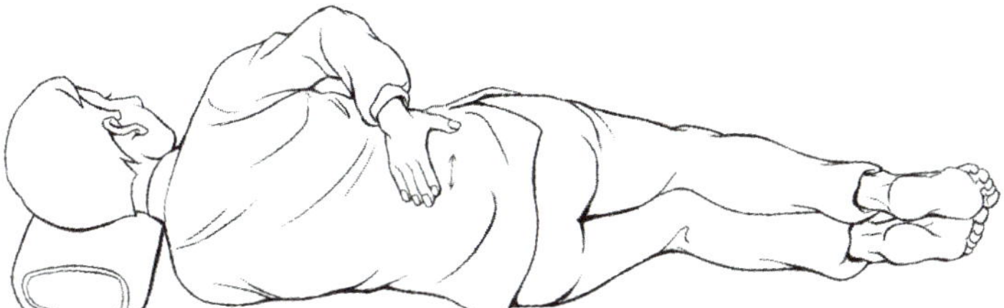

图18 侧身搓肾式

2. 浸浴搓肾式：浸在浴缸内，两脚向前伸直，或成弯膝端坐的姿势，左手绕到背后，右手的拇指和食指揉搓右侧肾脏位置的背后之肉，重复30下，左手揉搓左侧肾脏30下。接着两手的手掌贴在肾脏的位置，上下摩擦30下以上。以上动作重复3～5次。

3. 按腹式：增强膀胱的机能，以按腹的功法最佳。双手重叠，左右交替。右手在下时，顺时针按摩81次。左手在下时，逆时针按摩81次。尤其是仔细摩擦肚脐下膀胱的部位最好。若前两式按摩后，再做按腹的功法，功效更显著。

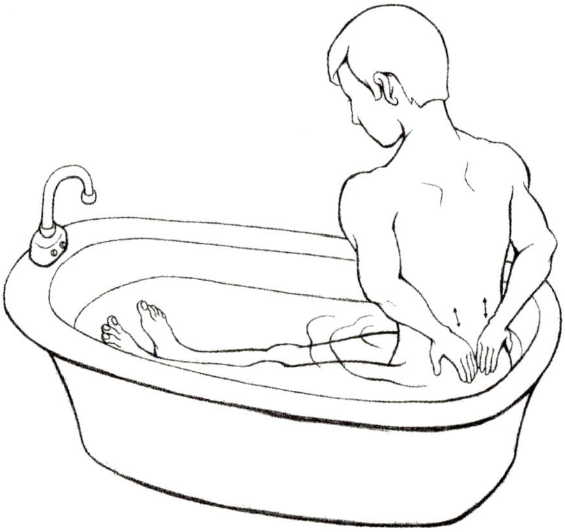

图19　浸浴搓肾式

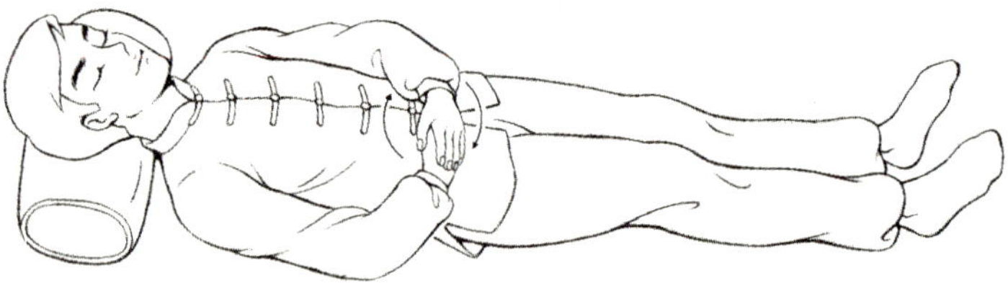

图20　按腹式

强化男性功法

1.按摩鼠蹊法：鼠蹊部是指腹部连接腿部的地方，位于大腿内侧生殖器两旁，是人体的第三道防线，主要是由免疫器官和免疫细胞组成的。方法是两脚伸直放松，在此部位双手来回按摩或敲打20～30次。

2.按摩内腿法：两脚分开伸直坐好，轻轻闭眼。左手贴在右手之上，重叠的双手放在左腿内侧按摩2～3分钟。按摩时一定要从膝盖向腹部拉过来，若方向相反就没有效果。两手相反重叠，按摩右腿内侧，同样按摩2～3分钟。

3.抱膝法：两膝竖起坐好，两手抱住双膝，用力拉向胸前，将头贴住膝盖。抬头，同时从口吐气，吐气完毕，用鼻吸气。以上重复5～7次。

4.仰卧抬身法：仰卧闭眼，两手握紧放在身体两侧，从口吐气，用鼻吸气。从口吐气，两手的手掌朝下，向前伸直，抬起上身，两手尽量接近脚。吐

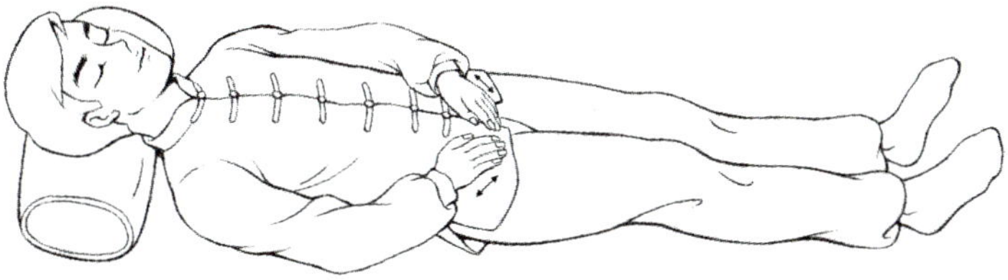

图21　按摩鼠蹊法

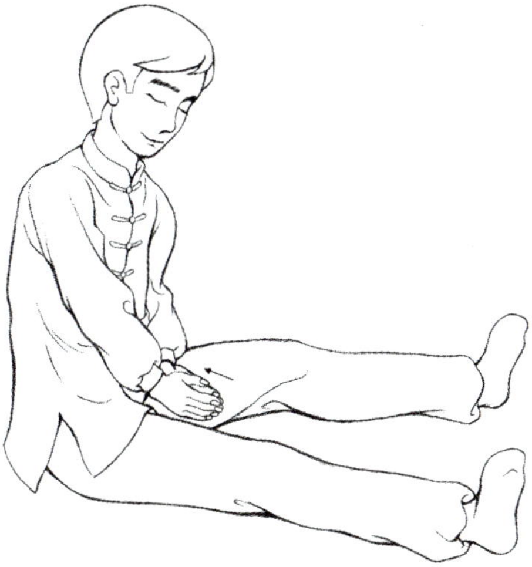

图22　按摩内腿法

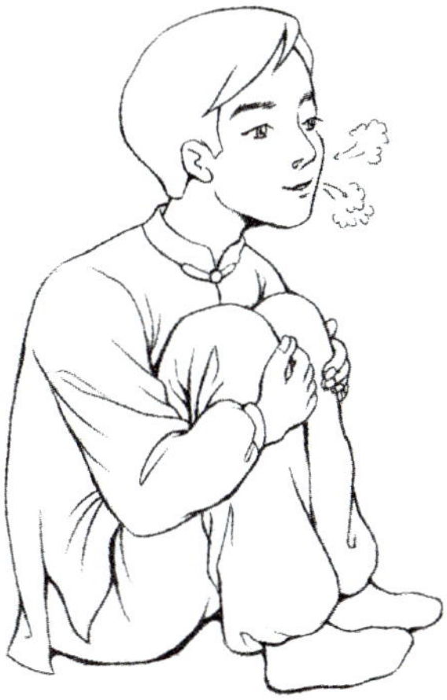

图23　抱膝法

气之后，闭口，用鼻吸气，上半身向后倒，恢复原来的姿势。以上重复3次。

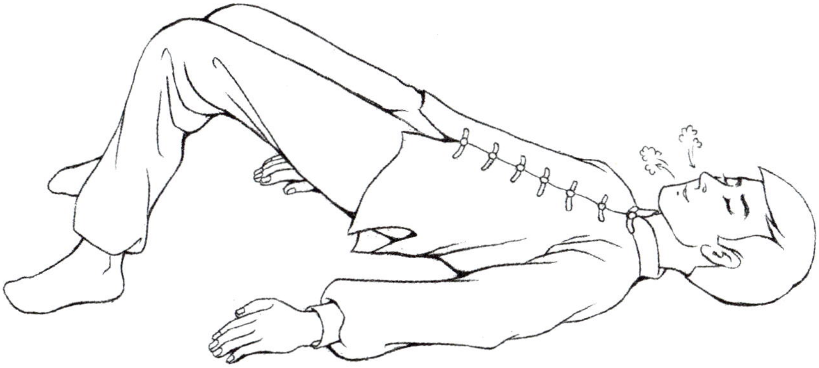

图24　仰卧抬身法

5. 强精法：浸在洗澡水中，适度位置，两腿伸直坐好，左手轻轻握住整个阴囊，然后手轻压睾丸50次。若阴茎勃起，在浴池中抬起腰部，右手摩擦尾骶骨附近。

强化女性功法

1.按摩内腿法：选择舒适的位置，轻轻闭上双眼，两腿向前伸直分开坐好。右手重叠在左手之上，左手掌按摩右内腿2～3分钟；左手重叠在右手之上，右手掌按摩左内腿2～3分钟。按摩时手从膝关节往大腿根部拉上来，如方向不对则无效。

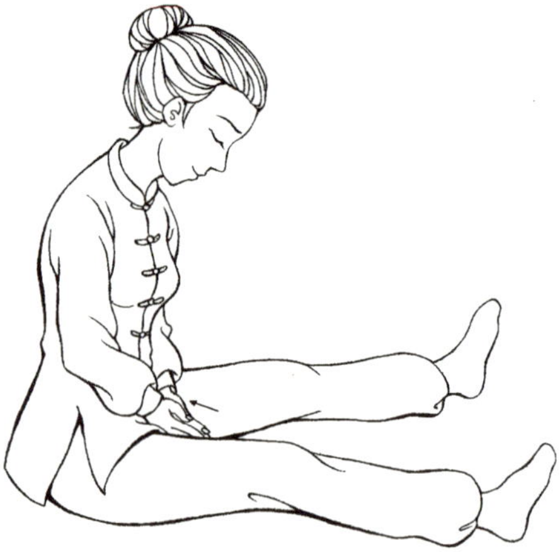

图25　按摩内腿法

2.阴道服气法：两脚向前伸直坐好，鼻孔吸气，两手张开，慢慢向前伸；双拳轻握，架在腰部，缩紧肛门。放松肛门，慢慢吐气，两手伸出。

3.缩紧阴道法：身体直立，放松静心，把精力集中在会阴区，两脚的距离比肩膀略宽。双手小指和无名指指腹贴在股沟，左右对称，上下摩擦81次，约15分钟。

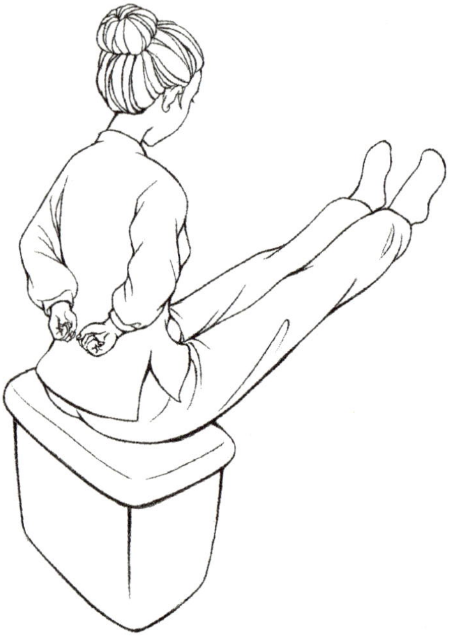

图26　阴道服气法

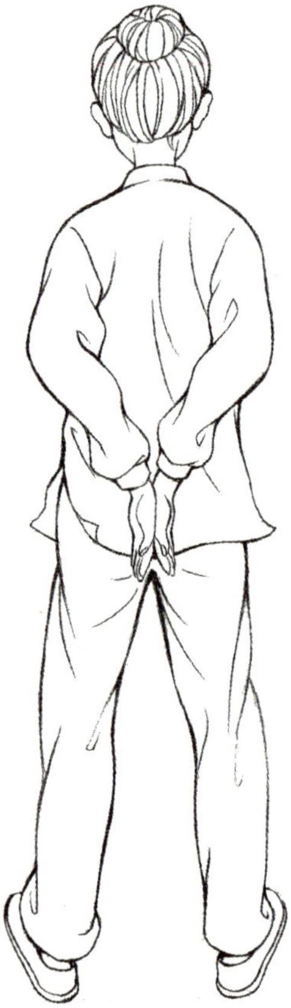

图27　缩紧阴道法

助阳功法

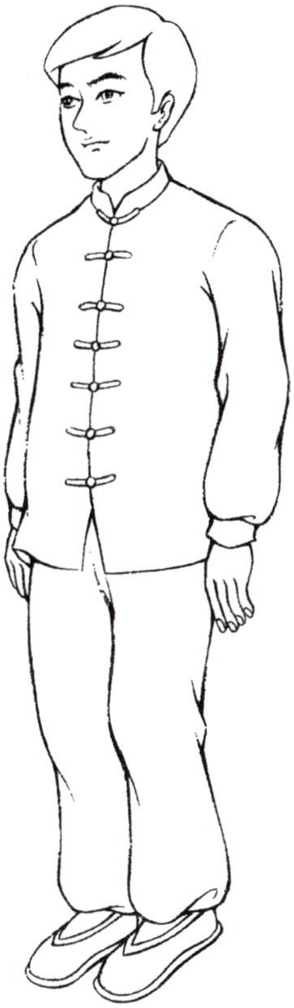

图28 助阳功法

两脚轻轻并拢，脚尖朝前，双目平视前方，身体直立，全身放松，两手自然下垂，手掌心向后，口齿紧闭，用鼻自然呼吸，做好准备。动作要配合呼吸，吸气时两脚趾用力抓地，如擎物之状，同时尽力提肛，提会阴，提外肾，如忍大便之感，并将注意力集中于下丹田及会阴穴处。吸气到不能再吸气时，则闭气片刻。闭气时姿势保持不变，此乃混元一气之势。当闭气10余秒钟后进行呼气，同时松肛，松会阴，松外肾，松手足，以至全身放松，恢复预备姿势。一吸一闭一呼为一次呼吸，做几次即可。在练习时，呼吸要做到自然缓慢，不可急促；当有举阳或将有射精感觉时，须站立在地上做擎天立地功，不可在床上做；只需一次呼吸就可以使阳举倒下，未成功者可连做1～2次即可。早晚各做1～2分钟。

固精功法

自然仰卧，枕略高，两目内视，闭口，舌抵上颚。呼吸自然，意守丹田。双手相叠，左手按在肚脐上，右手盖在左手臂上，转圈按摩，从左向右转36圈，然后换手向右转36圈。最后双手尖并在一起，从胸部到小腹睇耻骨上，以丹田为中心，一上一下为一次，按摩36次。向上时仅大拇指用力，向下时仅小拇指用力。

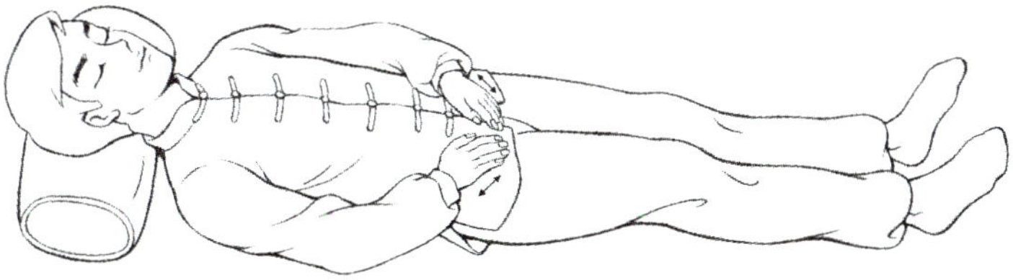

图29 固精功法

参考文献

1．[美]海伦·帕尔默．九型人格[M]．徐扬，译．北京：华夏出版社，2006

2．[美]海伦·帕尔默．职场和恋爱中的九型人格[M]．徐扬，译．北京：华夏出版社，2007

3．[美]戴维·丹尼尔斯，弗吉尼亚·普赖斯．九型人格：自我发现与提升手册[M]．程艮，译．北京：中信出版社，2008

4．[美]唐·理查德·里索，拉斯·赫德森．九型人格：了解自我、洞悉他人的秘诀[M]．徐晶，译．海口：南海出版社，2010

5．[美]唐·理查德·里索，拉斯·赫德森．九型人格2：发现你的人格类型[M]．余燕，译．海口：南海出版社，2010

6．[美]唐·理查德·里索，拉斯·赫德森．九型人格的智慧：认识自我、心智成熟的方法[M]．谭苗，译．上海：上海文艺出版社，2014

7．[美]唐·理查德·里索，拉斯·赫德森．九型人格心理学：发现真实的自我[M]．闫冠男，译．北京：人民邮电出版社，2015

8．[美]罗兰·米勒，丹尼尔·珀尔曼．亲密关系[M]．王伟平，译．北京：人民邮电出版社，2011

9．[加]克里斯多福·孟．亲密关系[M]．张德芬，余蕙玲，译．长沙：湖南文艺出版社，2015

10．王沥川．九型人格：发现最好的自己[M]．北京：人民邮电出版社，2011

11．廖春红．图解九型人格[M]．北京：华侨出版社，2015

12．闫江华．九型人格心理学[M]．北京：中国纺织出版社，2015

13．林一芳．九型人格婚恋指南[M]．武汉：长江文艺出版社，2012

14. 胡挹芬. 九型人格说爱情：我要的爱哪里找[M]. 北京：团结出版社，2013
15. 汤凯维. 九型人格的相生相克[M]. 哈尔滨：哈尔滨出版社，2013
16. 裴宇晶，邹家峰. 九型人格与职业生涯规划[M]. 北京：北京大学出版社，2013
17. 李国光，杨浦娜. 性格与疾病[M]. 北京：人民军医出版社，2006
18. 陈小野. 舒展层次：入静养生的原理[M]. 北京：中医古籍出版社，2009
19. 赵静波. 人格与健康[M]. 北京：人民卫生出版社，2009
20. 徐斌，王效道等. 心身医学：生理心理医学基础与临床[M]. 北京：中国科学技术出版社，2000
21. 徐斌，吴爱勤等. 心理生理障碍：心身疾病[M]. 北京：中国医药科技出版社，2005
22. 董淑敏，徐传庚. 心身医学[M]. 北京：中国中医药出版社，2010
23. 姜乾金. 心身医学[M]. 北京：人民卫生出版社，2007
24. [德]诺斯拉特·佩塞斯基安. 身心疾患治疗手册[M]. 张芸，等译. 北京：社会科学文献出版社，2002
25. [美]黛比·夏比洛. 坏心情出卖了你的健康[M]. 夏乐，译. 长春：吉林文史出版社，2007
26. 许添盛，王季庆. 我心医我病：新时代身心灵整体健康观[M]. 北京：华文出版社，2010
27. 徐世杰. 病由心生：情绪管理手册[M]. 西安：世界图书出版公司，2008
28. 郑怀林. 情志疗法[M]. 北京：中国中医药出版社，2002